# Exzessive Nutzung von Onlinespielen im Jugendalter

Lena Rosenkranz

# Exzessive Nutzung von Onlinespielen im Jugendalter

Mit einem Geleitwort von Prof. Dr. Rudolf Kammerl

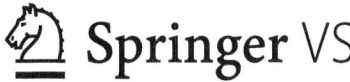 Springer VS

Lena Rosenkranz
Hamburg, Deutschland

Dissertation an der Universität Hamburg, 2015

ISBN 978-3-658-15359-5        ISBN 978-3-658-15360-1    (eBook)
DOI 10.1007/978-3-658-15360-1

Die Deutsche Nationalbibliothek verzeichnet diese Publikation in der Deutschen National-
bibliografie; detaillierte bibliografische Daten sind im Internet über http://dnb.d-nb.de abrufbar.

Springer VS
© Springer Fachmedien Wiesbaden 2017

Gedruckt auf säurefreiem und chlorfrei gebleichtem Papier

Springer VS ist Teil von Springer Nature
Die eingetragene Gesellschaft ist Springer Fachmedien Wiesbaden GmbH
Die Anschrift der Gesellschaft ist: Abraham-Lincoln-Strasse 46, 65189 Wiesbaden, Germany

# Geleitwort

In der Medien- und Kommunikationswissenschaft wird unter dem Stichwort „Mediati-sierung" beschrieben, wie Kommunikation immer häufiger und länger in immer mehr Lebensbereichen bezogen auf immer mehr Themen mit und über Medien stattfindet. Allein in dem Zeitraum, in dem diese Arbeit entstand, ist die Internetnutzungsdauer der Jugendlichen in Deutschland durchschnittlich um ca. eine Stunde auf nun knapp drei Stunden täglich angestiegen. In der mediatisierten Gesellschaft muss im Bereich der Mediennutzung gesellschaftliche Teilhabe, aber auch selbstkontrollierte und selbstver-antwortliche Lebensführung neu bestimmt werden. Die persistent und ubiquitär verfügbaren neuen Kommunikations-, Unterhaltungs- und Informationsangebote verändern die Bedingungen des Aufwachsens grundlegend. Die Entwicklung eines reflektierten und selbstbestimmten Verhältnisses hierzu stellt heute nicht nur für alle Adoleszenten, sondern auch für die Gesellschaft insgesamt eine Entwicklungsaufgabe dar.

Nicht alle Heranwachsenden scheinen diese Aufgabe ohne professionelle Hilfestellung bewältigen zu können. Viele Eltern berichten von einer ausufernden und scheinbar unkontrollierbaren Mediennutzung ihrer Kinder. Im Vorfeld des 2013 neu erschienenen Handbuchs diagnostizierbarer psychischer Störungen, dem *Diagnostic and Statistical Manual of Mental Disorders* (DSM-5) der American Psychological Association (APA), wurde diskutiert, ob „Internet addiction" als separate Störung zu berücksichtigen sei und/oder ob hierunter unterschiedliche, weiter zu differenzierende Phänomene subsumiert würden. Die Substance Use Disorder Group empfahl die Aufnahme eines Subtypus' „problematic Internet use" als einen Bereich, zu dessen Erscheinungsformen, wie z. B. „Internet gaming disorder", weitere Studien nötig seien, um diese Phänomene in einer zukünftigen Revision des Handbuchs zu berücksichtigen. Vor diesem Hinter-grund stehen Studien wie die vorliegende vor der Situation, bei der Untersuchung auf keine anerkannten Diagnoseverfahren zur Taxierung der untersuchten Fälle zurückgrei-fen zu können. Umso wichtiger ist die Wahl offener, sensibler und fallorientierter

Untersuchungsverfahren, wie sie in der vorliegenden Promotion zur Anwendung kamen. Frau Rosenkranz untersucht die Rolle adoleszenztypischer Veränderungen in der Eltern-Kind-Beziehung bei der Entstehung und dem Verlauf einer problematischen Onlinespiele-Nutzung. Sie betrachtet Individuationsprozesse in Verbindung mit Mediensozialisationsprozessen, die aus unterschiedlicher Perspektive als auffällig eingeschätzt werden. Dadurch verknüpft sie medienpädagogische Fragestellungen mit der Perspektive der Familienforschung. Die systematische Berücksichtigung der unterschiedlichen Perspektiven von Adoleszenten und ihren Eltern sowie deren Beziehung gewähren einen genaueren Einblick in die Problemlagen der Familien. Solche Erkenntnisse über die Besonderheiten der Individuationsprozesse auffälliger Jugendlicher und deren Verknüpfung mit dem System Familie stellen aus der Forschungsperspektive noch ein weitgehend unbearbeitetes Desiderat dar und werden zur Weiterentwicklung von angemessenen Hilfsangeboten für die Familien benötigt. Mit dem induktiven Vorgehen gelingt es ihr, aus der qualitativ-empirischen Untersuchung des Phänomens einen Beitrag für eine gegenstandsverankerte Theorie zu gewinnen.

Ohne den Anspruch zu erheben, alle Fragen aufgeklärt zu haben, bietet die Lektüre einen genaueren Einblick in Lebenslagen exzessiv spielender Jugendlicher und trägt zu einer angemessenen theoretischen Einordnung des Phänomens bei. Der vorliegenden Monographie ist gerade deshalb eine hohe Aufmerksamkeit zu wünschen, weil sie auf vereinfachende Interpretationen verzichtet und den Leser selbst dazu veranlasst, die beschriebenen Perspektiven zu verstehen und zu deuten. Das Buch sei deshalb vor allem jenen nahe gelegt, die in ihrem beruflichen Alltag mit ratsuchenden Familien zu tun haben oder selbst jenseits vereinfachender Erklärungsmuster an einer differenzierten Aufarbeitung des Phänomens interessiert sind.

*Prof. Dr. Rudolf Kammerl*

# Inhalt

# Tabellenverzeichnis

# Abbildungsverzeichnis

# Einführende Gedanken

Die ausufernde Nutzung von digital-interaktiven Medien wird in medialen und wissenschaftlichen Kontexten derzeit unter Begriffen wie „Internetabhängigkeit" oder „Computerspielsucht" kontrovers diskutiert. Vor dem Hintergrund einer bislang bestehenden diagnostischen Unsicherheit werden in der Dissertation entsprechende Probleme aus der Perspektive betroffener Familien beschrieben. Im Zentrum stehen dabei die Zusammenhänge zwischen einer als exzessiv bewerteten Onlinespiele-Nutzung im Jugendalter und adoleszenztypischen Veränderungsprozessen in der Eltern-Kind-Beziehung. In Anlehnung an das Verfahren der Grounded Theory nach Strauss und Corbin (1996) wurden zehn leitfadengestützte Interviews mit betroffenen männlichen Jugendlichen im Alter von 15 bis 22 Jahren und ihren Müttern erhoben und ausgewertet. In ausführlichen Einzelfalldarstellungen werden die komplexen familialen Bedingungen im Kontext der exzessiven Onlinespiele-Nutzung rekonstruiert, um sie dann in einer fallübergreifenden Analyse miteinander in Beziehung zu setzen. Die intensive Auseinandersetzung mit den Beschreibungen der Mütter und Söhne zeigt, dass zum einen die Art der Autonomiegewährung der Eltern sowie des Autonomiebestrebens der Jugendlichen und zum anderen das Ausmaß der Verantwortungsabgabe der Eltern sowie der Selbstverantwortung der Jugendlichen aktuelle Problemlagen, aber auch langfristige Problementwicklungen erklären können. Als Rahmenbedingung für diese Prozesse gibt die Beziehungsqualität in den Familien den Ausschlag für positive sowie negative Problemverläufe. Rigide, autoritative oder nachgiebige Verhaltensweisen der Eltern besitzen dabei genauso Erklärungspotenzial wie rebellierende oder devote Verhaltensweisen der Jugendlichen. Die befragten Familien mit einer intakten Eltern-Kind-Beziehung weisen genauso langfristige Problemlagen mit der exzessiven Onlinespiele-Nutzung auf wie die vorgefundenen Eltern-Kind-Beziehungen, die mit hohen Belastungen zu kämpfen haben. Die empirisch herausragenden Kategorien Autonomie, Verantwortung sowie Beziehungsqualität werden in dieser Arbeit mit Theorien über den Prozess der Individuation verbunden. Sie veranschaulichen heterogene familiale Dynamiken, die im Zusammenhang mit der problematischen Computernutzung stehen. In der Arbeit werden aus dem Blickwinkel des adoleszenztypischen Individuationsprozesses ursächliche Bedingungen für die exzessive Onlinespiele-Nutzung, zentrale Verhaltensweisen der Eltern und Jugendlichen sowie deren kurzfristige und langfristige Konsequenzen beschrieben.

Die Dissertation liefert mit diesen Ergebnissen einen Beitrag zur aktuellen Diskussion über das Phänomen der suchtartigen Nutzung von Computer und Internet aus erziehungswissenschaftlicher Perspektive und bietet Anregungen für die pädagogische Arbeit mit Familien. Darüber hinaus erweitert sie bestehende Theorien zum Prozess der Individuation.

## 1. Problemaufriss und Zielsetzung der Arbeit

Computerspieleabhängigkeit kann definiert werden als die andauernde Unfähigkeit, eine exzessive Computerspielenutzung trotz resultierender sozialer oder emotionaler Probleme zu kontrollieren (vgl. Brunborg et al. 2015: 1). Hinsichtlich der Definition einer exzessiven, problematischen oder suchtartigen Computerspielenutzung im Jugendalter fällt jedoch auf, dass unterschiedliche Bewertungen aus der Perspektive von Betroffenen und Eltern, aber auch WissenschaftlerInnen und ExpertInnen nicht selten sind (vgl. Kammerl et al. 2012).[1] Jugendliche nehmen ihr Spielverhalten häufig als unproblematisch wahr und befriedigen mit dem Spielen eine Vielzahl an (auch entwicklungsrelevanten) Bedürfnissen. Eltern hingegen neigen dazu, Schulleistungen, soziale Kontakte oder die Entwicklung ihrer Kinder durch die zeitintensive Nutzung bedroht zu sehen (vgl. Hirschhäuser 2012a). Ein rasanter Anstieg an Beratungsanfragen zum Thema Mediensucht (vgl. Kiepe & Biehahn 2014) unterstreicht die Ernsthaftigkeit der Problematik für Betroffene und ihre Familien. Immer mehr Jugendliche, aber auch Erwachsene befinden sich in therapeutischer Behandlung. Die Phänomenologie, Prävalenz und Ätiologie exzessiver und pathologischer Internetnutzung werden in wissenschaftlichen Kontexten derzeit kontrovers diskutiert (vgl. Müller & Wölfling 2011). Seit Beginn der Forschungen in den 1990er-Jahren wurden verschiedene Messverfahren zur Erfassung von Internetabhängigkeit angewandt und unterschiedliche Begrifflichkeiten vorgeschlagen (vgl. Steffen et al. 2012). Daraus resultierend liegen divergierende Prävalenzraten und Hinweise über die Ätiologie vor (vgl. Petersen & Thomasius 2010). Studienergebnisse zum Thema Internetabhängigkeit sind vor diesem Hintergrund bislang noch mit einer definitorischen Unschärfe besetzt (vgl. Kunczik & Zipfel 2010: 87). Durch die Aufnahme der „Internet Gaming Disorder" in den Anhang des DSM-5 (*Diagnostic and Statistical Manual of Mental Disorders*) im Jahr 2013 ist ein erster Schritt zur Vereinheitlichung der Diagnosekriterien getan. Aber auch die *American Psychiatric Association* (APA) verweist auf Forschungsdesiderate hinsichtlich der Validierung der Diagnosekriterien und Längsschnittbeobachtungen (vgl. Steffen et al. 2012). Zudem klammert die APA kommunikative Medienangebote, Onlinesex-Sucht oder die Informationssammelsucht zunächst aus und stellt die Problematik bei der Nutzung von Onlinespielen in den Vordergrund.

---

[1] Die Ergebnisse in dieser Arbeit beziehen sich nur auf die Nutzung von Onlinespielen. Diese Einschränkung wurde nicht vorab vorgenommen, sondern ergab sich während des Forschungsprozesses. Bei allen befragten Jugendlichen liegt der Schwerpunkt der exzessiven Computernutzung im Bereich der Onlinespiele-Nutzung. Es ist anzunehmen, dass die Ergebnisse sich auch auf die exzessive Nutzung anderer Medienarten übertragen lassen.

Bislang wird das Forschungsfeld von klinischen und epidemiologischen Studien domi-niert (vgl. zum Beispiel Batthyány & Pritz 2009; Lemmens, Valkenburg & Peter 2009; Rumpf et al. 2013; Brunborg et al. 2015). Forschungsergebnisse über die exzessive Computer- und Internetnutzung, die durch qualitative Verfahren und unmittelbar aus dem Kontakt mit Betroffenen oder Familien gewonnen wurden, liegen kaum vor. Vor dem Hintergrund einer unsicheren definitorischen Ausgangsbasis scheint es jedoch empfehlenswert, sich dem Forschungsgegenstand mit qualitativen Verfahren zu nähern. Denn qualitative Forschung zeichnet sich durch Unvoreingenommenheit und Gegen-standsnähe aus. Der qualitative Zugang ist zudem besonders geeignet, weil für die Familien selbst eine Bewertung der Internetnutzung aus klinischer Perspektive als problematisch, exzessiv oder pathologisch gar nicht entscheidend ist: Wiederkehrende Diskussionen und dauerhafte Konflikte zwischen Kindern und Eltern über eine ange-messene Form der Mediennutzung können unabhängig von einem diagnostizier-baren Problem den familialen Alltag stark belasten. Entscheidend ist die subjektive Wahrneh-mung einer problematischen Internetnutzung aus der Perspektive der Eltern und/oder der Jugendlichen.

Kunczik und Zipfel kommen in einer Literaturübersicht über Computerspielabhängig-keit außerdem zu dem Ergebnis, dass neben der begrifflichen und diagnostischen Unschärfe insbesondere Studien zu den Entstehungs- und Entwicklungsprozessen rar sind und die Frage nach Ursachen bisher nur unzureichend untersucht wurde (vgl. Kunczik & Zipfel 2010: 87).

An diesem Punkt setzt die eigene Forschungsarbeit an. Ein Ziel des Dissertationspro-jekts ist seit Beginn, die Perspektive von Eltern und Jugendlichen auf das Problem *direkt* zu erfassen. Dabei wird die Probleminteraktion über die exzessive Onlinespiele-Nutzung in der Familie vor dem Hintergrund adoleszenztypischer Entwicklungs-prozesse betrachtet. Die Heranwachsenden streben in dieser Lebensphase danach, Räume der Selbstbestimmung und Eigenständigkeit zu vergrößern; die bislang asymmetrische Beziehung zwischen Eltern und Kind wird zunehmend symmetrischer (vgl. Hofer & Pikowsky 2002). Die Veränderung der Eltern-Kind-Beziehung einerseits und die Entwicklungsprozesse der Jugendlichen andererseits werden begrifflich im Prozess der Individuation zusammengefasst. Individuation beschreibt die Zunahme von Autonomie aufseiten der Jugendlichen durch die Loslösung von den Eltern, wobei das stabile Gefühl der Verbundenheit zu ihnen bestehen bleiben sollte (vgl. King 2002: 59). Im Hinblick auf die exzessive Mediennutzung eröffnen sich bei diesem Veränderungsprozess auf den ersten Blick zwei Problemfelder: Zum einen stehen die regulierenden erzieherischen Maßnahmen der Eltern in Bezug auf das als exzessiv bewertete Verhalten einer adoles-zenztypischen Zunahme von Autonomie konträr gegenüber. Zum anderen können die daraus resultierenden dauerhaften Auseinandersetzungen das Familienklima belasten. Dann besteht die Gefahr, dass ein stabiles Gefühl der Verbundenheit gestört werden kann.

In dieser Arbeit soll gezeigt werden, dass der Zusammenhang zwischen dem Individuationsprozess und der exzessiven Computernutzung jedoch noch viel weiter reicht, als es zunächst den Eindruck erweckt. Anhand von Beschreibungen von Müttern und Söhnen wird der Einfluss des Individuationsprozesses auf den Beginn und den Verlauf der exzessiven Computernutzung untersucht und im Hinblick auf sein erklärendes Potenzial geprüft.

Das methodische Vorgehen in der Arbeit ist an dem Verfahren der Grounded Theory orientiert. Ziel des Forschungsstils der Grounded Theory ist die „gegenstandsbegründete" Entwicklung von Theorie (vgl. Strauss & Corbin 1996: 8f.). Das heißt, auf Basis der gewonnenen Daten werden relevante Interpretationen und Erklärungen für den Forschungsgegenstand gesucht. Die empirische Grundlage für die Untersuchung besteht aus 14 leitfadengestützten Interviews mit männlichen Jugendlichen zwischen 15 und 22 Jahren und ihren Müttern. Die Ergebnisdarstellung umfasst detaillierte Fallbeschreibungen von fünf Familien sowie eine fallübergreifende Analyse.

Die Dissertation liefert aus einem erziehungswissenschaftlichen Blickwinkel einen Beitrag zur aktuellen Diskussion über das Phänomen der suchtartigen Nutzung von Medien. Die Ergebnisse geben erstens Aufschluss über die Zusammenhänge der exzessiven Computer- und Internetnutzung mit adoleszenztypischen Entwicklungsprozessen und dem Einfluss familialer Strukturen. Somit bieten sie Anregungen für die pädagogische und therapeutische Arbeit mit Familien. Zweitens verweisen die Ergebnisse der fallübergreifenden Analyse auf Ansatzpunkte, um die Theorie der Individuation weiterzuentwickeln.

## 1.1. Das Projekt EXIF – Exzessive Internetnutzung in Familien

Die vorliegende Arbeit knüpft an die Ergebnisse der Studie „Exzessive Internetnutzung in Familien – EXIF" (2012) an, in der unter der Leitung von Prof. Dr. Rudolf Kammerl die Zusammenhänge zwischen dem (medien-)erzieherischen Handeln in Familien und der exzessiven Computer- und Internetnutzung Jugendlicher erforscht wurden. Die richtungsweisenden Ergebnisse aus dem Projekt EXIF, die ein weiterführendes Forschungsinteresse weckten, werden im Folgenden dargelegt, um die zentrale Fragestellung der Dissertation zu verdeutlichen.

In dem Forschungsprojekt EXIF an der Universität Hamburg war ich als wissenschaftli-
che Mitarbeiterin tätig und verantwortlich für die Durchführung und Auswertung von
Interviews mit ExpertInnen, die in ihrem beruflichen Alltag in Kontakt mit Familien
stehen, in denen eine Problematik wegen des übermäßigen Medienkonsums eines
Jugendlichen besteht.[2] Vor der Mitarbeit im Forschungsprojekt habe ich in meiner
Diplomarbeit sechs Experteninterviews, die im Rahmen einer Vorstudie zum EXIF-
Projekt entstanden sind, inhaltsanalytisch ausgewertet und die Identitätskonzepte
jugendlicher exzessiver Online-RollenspielerInnen untersucht (vgl. Hirschhäuser 2010).
Es zeigte sich, dass betroffene Jugendliche problematische Verläufe der Identitätsfindung aufweisen. Sie wurden als selbstunsichere Persönlichkeiten beschrieben, die
oftmals keine Zukunftsvorstellung hätten und unter einem geringen Selbstwertgefühl
litten. Die Ergebnisse aus den qualitativen und quantitativen Modulen des Projekts EXIF
verdeutlichten ergänzend, dass die schwierige Identitätsfindung oft mit einem belasteten Familienklima einhergeht. Anhand der inhaltsanalytischen Auswertung der Experteninterviews zeigte sich genauer, dass die beziehungsrelevanten Kategorien Nähe und
Distanz sowie Kontrolle und Autonomie in betroffenen Familien oftmals unausgewogen
sind (vgl. Hirschhäuser 2012a). Die Auseinandersetzungen zwischen Eltern und
Jugendlichen über die exzessive Computernutzung weisen nach Einschätzung einiger
der Befragten auf diffizile hierarchische Strukturen hin, in denen eine problematische
Verantwortungsverschiebung wahrnehmbar sei. Jugendtypische Veränderungsprozesse
scheinen in betroffenen Familien Kernprobleme zu sein.
Das Interesse an der Eltern-Kind-Beziehung und ihrem Einfluss auf die adoleszenztypische Entwicklung der Jugendlichen verstärkte sich durch den Einsatz der Familienbögen nach Cierpka und Frevert (1994), die das Familienklima anhand der Dimensionen
Kontrolle, Emotionalität, Aufgabenerfüllung, Affektive Beziehungsaufnahme, Rollenver-

---

[2] In dem Forschungsprojekt wurden drei Forschungsmodule mit qualitativen und quantitativen Methoden
trianguliert: Neben vier Gruppendiskussionen mit Jugendlichen und ihren Eltern sowie einer repräsentativen Befragung von 1744 Familien mit Jugendlichen zwischen 14 und 17 Jahren wurden 15 leitfadengestützte Experteninterviews mit TherapeutInnen, SuchtberaterInnen und Präventionsfachkräften geführt.
Das Forschungsprojekt wurde gefördert vom Bundesministerium für Familie, Senioren, Frauen und
Jugend (BMFSFJ) und endete im März 2012 nach 2,5 Jahren Laufzeit. In ihm wurden Probleme bezüglich
Computer- und Internetnutzung in Familien aus der Perspektive der betroffenen Eltern und Jugendlichen betrachtet und miteinander in Bezug gesetzt. Es zeigte sich, dass die Wahrnehmung der Eltern und
der Jugendlichen differieren. Um einen wissenschaftlichen Blick auf die Probleme werfen zu können,
wurde die *Compulsive Internet Use Scale* (CIUS) (vgl. Meerkerk et al. 2009) eingesetzt, die anhand von
Kriterien aus der Suchtforschung suchtähnliches Verhalten einordnet.

halten, Kommunikation sowie Werte und Normen messen.[3] In Familien mit gravierenden Problemen wegen der Computer- und Internetnutzung wurden – neben einem insgesamt belasteten Familienklima – die Dimensionen Kommunikation, Rollenverhalten und Affektive Beziehungsaufnahme als besonders starke Problem-dimensionen identifiziert. Sowohl aufseiten der Eltern als auch seitens der Jugendlichen waren demnach Defizite in der Kommunikation erkennbar. Das heißt, dass „Botschaften entweder nicht klar genug formuliert oder nicht unverzerrt wahrgenommen werden können" (ebd.: 7). Diese Defizite haben auch Auswirkungen auf die Prozesse der Rollendefinition und der Rollenzuweisung (vgl. ebd.). Hinsichtlich der Dimension des Rollenverhaltens wurden insbesondere aus der Perspektive der betroffenen Jugendlichen negative Werte gemessen: Dies bedeutet, dass in Bezug auf die Rollenerwartungen eine mangelnde Übereinstimmung im Familienverband herrscht sowie Schwierigkeiten bestehen, sich an neue Rollen anzupassen (vgl. ebd.: 47). Eine Auffälligkeit aus der Perspektive der Eltern wurde bei der Dimension „Affektive Beziehungsaufnahme" gemessen. Diese steht einerseits für symbiotische und verstrickte Beziehungen, in denen ein „überfürsorgliches [Familien-]mitglied sich in die Gefühlslage anderer verstrickt", und kann andererseits auch ein „narzißtisches [sic!] Familienmitglied" beschreiben, das weniger Gefühle in Beziehungen investiert (ebd.: 8). Einher gehen hiermit Unsicherheiten und ein Mangel an Autonomie (ebd.: 48). Gerade an diesen Ergebnissen zeigt sich, dass die adoleszenztypischen Veränderungsprozesse eine besondere Herausforderung für betroffene Familien darstellen.

## 1.2. Forschungsfrage und Forschungsdesign

Während der intensiven Auseinandersetzung mit den Erfahrungsberichten der TherapeutInnen und den quantitativen Studienergebnissen des EXIF-Projekts ist ein besonderes Interesse entstanden, die Perspektive der Eltern und Jugendlichen *direkt* zu erfassen und *qualitative* Interviews mit ihnen zu führen. Während der Konzeption und Durchführung der Studie rückte folgende Forschungsfrage ins Zentrum:

> *Welche Rolle spielen adoleszenztypische Veränderungen in der Eltern-Kind-Beziehung bei der Entstehung und dem Verlauf einer problematischen Onlinespiele-Nutzung?*

---

[3] Die Familienbögen greifen spezifische Entwicklungsphasen auf (vgl. Cierpka & Frevert 1994: 2). „Die Bewältigung normativer Entwicklungsschritte, der Wechsel zwischen Struktur verändernden und Struktur aufbauenden bzw. erhaltenden Perioden, die ein hohes Maß an familiärer Kohäsion oder Differenzierung und Autonomie der Individuen erlangen, stellen unterschiedliche Anforderungen an die Familien hinsichtlich der Fertigkeiten und der familiendynamischen Prozesse, die zu ihrer Bewältigung beitragen." (ebd.)

Der Begriff der Individuation vereint die beiden Pole Autonomie und Verbundenheit. Er integriert darüber hinaus weitere forschungsrelevante Aspekte, indem er identitätsrelevante Entwicklungen der Jugendlichen mit der Veränderung der Eltern-Kind-Beziehung verbindet. Dabei impliziert er einen interaktionalen Charakter: Er beinhaltet, dass das Verhalten der Jugendlichen und das Verhalten der Eltern sich aufeinander beziehen und nicht getrennt voneinander betrachtet und verstanden werden können. Zudem wird er in der therapeutischen Praxis verwendet und ist in Anbetracht der steigenden Behandlungszahlen im Kontext einer exzessiven Mediennutzung (vgl. Kiepe & Biehahn 2014) daher besonders tauglich. Letztlich ist es der prozessuale Charakter des Individuationsprozesses, der für das eigene Forschungsvorhaben passend ist. Denn im Fokus der Dissertation steht nicht nur die Analyse des Beziehungsverhältnisses und der Autonomie, sondern auch der Einfluss dieser Faktoren auf den Beginn, den Verlauf und den Ausgang der exzessiven Computernutzung.

Zur Beantwortung der prozessorientierten Forschungsfrage habe ich mich an den Prinzipien der Grounded Theory nach Strauss und Corbin (1996) orientiert:

> Eine Grounded Theory ist eine gegenstandsverankerte Theorie, die induktiv aus der Untersuchung des Phänomens abgeleitet wird, welches sie abbildet. Sie wird durch systematisches Erheben und Analysieren von Daten, die sich auf das untersuchte Phänomen beziehen, entdeckt, ausgearbeitet und vorläufig bestätigt. Folglich stehen Datensammlung, Analyse und die Theorie in einer wechselseitigen Beziehung zueinander. Am Anfang steht nicht eine Theorie, die anschließend bewiesen werden soll. Am Anfang steht vielmehr ein Untersuchungsbereich – was in diesem Bereich relevant ist, wird sich erst im Forschungsprozess herausstellen. (ebd.: 7f.)

Dieses Verfahren erwies sich aus drei zentralen Gründen als besonders geeignet für die Beantwortung der Forschungsfrage.

1. Der Grounded Theory liegt ein Paradigma zugrunde, das durch die „Betonung von Veränderung und Prozess und der Variabilität und Komplexität des Lebens" (ebd.: 9) gekennzeichnet ist. Dieser Grundsatz wird in das methodische Verfahren integriert. Daher ist das Vorgehen nach der Grounded Theory besonders geeignet, um prozessorientierte Fragestellungen zu bearbeiten.

2. Die Theorieentwicklung bleibt stets materialbezogen und wird erst im Laufe des Auswertungsprozesses mit bestehenden Theorien in Bezug gesetzt. Dies ist insbesondere angesichts der aktuellen Forschungslage von Vorteil.

3. Das Forschungsdesign nach dem Verfahren der Grounded Theory ist für die Befragung und Untersuchung von Familien passend. Denn:

Die Methodik ist für eine Rahmung und Anleitung von Untersuchungen subkultureller Felder, „kleiner sozialer Welten" und der Probleme und Sichtweisen ihrer Mitglieder mithilfe interaktiver Teilnahme der Forschungen [...] gut geeignet. (Breuer 2010: 39)

Ausgehend davon, dass sowohl die Computernutzung als auch der Individuationsprozess sehr stark genderspezifischen Ausprägungen unterliegen, wurde der Forschungsgegenstand in der Dissertation eingegrenzt und die exzessive Computer- und Internetnutzung männlicher Jugendlicher in den Blick genommen. Die empirische Datengrundlage der Dissertation besteht aus episodischen Interviews (Flick 2011) mit sieben Jugendlichen im Alter von 15 bis 22 Jahren sowie sieben Interviews mit ihren Müttern. Die Jugendlichen und ihre Mütter wurden in ein- bis zweistündigen Interviews getrennt voneinander befragt. In einer zweiten Erhebungswelle wurden dieselben Familienmitglieder ein Jahr später noch einmal telefonisch interviewt.

Die vorliegende Arbeit ist in fünf Abschnitte untergliedert. Nach dieser Einleitung (Kapitel I) werden empirische Ergebnisse und theoretische Implikationen zu den zentralen Begriffen „exzessive Onlinespiele-Nutzung" (Kapitel II) sowie „Jugend" und „Individuation" (Kapitel III) präzisiert. So werden „Prä-Konzepte" (Breuer 2010)[4] sichtbar gemacht und das Forschungsinteresse in den aktuellen Stand der Forschung eingebettet. Das mehrstufige Auswertungsverfahren zur Bearbeitung der Fragestellung in Anlehnung an den Methodenstil der Grounded Theory wird im darauf folgenden Kapitel (IV) erläutert. Die Zusammenhänge zwischen dem Individuationsprozess und der exzessiven Onlinespiele-Nutzung werden dann in dem empirischen Teil der Arbeit zunächst auf Einzelfallebene in Form von Falldarstellungen dargelegt. Es folgt eine fallübergreifende Darstellung der Ergebnisse, in der die Kernkategorie „Individuation aushandeln" mit ihren Eigenschaften und Dimensionen vorgestellt wird und Verläufe der exzessiven Onlinespiele-Nutzung entlang des paradigmatischen Modells erläutert werden (Kapitel V). In einer abschließenden Betrachtung werden zentrale Punkte zusammengefasst und ihr Bezug zu Theorien der Individuation, zum aktuellen Diskurs über Internetabhängigkeit und zu aktuellen erziehungswissenschaftlichen Beobachtungen herausgearbeitet (Kapitel VI).

---

[4] Prä-Konzepte betreffen das subjektive Vorverständnis, das wissenschaftliche Hintergrundwissen sowie bestehende Erwartungen, die bei der Auseinandersetzung mit einem Phänomen relevant werden können (vgl. Breuer 2010). Die Art der Verwendung von Prä-Konzepten in dieser Arbeit wird im Methodenteil erläutert (siehe Kapitel 6.2).

# Der Forschungsgegenstand

Um den Forschungsgegenstand der exzessiven Onlinespiele-Nutzung näher zu beschreiben, wird zunächst die Attraktivität von Onlinespielen für Jugendliche im Allgemeinen thematisiert. Die Herausforderungen, für ein exzessives, problematisches oder pathologisches Verhalten eine adäquate Bezeichnung zu finden, werden erstens anhand der wissenschaftlichen Debatte über die Existenz und Epidemiologie einer Internetabhängigkeit bzw. Computerspielabhängigkeit und zweitens durch die Problemwahrnehmung in den Familien konkretisiert.

## 2. Problematische Onlinespiele-Nutzung?

Seit 1997 werden in der jährlichen ARD/ZDF-Onlinestudie die Internetnutzungszeiten der Deutschen ab 14 Jahren dokumentiert. Zu Beginn der Erhebungen lag die durchschnittliche Onlinezeit bei 76 Minuten an einem durchschnittlichen Tag. Im Jahr 2009 hatte sich die Nutzungszeit mit 136 Minuten fast verdoppelt und blieb bis zum Jahr 2012 auf diesem Niveau. Im Jahr 2013 kam es nun noch einmal zu einem Sprung, der mit der wachsenden Nutzung der mobilen Endgeräte zu erklären ist (vgl. van Eimeren & Frees 2013: 362). Die durchschnittliche Verweildauer betrug im Jahr 2013 169 Minuten und im Jahr 2014 166 Minuten. Dabei weist die Gruppe der Jugendlichen und jungen Erwachsenen zwischen 14 und 29 Jahren im Vergleich zu allen anderen Altersgruppen seit Beginn der Erhebung die höchsten Nutzungszeiten auf: Im Jahr 2014 liegt der zeitliche Umfang der Internetnutzung im Durchschnitt bei 248 Minuten (vgl. van Eimeren & Frees 2014: 383). Die Nutzungszeiten von durchschnittlich über drei Stunden machen deutlich, dass das Internet im Alltag von Jugendlichen stets präsent ist. Es durchdringt sämtliche Lebensbereiche – seien es schulische Belange, soziale Kontakte, die Organisation von Hobbys und Freizeitaktivitäten, Fernsehen etc. In Anbetracht der Karrieren von „YouTube-KünstlerInnen", die durch das kontinuierliche Bereitstellen von Video-Blogs oder „Let's-Play-Videos" (kommentiertes Gameplay) auf YouTube ihr finanzielles Einkommen sichern, wird das Internet auch beruflich für die jugend-lichen NutzerInnen interessant. Eine exzessive Internetnutzung ist in Anbetracht dessen schwerlich zu definieren. Was vor fast 20 Jahren als exzessiv bezeichnet werden konnte, würde heute als unterdurchschnittlich bewertet. Entscheidend ist bei der Einordnung einer problematischen Computernutzung offenbar auch der Zweck der Anwendung. Die stundenlange Nutzung des Computers am Arbeitsplatz wird nicht – oder nur von wenigen – als problematisch betrachtet. Die (intensive) Nutzung von Computerspielen wird hingegen von Eltern oder PädagogInnen teils (vor-)schnell als problematisch bewertet (siehe hierzu Wagner, Gebel & Lampert 2013: 247). Die „Unproduktivität" (Caillois 1982), die dem Spiel ganz allgemein zugeschrieben wird, scheint einen Teil der Problemdefinition auszumachen. Das Spiel ist nach den Beschreibungen von Huizinga das Gegenteil von Arbeit:

> [Es] ist eine freiwillige Handlung oder Beschäftigung, die innerhalb gewisser festgesetzter Grenzen von Zeit und Raum nach freiwillig angenommenen, aber unbedingt bindenden Regeln verrichtet wird, ihr Ziel in sich selber hat und begleitet wird von einem Gefühl der Spannung und Freude und einem Bewusstsein des „Andersseins" als das „gewöhnliche Leben". (Huizinga 1994: 37)

Setzt man sich jedoch mit Motiven für die Nutzung von Computerspielen auseinander, gerät die Zuschreibung der Unproduktivität ins Wanken und die Identifikation einer problematischen Nutzung wird somit immer schwieriger.

Im folgenden Kapitel soll zunächst die Bedeutung von Computerspielen im Leben von Heranwachsenden näher bestimmt werden, um dann auf eine genauere Definition einer problematischen oder pathologischen Internetnutzung einzugehen. Onlinespiele rücken dabei in den Fokus, zum einen, weil ihnen das größte Abhängigkeitspotenzial zugesprochen wird (vgl. Tone, Zhao & Yan 2014; te Wildt 2009: 273; Lee et al. 2007; Fritz & Witting 2009: 312; Wölfling, Müller & Beutel 2009: 4; Rehbein, Kleimann & Mößle 2009: 1), und zum anderen, weil sich die herausragende Bedeutung von Onlinespielen in der eigenen empirischen Studie widerspiegelt (vgl. Kapitel 10.2). Abschließend wird die Rolle der Familie bei einer problematischen Computernutzung betrachtet.

## 2.1. Die Attraktivität von Onlinespielen im Jugendalter

„[Ein] Online Game [ist] ein Spiel, das über eine Internetverbindung auf einem entsprechenden internetfähigen Endgerät (PC, mobile oder stationäre Konsole, TV) gespielt werden kann. Online Games können alleine oder mit anderen Personen gegeneinander bzw. zusammen gespielt werden" (Brasch & Siwek 2010: 2).

Sie können vereinfacht in drei Kategorien unterteilt werden: Browsergames, bei denen kein physisches Trägermedium erworben oder installiert werden muss, sondern mithilfe eines Internetbrowsers gespielt wird,[5] Online-Versionen und -Funktionen von *Stand-Alone-Games*[6] sowie *Massively Multiplayer Online Games* (MMOG) (vgl. Quandt, Breuer & Festl 2010: 149f.). Letztere sind im Vergleich zu *Stand-Alone-Games* ausschließlich online spielbar. Ihr herausragendes Merkmal ist, wie der Name MMOG verrät, dass zahlreiche Spielende vernetzt durch das Internet gegeneinander antreten. Neben der Vergemeinschaftung in Onlinespielen – das auf Dauer angelegte, organisierte Austragen von Kämpfen oder das gemeinsame Lösen spezifischer Aufgaben – ist die Spielstruktur oftmals durch ein offenes Spielende, einen vielfältig gestaltbaren Spielverlauf sowie durch Persistenz charakterisiert. Persistenz meint, dass die Spielwelt mit dem individuellen Ausloggen nicht angehalten wird, sondern während der eigenen Abwesenheit von anderen SpielerInnen fortlaufend verändert wird. Onlinespiele existieren seit über zehn Jahren und sind eine Weiterentwicklung von MUDs (*Multi User Dunge-*

---

[5] Als Beispiel hierfür sind die Spiele *Wurzelimperium* oder *My Free Farm* zu nennen (siehe *upjers GmbH 2015a und 2015b*).

[6] In diese Kategorie fallen beispielsweise Add-ons für The Dawn of War: Dark Crusade (Relic Entertainment 2015) oder für Guild Wars (Arena Net 2015).

*ons*). Bereits in den 1980er-Jahren nutzten Technikinteressierte diese erste Art der Online-Rollenspiele. Die virtuelle Welt wurde damals in Texten beschrieben und musste durch die Vorstellungskraft der NutzerInnen bebildert werden. 1996 entstanden erste grafische Spiele (zum Beispiel *Meridian 96*). Die grafischen Möglichkeiten und die mögliche NutzerInnenzahl eines Spiels nahmen in den nächsten Jahren stetig zu. 2001 konnten SpielerInnen mit *Everquest* erstmals eine realitätsnahe 3-D-Grafik genießen. Das Spiel *World of Warcraft* wurde nach seiner Veröffentlichung im Jahr 2004 zum beliebtesten Online-Rollenspiel (vgl. ebd.: 151).

Spielen wird als ureigene Aktivität des Menschen verstanden, als Ort der Erprobung von Handlungsweisen oder als Übungsraum für Gewohnheiten und Traditionen (vgl. Krotz 2008a: 28). Der Spaß am Wettkampf und der Ausdruck von Fertigkeiten finden sich in unterschiedlichsten Formen von Spielen wieder – von den Olympischen Spielen bis hin zu Gesellschaftsspielen. Onlinespielen wird durch ihre digitale Gestalt oder vielmehr durch ihre Novität teils immer noch Skepsis entgegengebracht. Doch sie vereinen zahlreiche Reize. Nicht nur der Spielspaß, die Unterhaltung und die Spannung motivieren Jugendliche und Erwachsene zum Spiel, sondern auch der spielinterne Wettbewerb, die Herausforderung, die Erfolgserlebnisse und die Möglichkeit, Fertigkeiten zu demonstrieren. Neben diesen situativen Faktoren bieten die Spiele auch ein entwicklungsbezogenes Erfahrungspotenzial. Sie werden zur Identitätsbildung, zur Selbsterfahrung und -darstellung sowie zur Selbstvergewisserung genutzt (vgl. Geserick 2005; Kammerl 2005; Hirschhäuser 2010). Hinzu kommen soziale Motive: Sowohl der onlinebasierte Austausch für die spielinternen Akte als auch die sozialen Austauschmöglichkeiten im Freundeskreis sind dabei von Bedeutung (vgl. Lampert et al. 2012). Als letzte Motivgruppe ist die kompensatorische zu nennen. Darunter fallen die Ausübung von Macht und Kontrolle, die Flucht aus dem Alltag (Eskapismus), die Bekämpfung von Langeweile oder der Wunsch nach Stress- und Aggressionsabbau (vgl. Ganguin 2010: 245; siehe auch Eschenbeck et al. 2010).[7]

In Anbetracht dieser Vielzahl an Anreizen verwundert es nicht, dass 84 % der 12- bis 19-jährigen Jungen (hingegen nur 53 % der Mädchen) täglich bis mehrmals pro Woche alleine oder mit anderen Computerspiele spielen; lediglich zwei Prozent der Jungen

---

[7] Online-Rollenspiele vereinen soziale, ludische sowie visuelle Reize. Durch die qualitative Veränderung der Spiele kann gefragt werden, ob damit auch die Grundstrukturen des Spiels, wie sie Johan Huizinga (1994) definiert, als revisionsbedürftig betrachtet werden müssen: Als Wesensmerkmale des Spiels benennt Huizinga Begrenztheit, Freiwilligkeit und Nicht-Ernsthaftigkeit (vgl. ebd.: 37). Das Merkmal der Begrenztheit wird mit der persistenten Spielanlage und dem fehlenden Spielende einiger Onlinespiele aufgeweicht. Die Merkmale der Freiwilligkeit und Nicht-Ernsthaftigkeit erscheinen vor dem Hintergrund einer suchtartigen Nutzung von Online-Rollenspielen überdenkenswert.

spielen nie (vgl. JIM-Studie 2014: 41).[8] Und die Computerspielegemeinschaft wächst
ständig. Zum Vergleich: Im Jahr 2006 spielten lediglich 16 % der männlichen Heranwachsenden täglich bis mehrmals pro Woche Computerspiele. Zu erklären ist dies unter
anderem durch die wachsende Bedeutung von Handyspielen. 54 % der männlichen
Jugendlichen nutzen täglich bis mehrmals die Woche die Möglichkeit, über das Handy zu
spielen. Die beliebtesten Computerspiele von männlichen Jugendlichen sind *FIFA*, *Call of
Duty*, *Minecraft* und *Grand Theft Auto* (vgl. ebd.: 43).

Insgesamt spielen jedoch nicht nur mehr Jungs, sondern sie weisen auch wesentlich
höhere Nutzungszeiten auf als Mädchen. Sie nutzen Computer-, Konsolen-, Online-,
Tablet- und Handyspiele an Wochentagen im Durchschnitt 105 Minuten. Mädchen
verbringen durchschnittlich 48 Minuten mit diesen Spielen. Am Wochenende steigt die
Nutzungszeit der männlichen Jugendlichen auf 152 Minuten (bei Mädchen auf 57 Min.)
(vgl. ebd.: 43). Die Nutzungszeiten wuchsen in den letzten sechs Jahren moderat an: Im
Jahr 2008 wurden Computer- und Konsolenspiele von Jungen unter der Woche 91
Minuten und am Wochenende 120 Minuten genutzt (vgl. JIM-Studie 2008: 39). In
Anbetracht der Zunahme der Endgeräte ist dieses Niveau als relativ stabil zu bewerten.
Die höhere Affinität von männlichen Heranwachsenden zu Computerspielen wird durch
verschiedene Faktoren erklärt. Auf inhaltsbezogener Ebene zeigen sie ein höheres
Interesse an Wettkampfsituationen als Mädchen (vgl. Hartmann & Klimmt 2006: 923).
Mädchen hingegen lehnen die Vielzahl an gewalthaltigen Elementen in Computer-
spielen eher ab (vgl. Trepte & Reinecke 2010: 237). Ein weiterer, inhaltsbezogener
Erklärungsansatz für die geschlechtsspezifischen Differenzen im Nutzungsverhalten
bezieht sich auf ein geringes Identifikationspotenzial für Computerspielerinnen mit den
Spielfiguren, da nur wenige Protagonistinnen auftreten und die Spielfiguren über-
wiegend mit männlichen Eigenschaften ausgestattet werden können (vgl. ebd.: 238).
Geschlechtsspezifische Unterschiede werden außerdem durch Unterschiede bei der
visuellen Wahrnehmung und Raumkognition (vgl. ebd.: 241) sowie durch geschlechts-
spezifische Sozialisationserfahrungen (vgl. ebd.: 240) erklärt.
Bemerkenswert ist, dass auch das gemeinsame Spielen mit FreundInnen männliche
Jugendliche mehr anspricht als weibliche (vgl. JIM-Studie 2013: 48). Zudem integrieren
Erstere die Spiele stärker in ihren Alltag als Spielerinnen (vgl. Schorb et al. 2008a: 28).
Ganz allgemein machen die sozialen Erfahrungsmöglichkeiten einen Großteil der

---

[8] Der Nutzungsumfang von Computerspielen erreicht seinen Höhepunkt im Alter von 16-17 Jahren. In
dieser Altersgruppe wird werktags durchschnittlich 84 Minuten gespielt. Mit zunehmendem Alter sinkt
die durchschnittliche Dauer der Computerspielenutzung leicht. Mit 12-13 Jahren werden 71 Minuten
und mit 18-19 Jahren 69 Minuten an einem durchschnittlichen Werktag gespielt (vgl. JIM 2014: 43).

Anziehungskraft von Onlinespielen aus. 97 % der OnlinespielerInnen nutzen auch MMOGs (vgl. Schorb et al. 2008b: 12). Somit nutzt der Großteil der OnlinespielerInnen die Möglichkeit, im Netz gegen andere zu spielen, das heißt, sich in Gemeinschaften zu organisieren und gegen andere Clans, Gilden oder gegen die gesamte Spielewelt gemeinsam anzutreten. Onlinespiele sind auf mehreren Ebenen in das soziale Leben der Spielenden eingebettet:

Erstens sind es die sozialen Organisationen (zum Beispiel in Clans oder Gilden), die das Bewältigen der Aufgaben im Spiel überhaupt erst möglich machen. Das Zusammenspiel funktioniert durch die Aufteilung unterschiedlicher Rollen und Aufgabenbereiche sowie die gemeinsame Planung der Spielstrategie. Hinter dem Spielgeschehen muss die Koordination der Gruppenmitglieder geleistet werden. Um die Erfolgsaussichten zu erhöhen, bilden sich dauerhafte Vergemeinschaftungen, die durch feste hierarchische Strukturen geprägt sind (vgl. Geisler 2008: 244f.). Die Bindung an das Spiel wächst durch die Zugehörigkeit zu einer Gruppe und die gemeinsamen Erfolgserlebnisse. Der Kontakt in Onlinespielen besteht dabei nicht nur zu unbekannten Mitspielenden, es wird genauso mit FreundInnen und Bekannten gemeinsam gespielt oder es entstehen Freundschaften durch das gemeinsame Interesse (vgl. Domahidi, Festl & Quandt 2014). Zweitens finden Interaktionen statt, die über die spielinternen Akte hinaus das soziale Profil von Onlinespielen verstärken. Denn für das gemeinsame Erlebnis ist auch die Anschlusskommunikation über das Spiel von Bedeutung: Gespräche über die Erfahrungen mit Computerspielen und die Wertigkeit des Hobbys werden überwiegend mit Gleichaltrigen geführt (vgl. Fromme 2001, Petzold 1996). Dabei kann das bloße Mitreden über Spiele im Vordergrund stehen (vgl. Lehmann et al. 2008: 256) oder der Informationsaustausch (vgl. Schorb et al. 2008b: 29). Außerdem beteiligt sich fast ein Drittel der OnlinespielerInnen an der Diskussion über Spielstrategien oder -probleme in Foren oder Weblogs (vgl. Schorb et al. 2008a: 37). Sie organisieren LAN-Partys in größeren und kleinerem Gruppen und lassen dort die Erlebnisse aus der virtuellen und realen Welt auf besonders intensive Weise miteinander verschmelzen.

Jahrelang haftete Computerspielen ein negatives Image an. Sie machten dumm, förderten das Aggressionspotenzial oder seien Zeitverschwendung (vgl. Spitzer 2012; Hüther 2008). Langsam nehmen nun die positiven Berichterstattungen zu. Kontrovers titelte der SPIEGEL: „Spielen macht klug. Warum Computerspiele besser sind als ihr Ruf" (3/2014). Onlinespiele zum erleichterten Umgang mit Krankheiten (zum Beispiel gibt das Spiel *Monster Manor* Anreize bei Kindern zur regelmäßigen Messung des Blutzuckers) oder spezifische Spielarrangements mit Lerninhalten werden in der Öffentlichkeit nun in den Fokus gerückt. Empirisch wird untersucht, inwiefern das Spielen am Computer zu einer erhöhten zielgerichteten Aufmerksamkeit führt (Green & Bavelier

2003) und die visuelle Wahrnehmungsfähigkeit (vgl. Caplovitz & Kastner 2009) sowie das räumliche Vorstellungsvermögen (vgl. Rosenthal et al. 2011) gestärkt werden können.[9] Im Vergleich mit anderen Medien (Fernsehen und Computer/Internet) schreiben Eltern den Computerspielen jedoch weiterhin den schwächsten positiven und den stärksten negativen Einfluss auf ihre Kinder zu (vgl. Gebel & Lauber 2013: 81).

Parallel zu den positiven Möglichkeiten wird die Diskussion über eine mögliche Computerspielabhängigkeit mit einer wachsenden Ernsthaftigkeit geführt. Eine exzessive, problematische oder pathologische Computernutzung ist in familialen wie auch wissenschaftlichen Diskursen jedoch nicht leicht voneinander zu unterscheiden. Die Diskussion wird im folgenden Abschnitt nachgezeichnet.

## 2.2. Forschungsarbeiten zur pathologischen Internetnutzung

Die Sorge um eine suchtartige Mediennutzung ist nicht erst kürzlich entstanden, sondern scheint fast obligat mit dem Erscheinen eines neuen Mediums aufzutauchen. Im ausgehenden 18. Jahrhundert wurde vor einer „Lesesucht" (vgl. von König 1977) gemahnt. Über die Existenz einer „Fernsehsucht" (vgl. Smith 1986) wurde vor fast dreißig Jahren diskutiert. Erste Forschungen über das Phänomen *Internet Addiction* entstanden in den 1990er-Jahren (vgl. Young 1998). Seit Mai 2013 ist für dieses Medium jedoch ein neues Niveau erreicht: Die *Internet Gaming Disorder* ist in der fünften Revision des *Diagnostic and Statistical Manual of Mental Disorders* (DSM) aufgelistet (vgl. *American Psychiatric Association* 2013). Die *American Psychiatric Association* (APA) definiert eine *Internet Gaming Disorder*, wenn mindestens fünf der folgenden Kriterien über einen Zeitraum von zwölf Monaten zutreffen:

1. Andauernde Beschäftigung mit Internet- bzw. Onlinespielen: das heißt die gedankliche Beschäftigung mit zukünftigen Spielen sowie die dominante Präsenz der Online-Spiele im Alltag

2. Entzugssymptome: Das heißt, wenn nicht gespielt werden kann, treten Symptome wie Ängstlichkeit, Traurigkeit oder Gereiztheit auf.

3. Toleranzentwicklung: Die verbrachte Zeit mit dem Onlinespiel nimmt immer weiter zu.

4. Erfolglose Versuche, das Spielen aufzugeben

---

[9] Mit dem Begriff Gamification wird die Tendenz beschrieben, dass Spielprinzipien, wie das Sammeln von Punkten oder das Erstellen von Highscores, immer öfter auch in spielferne Systeme integriert werden, um Spielspaß zu wecken und Motivation sowie Leistungen anzuspornen (vgl. Stampfl 2012).

5. Die Aufgabe früherer Hobbys und Aktivitäten

6. Das Spiel wird trotz negativer psychosozialer Konsequenzen weitergespielt

7. Vor Familienmitgliedern oder nahestehenden Personen wird das Ausmaß des Onlinespielens verheimlicht.

8. Das Onlinespiel wird zur Linderung oder Verdrängung von negativen Emotionen genutzt.

9. Bekanntschaften, Beruf oder Ausbildung werden durch das exzessive Onlinespielen gefährdet. (vgl. Elze 2014)

Die Aufnahme der *Internet Gaming Disorder* in das DSM-5 erfolgte jedoch mit Vorbehalt – weitere Forschung sei notwendig, um das Phänomen als eigenständiges Störungsbild anzuerkennen. Eine Validierung der Diagnosekriterien an klinischen wie auch repräsentativen Stichproben steht weiterhin aus. Insbesondere Längsschnittstudien sind für die adäquate Einschätzung des Verhaltens unbedingt notwendig, auch um die Frage der zeitlichen Stabilität des Störungsbildes klären zu können (vgl. Steffen et al. 2012). Zudem beschränkt sich die APA auf das Störungsbild des Onlinespielens – kommunikative Medienangebote, Onlinesex-Sucht oder die Informationssammelsucht werden zunächst ausgeklammert. Von diesem Stand ausgehend gilt also, dass die Gruppe der Internetabhängigen sich nicht eindeutig definieren lässt.

Lange wurde diskutiert, ob Internetabhängigkeit ein Symptom verborgener persönlicher Probleme oder Primärerkrankungen sei (vgl. Kratzer & Hegerl 2008: 80; Ko et al. 2012; Müller et al. 2012) oder ob es sich um eine Suchterkrankung handle (te Wildt 2004; Block 2008; Grüsser-Sinopoli & Böning 2008). Therapeutische Maßnahmen und Versorgungsleistungen müssten entsprechend unterschiedlich konzipiert werden (vgl. Rumpf, Batra & Mann 2014: 258).

> Die Taskforce Verhaltenssüchte der Deutschen Gesellschaft für Neurologie, Psychiatrie, Psychosomatik und Nervenheilkunde (DGPPN) und der Deutschen Gesellschaft für Suchtforschung und Suchttherapie (DG-Sucht) kommt auf der Basis der Auswertung zahlreicher grundlagen- und klinisch orientierter Studien zu der Einschätzung [sic!] pathologische PC-/Internetnutzung sei den Abhängigkeitserkrankungen zuzuordnen. (ebd.: 258)

Aufgrund der diagnostischen Unschärfe werden im Folgenden aktuelle Forschungsergebnisse unter Vorbehalt berichtet. Eine aktuelle Meta-Analyse, in der 80 Studienergebnisse aus 31 Ländern berücksichtigt wurden, ergab eine Prävalenz der Internetabhängigkeit von 6 % (Cheng & Li 2014). Die höchste Prävalenz wurde mit 10,9 % im Mittleren Osten, die niedrigste mit 2,6 % in Westeuropa gemessen. Für Deutschland wird eine Prävalenz der Internetabhängigkeit von 1 % in der Altersgruppe der 14- bis

64-Jährigen berichtet. Für die Altersgruppe der 14- bis 16-Jährigen wird ein besonders hoher Anteil von 4 % identifiziert (Rumpf et al. 2013).

Obwohl insbesondere die Prävalenzraten aufgrund unterschiedlicher Messmethoden und -instrumente differieren, besteht eine grundlegende Übereinstimmung darin, dass „Internetsucht" überwiegend ein Problem im Jugendalter darstellt (vgl. Hahn & Jerusalem 2001; Rumpf et al. 2013; Cao & Su 2007). Zudem wird weitestgehend übereinstimmend angenommen, dass von problematischer oder suchtartiger Computer- und Internetnutzung vor allem männliche Nutzer betroffen sind (zum Beispiel Rehbein, Kleinmann & Mößle 2009; Tsitsika et al. 2012; Durkee & Kaess 2012; Li et al. 2014). Für männliche Internetnutzer, die ein suchtartiges Verhalten zeigen, gilt, dass sie sich vermehrt mit Onlinespielen beschäftigen (vgl. Rumpf et al. 2013; Gentile et al. 2011). Insgesamt kann unter den Onlinespiele-Nutzern ein besonders hoher Anteil an pathologischen Nutzern identifiziert werden (vgl. Li et al. 2014).[10]

Alarmierende Fallbeispiele von problematischer Computernutzung, Eltern exzessiv spielender Jugendlicher, die verzweifelt Rat suchen, und ansteigende Behandlungszahlen in der Suchthilfe unterstreichen, dass die Problematik einer dysfunktionalen Computernutzung in den letzten Jahren an Brisanz gewonnen hat. Eine Befragung des Gesamtverbands der Suchtkrankenhilfe von 128 Beratungsstellen ergab zum Beispiel, dass in den Jahren 2008 bis 2011 ein Anstieg der Beratungen zum Thema Mediensucht von 30 % zu verzeichnen war (vgl. Kiepe & Biehahn 2014).[11] Trotz der diagnostischen Unsicherheit ist unbestritten, dass vor dem Hintergrund ansteigender Fallzahlen in therapeutischen oder beratenden Einrichtungen die Diskussion über eine suchtartige Mediennutzung ein ernst zu nehmendes Problem darstellt, praktische Hilfen etabliert und Forschungen zu dem Thema vorangetrieben werden müssen.

---

[10] Soziale Netzwerke weisen für weibliche Nutzer eine besonders hohe Attraktivität auf (vgl. Tsitsika et al. 2012).

[11] Mit dem ansteigenden Bedarf hat sich das Beratungs- und Behandlungsangebot für Internetabhängige ausgeweitet. Zunehmend lassen sich spezialisierte Beratungseinrichtungen finden, wie zum Beispiel die Spielambulanz des Universitätsklinikums Mainz, die Fachstelle für Mediensucht in Hannover, die Beratungsstelle für exzessive Mediennutzung und Medienabhängigkeit der Suchtkrankenhilfe Mecklenburg. In den letzten Jahren mehren sich Informationsveranstaltungen und es existiert eine Vielzahl an Informationsbroschüren für Betroffene und Eltern. Ergänzt wird das Beratungsangebot durch spezialisierte PsychologInnen, PädagogInnen und TherapeutInnen. (Eine Übersicht ist auf der Seite des *Fachverbands Medienabhängigkeit* (2015) zu finden.) Die Professionalisierung der Beratungs- und Behandlungsangebote wird vornehmlich durch den Austausch von ExpertInnen vorangetrieben, die sich im Fachverband Medienabhängigkeit vernetzt haben. Die Symposien des Fachverbands finden jährlich statt und haben sich als Forum zum ExpertInnenaustausch in Deutschland etabliert. Zunehmend vernetzen sich auch die örtlichen Arbeitskreise – zum Beispiel formiert sich derzeit gerade der Arbeitskreis Medienabhängigkeit Nord, der sich dem übergeordneten Fachverband Medienabhängigkeit anschließen wird.

## 2.3. Die subjektive Perspektive auf eine exzessive, problematische oder pathologische Computernutzung

Aufgrund der unausgereiften diagnostischen Kriterien und der Novität des Phänomens ist es für Familien wie für ExpertInnen schwer zu unterscheiden ...

... ob ein Jugendlicher eine exzessive Computernutzung zeigt, die vor dem Hintergrund der besonderen Entwicklungsphase als transitorisches Phänomen bewertet werden kann und der Jugendliche selbst nach einiger Zeit das Interesse verlieren wird ...

... ob das Nutzungsverhalten als problematisch bewertet werden muss, weil schon negative Konsequenzen (zum Beispiel: sinkende Schulleistungen, Rückzug aus dem sozialen Leben) zu beobachten sind und eine Manifestation droht, oder ...

... ob es sich tatsächlich um eine pathologische Form der Nutzung handelt und entsprechend Unterstützungsleistungen anberaumt werden sollten.

Für Eltern gilt zweifelsohne, dass die Mediennutzung ganz allgemein der Begleitung bedarf, und dies gilt noch mehr für eine exzessive, problematische und insbesondere für eine pathologische Nutzung. Doch wie können Eltern das Nutzungsverhalten adäquat einschätzen und ihre Reaktionen entsprechend darauf abstimmen? Aus objektiver Perspektive meint der Begriff Exzessivität zunächst ein „übersteigertes Maß", eine „Ausschweifung" (Duden 2001: 299; Stichwort: Exzessivität). In Anbetracht der wachsenden Nutzungszeiten (vgl. Kapitel 2.1) wird jedoch deutlich, dass einer exzessiven Computernutzung kein festes Maß zugrunde gelegt werden kann. Die aktuelle durchschnittliche Nutzungszeit eines Jugendlichen würde nach früheren Maßstäben als exzessiv gelten. Die bestehenden Einschränkungen bei der Diagnose einer pathologischen Internetnutzung wurden bereits beschrieben. Ganz unabhängig von der wissenschaftlichen Debatte liegen den Eltern also kaum objektive Maßstäbe hinsichtlich eines normalen bzw. exzessiven Nutzungsverhalts vor und auch die Suchtkriterien dienen ihnen bei einer Einschätzung des Nutzungsverhaltens wohl selten als Orientierung. Vielmehr orientieren sie sich an ihrer subjektiven Wahrnehmung, ihren Einstellungen und Erfahrungswerten. In der vorliegenden Arbeit werden vor diesem Hintergrund hinsichtlich der verschiedenen Problemgrade von exzessiv bis pathologisch keine Definitionen festgelegt. Eine Grundannahme dieser Forschungsarbeit lautet, dass schon die subjektiv begründete Wahrnehmung einer problematischen Computernutzung ausreicht, um ein tatsächliches Problem in der Familie entstehen zu lassen.

In der EXIF-Studie (Kammerl et al. 2012) konnte diesbezüglich eindrücklich gezeigt werden, dass die Bewertungen einer exzessiven, problematischen oder pathologischen Internetnutzung aus der Perspektive von Eltern, Jugendlichen und der Suchtforschung nicht immer deckungsgleich sind. Zu erklären ist dies unter anderem mit der Tatsache, dass die Wahrnehmung des Nutzungsverhaltens als exzessiv, problematisch oder suchtartig sich an subjektiven Kriterien von Eltern und Kindern ausrichtet. Dabei ist nicht nur eine übermäßige Sensibilität der Eltern vorstellbar, sondern auch, dass ein problematisches Internetnutzungsverhalten nicht als solches erkannt wird, von den Eltern toleriert oder ignoriert wird. Das heißt, im Kontext einer problematischen Computernutzung droht sowohl – auch aus der Perspektive der Jugendlichen – die Gefahr der Unterschätzung als auch der Überschätzung.

Die subjektive Bewertung der Computernutzung als exzessiv, problematisch oder gar pathologisch führt zu Reaktionen aufseiten der Eltern und der Jugendlichen und so zu Diskussionen und Konflikten. Wie etwaige Aushandlungsprozesse aussehen können und welche Folgen bestimmte Verhaltensweisen mit sich bringen, wird im empirischen Teil der Arbeit konkretisiert.

## 2.4. Erklärungsansätze für die Entstehung einer Internetabhängigkeit

Auf der Suche nach Risikofaktoren, die ursächlich oder stabilisierend auf das exzessive oder pathologische Nutzungsverhalten einwirken, können die Forschungsergebnisse in Anlehnung an das Suchtdreieck (Kielholz 1973) drei Bereichen zugeordnet werden: Einflussfaktoren, die auf personenbezogener Ebene anzusiedeln sind, attraktive Erlebnisse, die das Computerspiel mit sich bringen, und Einflussfaktoren, die auf die (soziale) Umgebung der Betroffenen zurückzuführen sind.

**Abbildung 1: Suchtdreieck nach Kielholz (1973)**

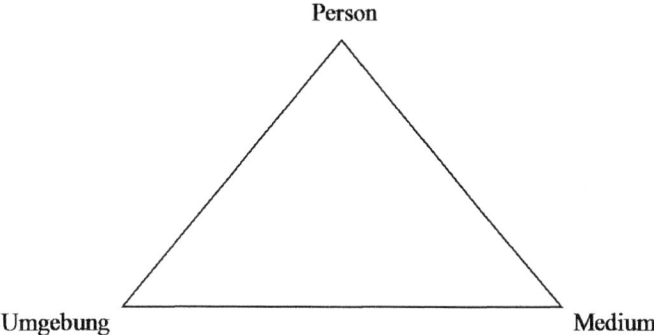

Person

Umgebung                                        Medium

Auf der Ebene der Person sind unter anderem genetische Prädispositionen, prägende frühkindliche Erfahrungen, das Temperament und auch Problemverhaltensweisen sowie Komorbiditäten relevante Faktoren. Das Medium beeinflusst durch seine Verfügbarkeit, seine Wirkungsweise, seine Wirksamkeitserwartung und seine gesellschaftliche Akzeptanz. Unter den Einflüssen der Umgebung werden das Verhalten der Familie – konkret Erziehungsstile, Suchtbelastungen, negative Kommunikationsmuster, Konflikte oder Einstellungen gegenüber spezifischen Drogen – sowie das Schulklima, der Kontakt zur Gleichaltrigengruppe bis hin zu übergeordneten gesellschaftlichen Strukturen subsumiert (vgl. Stier & Weissenrieder 2006: 336f.). In Bezug auf das Phänomen der Internetabhängigkeit können folgende Risikofaktoren aus den drei Bereichen als relevant identifiziert werden.

### 2.4.1.  Personenbezogene Eigenschaften

In zahlreichen Studien wird eine hohe Komorbiditätsrate mit Depressionen, sozialer Ängstlichkeit, Einsamkeit, Aufmerksamkeits-Defizit-Hyperaktivitäts-Störung (ADHS) und Substanzmissbrauch aufgezeigt (vgl. Ko et al. 2009; Kratzer & Hegel 2008; Caplan 2007; Ha et al. 2007; Kormas et al. 2011; Whang, Lee & Chang 2003). Adoleszente mit exzessiver Internetnutzung wiesen signifikant mehr psychiatrische Symptome auf und seien emotional instabiler als die Jugendlichen mit normalen Nutzungszeiten (vgl. Cao & Su 2007). In anderen Studien werden adoleszenztypische Entwicklungsprozesse mit einer übermäßigen Nutzung des Internets in Zusammenhang gebracht. Israelashvili, Kim & Bukobza (2012) konnten zeigen, dass Jugendliche mit einer geringen Klarheit über ihre Identität das Internet intensiver nutzen als andere (vgl. Israelashvili et al. 2012: 421). Auch eine externe Kontrollüberzeugung, die Überzeugung, man habe nur einen

geringen Einfluss auf das eigene Leben, ist bei Internetabhängigen vermehrt zu finden
(vgl. Chak & Leung 2004). Dies zeigten auch Shen, Liu & Wang (2013): Als Risikofaktor
für eine Computerspielabhängigkeit identifizierten sie eine geringe Selbstwirksamkeits-
überzeugung in der realen Welt. Umgekehrt kann auch eine hohe Selbstwirksamkeits-
überzeugung in der virtuellen Welt eine Computerspielabhängigkeit begünstigen.
Weitere prädisponierende Faktoren für eine Internetabhängigkeit sind Probleme beim
Aufbau von Beziehungen, soziale Ängstlichkeit, Schüchternheit oder eine hohe Empfind-
samkeit für Kränkungen in interpersonellen Beziehungen (vgl. Davis, Flett & Besser
2002; Liu & Kuo 2007; Müller & Wölfling 2011: 60). Aufgrund fehlender Längsschnittstudien ist die Bedeutung von prädisponierenden Faktoren für eine Internetabhängigkeit und Begleiterscheinungen jedoch noch ungeklärt. Gentile et al. (2011) stellen in
einer Längsschnittstudie heraus, dass Depression, Ängste, soziale Phobien und schlech-
tere Schulleistungen eine Folge des extensiven Internetgebrauchs seien. Chak und Leung
(2004) hingegen schätzen die Faktoren der sozialen Ängstlichkeit und Schüchternheit
als ursächlich ein. Auch Kraut et al. (1998) gehen vor dem Hintergrund ihrer Ergebnisse
davon aus, dass eine exzessive Internetnutzung soziale Kompetenzen reduziert und
soziale Ängste verstärkt.

### 2.4.2.  Medienbezogene Einflussfaktoren

Soziale Ängste und Schüchternheit lassen sich leicht mit spielimmanenten Eigenschaften
in Zusammenhang bringen. Gerade Onlinespiele bieten attraktive Interaktionsmöglich-
keiten, die sich im Vergleich zu Kontakten, die offline geführt werden, durch besondere
Kommunikationseigenschaften auszeichnen: Es besteht ein höherer Grad an Anonymi-
tät, die Interaktion kann durch das Verlassen des Spiels selbstbestimmt abgebrochen
werden und physische Aspekte treten in den Hintergrund (vgl. Lederer-Hutsteiner &
Hinterreiter 2012: 28). Spielbezogene Erklärungsansätze rekurrieren aus diesen und
anderen Gründen auf das Abhängigkeit erzeugende Potenzial von Onlinespielen,
welches außerdem durch bestimmte Belohnungssysteme sowie die persistente Spielstruktur erzeugt wird (vgl. Rehbein, Kleimann & Mößle 2009; vgl. Kapitel 2.1).

### 2.4.3.  Das soziale Umfeld – der Einfluss der Familie

Ein weiteres Feld der epidemiologischen Untersuchungen, das hier von besonderem
Interesse ist, betrifft den Einfluss der Familie auf ein exzessives oder pathologisches
Mediennutzungsverhalten. Verschiedene internationale Studienergebnisse ergaben,
dass spezifische familiale Bedingungen des Aufwachsens Risikofaktoren für eine
pathologische Internetnutzung mit sich bringen. Kammerl et al. (2012) konnten zeigen,

dass Jugendliche mit einer pathologischen Internetnutzung vermehrt in einem belasteten Familienklima leben (siehe auch Wartberg, Kammerl & Rosenkranz 2014). Dies bestätigt auch die Studie von Yen et al. (2007), die die Funktionalität der Familie sowie eine hohe Frequenz an Eltern-Kind-Konflikten als Risikofaktoren identifizieren konnten. Eine chinesische Studie ergab, dass väterliche Entfremdung einen pathologischen Internetgebrauch forciert (vgl. Lei & Wu 2007: 637). Park, Kim & Cho (2008) fanden einen Zusammenhang zwischen Internetabhängigkeit und familialem Zusammenhalt, der Kommunikation in der Familie sowie mit Gewalterfahrungen in der Familie. Und Xuiqin et al. (2010) konnten zeigen, dass Adoleszente mit pathologischem Internetgebrauch das Erziehungshandeln ihrer Eltern als besonders aufdringlich, strafend oder wenig einfühlsam bewerten.

Neben den genannten Befunden zum Familienklima, zum Erziehungshandeln und der Kommunikation liefert die Systematisierung der familialen Einflussfaktoren auf die Mediennutzung im Allgemeinen erste Anhaltspunkte für die Entstehung einer exzessiven Computernutzung. Aus medienpädagogischer Perspektive lassen sich die Einflussfaktoren in medienbezogene und medienunabhängige unterteilen. Erstere schließen die Medienkompetenz der Eltern, ihre medienbezogenen Einstellungen, ihre Mediennutzung und somit ihre Vorbildfunktion sowie ihr Medienerziehungskonzept und -handeln mit ein. Die medienunabhängigen Einflussfaktoren umfassen das Familien-klima, die Interaktions- und Kommunikationsprozesse in der Familie, den Erziehungsstil, soziostrukturelle und soziodemografische Ausgangslagen oder Werte und Normen. Außerdem werden als Einflussfaktoren strukturelle Familienmerkmale wie zum Beispiel die Anzahl der Geschwister und aktuelle Schwierigkeiten und Zwänge des Alltags (wie zum Beispiel die Erwerbssituation der Eltern) benannt (vgl. Six, Gimmler & Vogel 2002: 213ff.).

Im Zusammenhang mit einer problematischen Computernutzung scheint der Bereich der Medienerziehung noch eine besondere Schwierigkeit mit sich zu bringen: In der EXIF-Studie konnte gezeigt werden, dass Eltern von Jugendlichen mit problematischer Internetnutzung sich im Bereich der Medienerziehung besonders unsicher fühlen und sich zudem selbst als wenig kompetent im Umgang mit Medien einschätzen (vgl. Rosenkranz 2012: 133). Ein Mangel an medienerzieherischen Konzepten (vgl. Schwinge 2012: 69) sowie Schwierigkeiten bei der Regelformulierung und deren konsequenten Durchsetzung (Hirschhäuser 2012a: 93) können ein bestehendes Problem verschärfen. Aus medienpädagogischer Perspektive zeigt sich, dass das Medienerziehungsverhalten zu Beginn der Adoleszenz bei besonders vielen Eltern mit Unsicherheiten belegt ist. Sind die Kinder sieben bis acht Jahre alt, fühlen sich 50,6 % der Eltern sicher bei der Medienerziehung. Bei Eltern mit Kindern im Alter von elf bis zwölf Jahren empfinden nur noch 24,3 % der Befragten ein Gefühl der Sicherheit. Anzunehmen ist, dass die „zunehmende Selbstständigkeit im Medienumgang und der steigende Umfang der Mediennutzung für die Abnahme der Sicherheit von Bedeutung" (Gebel & Lauber 2013: 93) sind.

Die aufgeführten Studien zeigen, dass die Familie einen Risikofaktor für die Entwicklung einer exzessiven Mediennutzung darstellen kann. Respektive belegen weitere Forschungsergebnisse, dass die Familie auch als Schutzfaktor fungieren kann (vgl. Siomos et al. 2012). Van den Eijnden und KollegInnen (2010) berichten in einer niederländischen Studie, dass die Qualität der Kommunikation über den Internet-gebrauch zwischen Jugendlichen und Eltern das Risiko vermindert, eine Internetabhängigkeit zu entwickeln (vgl. ebd.: 86). Lin, Lin & Wu (2009) berichten, dass ein unterstützendes Monitoring der Eltern als Schutzfaktor gegen eine übermäßige Internetnutzung wirksam werden kann.

Von verschiedenen Beratungsangeboten wird das Potenzial der Familie bereits erkannt und in unterschiedliche Hilfeangebote integriert. Die Online-Beratung für Eltern „ELSA" (Elternberatung bei Suchtgefährdung und Abhängigkeit von Eltern und Jugendlichen)[12] hat den Bereich der problematischen Internetnutzung in ihr Beratungsangebot aufgenommen. Die Drogenhilfe Köln hat ein familienorientiertes Präventionsprogramm „ESCAPADE" für Jugendliche mit problematischem Computergebrauch auf den Weg gebracht. Die Einrichtung des Programms wurde wissenschaftlich evaluiert, wobei festgestellt werden konnte, dass sich durch die Intervention das Problemlöseverhalten in den Familien und somit die Situation aller Familienmitglieder verbessert hatte (vgl. Katholische Hochschule Köln 2012).

### 2.5. Zusammenfassung und Ausblick: Problematische Onlinespiele-Nutzung

Onlinespiele bieten auf sozialer und ludischer Ebene sowie im Hinblick auf die Entwicklung der eigenen Identität ein umfangreiches Erfahrungsspektrum und sind vor diesem Hintergrund für eine Mehrheit der männlichen Jugendlichen interessant.
Neben den Potenzialen des Onlinespielens wurde in diesem Kapitel die Gefahr der pathologischen Nutzung thematisiert. Die Ernsthaftigkeit der Diskussion über eine Onlinespiele-Abhängigkeit wurde nicht nur durch die wachsende Inanspruchnahme externer Hilfe deutlich, sondern auch durch die Entscheidung der APA, die *Internet Gaming Disorder* als Vorschlag für eine eigenständige Krankheit in den Anhang des

---

[12] Für weitere Informationen siehe Delphi (2015).

DSM-5 aufzunehmen.

Obwohl noch kein standardisiertes Diagnoseinstrument vorliegt, unterstreichen übereinstimmende Forschungsergebnisse, dass die Prävalenzraten für *männliche Jugendliche* mit pathologischem Internetgebrauch im Vergleich mit anderen Geschlechts- und Altersgruppen besonders hoch sind. Aus diesem Grund steht diese Gruppe im Fokus der Arbeit.

Aus einer subjektorientierten Perspektive zeigte sich gleichzeitig, dass für die Definition einer exzessiven, problematischen oder pathologischen Onlinespiele-Nutzung nicht objektive Kriterien entscheidend sind, sondern die subjektive Wahrnehmung als Problem aus der Perspektive der Eltern oder eines Elternteils sowie die Einschätzung der Jugendlichen selbst. Die Familie spielt demnach schon bei der Problemdefinition eine Rolle.

Durch die empirische und theoretische Aufarbeitung des Forschungsstandes wurde darüber hinaus deutlich, dass Eltern auf unterschiedlichen Ebenen Einfluss auf die problematische oder pathologische Computer- und Internetnutzung ihrer Kinder ausüben. Sie können erstens durch (medien-)erzieherische Maßnahmen (präventiv) einen positiven Einfluss auf den Mediengebrauch ihres Kindes nehmen und stellen zweitens während einer Phase der exzessiven Nutzung eine Ressource dar, um diesbezügliche Probleme zu erkennen und zu lösen. Spezifische Bedingungen des familialen Zusammenlebens, so konnte gezeigt werden, können jedoch auch als ursächlich für eine exzessive Computernutzung eingeschätzt werden.

Im Folgenden wird vor diesem Hintergrund dargestellt, welche Entwicklungsdynamiken die Lebensphase Jugend bereithält und welche Anpassungsleistungen in diesem Zusammenhang von der Familie verlangt werden. Besonderheiten der männlichen Adoleszenz werden dabei miteinbezogen. Abschließend wird der Bezug zwischen dem Jugendalter und der exzessiven Onlinespiele-Nutzung thematisiert.

# Theoretische und empirische Bezüge zu Jugend und Individuation

Ziel des Theoriekapitels über Jugend und Individuation ist erstens, die „Prä-Konzepte"[13] (Breuer 2010: 48) für die Lesenden offenzulegen und die theoretische Sensibilität für den Auswertungsprozess zu erhöhen. Mit der Aufarbeitung empirischer Bezüge soll zweitens gesichert werden, dass die eigene Forschungsarbeit an bestehende Forschungsergebnisse anknüpft. Die Auswahl der Theorien und empirischen Bezüge erfolgte parallel zur Auswertung. Drittens werden vor diesem Hintergrund durch die ausführliche Beschreibung des Forschungsgegenstands zentrale Begriffe, die in der Auswertung genutzt werden, definiert und in ihren Zusammenhängen präzisiert.

Im folgenden Kapitel wird zunächst das Jugendalter als ein Lebensabschnitt mit vielschichtigen Veränderungen beschrieben, um dann den Prozess der Individuation als Teil dieser Veränderungen genauer betrachten zu können.

Aufschluss über das Jugendalter geben psychologische, erziehungswissenschaftliche sowie soziologische Theorien. Ein besonderer Fokus liegt in dieser Arbeit auf dem Konzept der Entwicklungsaufgaben (Havighurst 1974). An diesem lassen sich die adoleszenztypischen Entwicklungsschritte begreifen und zugleich Fragen des individuellen Erlebens der Lebensphase Jugend thematisieren. Der Einbezug soziologischer Blickwinkel ermöglicht es, die Abhängigkeit der Lebensphase Jugend von gesamtgesellschaftlichen Zusammenhängen zu beschreiben.

Ausgehend von diesem Verständnis von Jugend soll anhand des Individuationsprozesses verdeutlicht werden, welchen Einfluss die Familie auf den Entwicklungsverlauf ausübt. Durch die Adaption verschiedener Individuationstheorien wird deutlich, dass sich im Begriff der Individuation zwei Seiten verbinden: die Identitätsentwicklung, bei der die Loslösung von den Relevanzsetzungen und Weltkonstruktionen der Eltern eine Rolle spielt, sowie die Beziehungsumgestaltung zu den Eltern, die ebenso durch Distanzierungsversuche wie durch die Angewiesenheit aufeinander geprägt ist. Zunächst werden daher die Begriffe „Identität" und „Eltern-Kind-Beziehung" geklärt. Daran anschließend wird verdeutlicht, dass im Individuationsprozess nicht nur das Verhalten und Erleben der Jugendlichen von Bedeutung sind, sondern ebenso das Verhalten der Bezugspersonen. Somit rücken das erzieherische Handeln der Familie sowie die Beziehungsqualität bei dem Verlauf einer Individuation in den Fokus.

---

[13] Zur Begriffsklärung siehe Fußnote 4.

Um die Prozesse der Identitätsbildung und Beziehungsentwicklung in ihrer Abhängigkeit zu betrachten, werden Autonomie und Verbundenheit als untergeordnete Kategorien herangezogen und definiert. Im letzten Abschnitt des Kapitels werden die Zusammenhänge zwischen Individuation und problematischen sowie pathologischen Verhaltensweisen thematisiert.

## 3. Jugend aus psychologischer, pädagogischer und soziologischer Perspektive

Sowohl in alltäglichen als auch in medialen und wissenschaftlichen Diskursen kommt der Lebensphase Jugend eine besondere Aufmerksamkeit zu. Die „Intensität und Wechselhaftigkeit des Gefühlslebens" (Göppel 2005: 38) sowie die wachsende Selbstständigkeit und Suche nach Identität sind zentrale Elemente dieser Lebensphase. Für die Eltern der Jugendlichen können es zugleich genau diese Prozesse sein, die sie erzieherisch herausfordern, an ihrer Geduld zerren und welche sie mit Verwunderung, Skepsis oder Stolz beobachten. Wissenschaftliche Diskurse zum Jugendalter führen zu sehr unterschiedlichen Beschreibungen dieser Lebensphase. Die Thematisierung innerpsychischer und physiologischer Prozesse in der Psychologie steht neben den soziologischen Studien zu Peergruppenbewegungen. Die Untersuchung der Veränderung familialer Beziehungen sowie Fragen der Erziehung und Bildung stellen einen weiteren, nunmehr erziehungswissenschaftlichen Blickwinkel auf das Jugendalter dar, der aber ebenso von Psychologen oder Soziologen adaptiert wird und wiederum ohne die Thematisierung innerpsychischer Prozesse und soziologischer Theorien nicht auskommt.

Obgleich jedem bekannt zu sein scheint, was Jugend ist, zeigt sich in den wissenschaftlichen Bemühungen um das Thema, welche Schwierigkeiten eine eindeutige Beschreibung des Lebensalters aufwirft. In den Theorien gehen neben einer uneinheitlichen begrifflichen Bezeichnung der Lebensphase von „Jugend", „Adoleszenz" und „Pubertät" auch die Altersbegrenzungen auseinander. Von den drei Begriffen ist am ehesten noch die „Pubertät" als naturbedingte physische Reifung abzugrenzen. Die Begriffe „Jugend" und „Adoleszenz" sind hingegen nicht trennscharf. Zwar wird mit dem Begriff Jugend eher eine soziologische Perspektive verbunden und mit dem Begriff der Adoleszenz die psychologische Tradition (vgl. Fend 2005: 23), beim Blick in die Literatur ist diese Trennung allerdings keineswegs stringent. Zu lesen sind schlicht zu viele unterschiedliche Theorien und Konzepte, um tatsächlich eine disziplingeleitete Definition zu finden und die Begriffe klar voneinander abgegrenzt zu verwenden (vgl. King 2002: 19-33). Die Erziehungswissenschaft bedient sich beider Begriffe und oszilliert zwischen ihnen, wie sie es stets zwischen ihren Nachbardisziplinen Psychologie und Soziologie tut. King (2002) formuliert nach einer intensiven Auseinandersetzung mit den Begriffen den Vorteil, dass Adoleszenz nicht notwendig auf die Altersgruppe der Jugend beschränkt ist, einen größeren Abstraktionsgrad besitzt und auf seine Konstruiertheit verweist. Sie möchte sich mit ihrer Entscheidung für den Begriff der Adoleszenz auch von dem durch den Alltagsgebrauch vorbelasteten Begriff der Jugend lösen (vgl. ebd.: 28). Im Sinne der Grounded Theory, die sich durch eine empirische Gegenstandsnähe auszeichnet, erscheint für die vorliegende Arbeit der Begriff der Jugend gerade wegen seiner Alltagstauglichkeit geeigneter und wird entsprechend vornehmlich verwendet.

Aufgrund der Unbestimmtheit der Begriffe ist die inhaltliche Präzisierung bedeutend. Hinsichtlich der Altersbegrenzungen ist festzuhalten, dass das Jugendalter mit dem Ausklang der Kindheit anfängt und mit dem Übergang zum Erwachsenenalter endet. Allerdings beginnen die vielfältigen Veränderungsprozesse, die mit dem Ausklang bzw. Übergang verbunden sind, individuell unterschiedlich, erstrecken sich über sehr unterschiedlich lange Zeiträume und gehen ineinander über.[14] „Die Grenzen sind fließend, und es ist nicht möglich, eine für alle Menschen verbindliche und fest erwartbare Reife- oder Altersschwelle für das Passieren des Übergangspunktes zwischen den beiden Lebensphasen zu benennen" (Hurrelmann 2007: 29). Hurrelmann konstatiert, dass trotz dieser schwammigen Grenze das Jugendalter eine eigenständige Lebensphase bleibt, die durch spezifische Veränderungsprozesse auf biologischer, kognitiver, psychischer und sozialer Ebene gekennzeichnet ist (vgl. ebd.: 40). Beruft man sich auf Individualisierungstheorien, verschwimmen nicht nur Altersbegrenzungen, sondern der Kern von Jugend löst sich auf:

> In ihrer allgemeinsten Form besagt die These vom „Strukturwandel" der Jugend, daß [sic!] sich gegenwärtig nicht nur einzelne Verhaltensweisen, Orientierungsmuster und Einstellungen der Jugendlichen wandeln, sondern daß [sic!] innere Qualität, Zuschnitt und Aufgabenstruktur des Jugendlichen, das, was Jugend historisch-gesellschaftlich war, sich in unseren Tagen auflöst, an sein Ende gekommen ist, d. h. daß [sic!] die Kategorie Jugend selbst (nicht nur Verhaltensweisen der Jugendlichen) fragwürdig ist und zur Disposition steht. (Hornstein 1988: 71)

Die extreme Position, die Jugendphase verschwinde durch die „Pluralisierung der Lebensformen" und erfahre eine „Entstrukturierung", steht der Haltung gegenüber, Jugend habe eine „Scharnierbedeutung" (King 2002: 31) hinsichtlich des Entwurfs von Geschlechter- und Generationenbeziehungen oder beruflicher Vorstellungen und sei durch spezifische Entwicklungsprozesse und -aufgaben gekennzeichnet. Im folgenden Kapitel soll der Blick auf ältere und neuere Theorien zum Jugendalter Aufschluss über diese spezifischen Entwicklungsprozesse der Lebensphase Jugend geben. Ziel ist es, überdauernde Merkmale zu entdecken, um im Umkehrschluss auch die gesellschaftlich geprägte Veränderbarkeit der Lebensphase festhalten zu können. In diesem Zusammenhang wird auch thematisiert, welche Einflüsse den Verlauf der Entwicklung im Jugendalter mitbestimmen. Hinsichtlich des Forschungsinteresses werden dabei die Rollen der Familie sowie der Medien explizit in den Blick genommen.

---

[14] Obwohl der Beginn der Phase mit dem Eintritt der Geschlechtsreife eine ungefähre Eingrenzung erfahren kann, ist der Ausklang der Jugendphase kaum mehr zu begrenzen (vgl. Hurrelmann 2007: 29).

## 3.1. Innere Spannungen und die Entdeckung des Neuen

In der Adoleszenz entdecke der Mensch die Liebe und ein neues Verständnis von Religion, Ethik, Kunst und Natur, so Stanley Hall, der 1904 die erste Monografie über die Lebensphase der Adoleszenz veröffentlichte.[15] Der Adoleszente wolle kämpfen, besiegen, etwas lieben und erreichen (vgl. Fend 2005: 41). Die Adoleszenz sei eine „Sturm-und-Drang-Periode, eine Zeit extremer Ausprägungen des Erlebens und Verhaltens, die von innerpsychischen Spannungen und interpersonellen Konflikten begleitet ist" (Oerter & Dreher 2002: 262).

In den folgenden Jahren gehörte neben Charlotte Bühlers „Das Seelenleben des Jugendlichen" (1922) die Monografie von Eduard Spranger „Psychologie des Jugend-alters" (1924) zu den bedeutsamsten Werken der Jugendpsychologie. Spranger entwirft das Jugendalter als eine von extremen Gegensätzen geprägte Phase. So würden sich „Frohsinn" und „Schwermut", „Überenergie" und „Faulheit" (Spranger 1924: 48), „Verschlossenheit" und das „Bedürfnis nach Verstandenwerden" abwechseln (ebd.: 17). Gleichzeitig würden die Jugendlichen eine „neue seelische Organisation" erfahren – ihr Ich entdecken, allmählich ihren Lebensplan entwerfen und in einzelne Lebensbereiche hineinwachsen (ebd.: 46).

Nach den Theorien Halls und Sprangers sind die Charakteristika der Jugendphase demnach einerseits heftige Stimmungsschwankungen und innere Spannungen, andererseits eine enorme Energie. Dieser krisenhafte Zustand birgt in seiner energetischen Verbindung immer das Ziel, zu etwas Neuem zu führen und zu einem Selbstbild oder Lebensentwurf zu gelangen.

Letzteres verweist auf den Umstand, dass mit der Lebensphase Jugend Zielvorstellungen verbunden sind. In den Arbeiten von Robert J. Havighurst werden ca. dreißig Jahre später diese normativen Ansprüche unter Einbezug einer gesellschaftlichen Perspektive ausgebaut und in Entwicklungsaufgaben transformiert. Das Modell Havighursts soll im folgenden Kapitel dargestellt und mit aktuellen Perspektiven auf Entwicklungsaufgaben verbunden werden.

---

[15]Halls Arbeiten beeinflussten das Verständnis von Jugend in den nächsten Jahrzehnten, weil sie nun nicht mehr bloß anhand von biologischen Kriterien definiert, sondern als eigenständige psychologische Entwicklungsphase eingeordnet wurde (vgl. Fend 2005: 42). Basierend auf den Theorien Darwins konzipiert er vier Stufen, in denen die geistige Entwicklung eines Menschen alle Phasen der Kulturgeschichte durchläuft (vgl. Fend 2005: 41): das mythologische Zeitalter in der frühen Kindheit (bis vier Jahre), die antike Welt in der Kindheit (vier bis acht Jahre), die Jugend (acht bis zwölf Jahre)[15] und die Romantik in der Adoleszenz (elf/13 bis 22/25 Jahre) (vgl. Oerter & Dreher 2002: 261f.).

## 3.2. Unaufhaltsame und gestaltbare Entwicklungen in der Adoleszenz

Havighurst (1974) systematisierte als Professor für „Education" in Chicago vor sechs Jahrzehnten dezidierte Entwicklungsaufgaben, die Eingang in zahlreiche entwicklungs-psychologische Lehrbücher gefunden haben und in Anbetracht gesellschaftlicher Veränderungen mehrfach adaptiert wurden (vgl. Dreher & Dreher 1985; Fend 2005; Hurrelmann 2007; Flammer & Alsaker 2002). Er definiert eine Entwicklungsaufgabe als eine Aufgabe, die sich in einer bestimmten Lebensperiode des Individuums stellt. Ihre erfolgreiche Bewältigung führt zu Glück und Erfolg, während Versagen das Individuum unglücklich macht, auf Ablehnung durch die Gesellschaft stößt und zu Schwierigkeiten bei der Bewältigung späterer Aufgaben führt. (vgl. Havighurst 1974; Übersetzung zit. n. Hardt 2004: 11)

Er unterscheidet Entwicklungsaufgaben, die erstens durch körperliche Reifung entstehen können, zweitens durch persönliche Wünsche und Ziele und drittens durch kulturell verankerte Anforderungen. Er differenziert dabei, dass einige Entwicklungsaufgaben universal und damit beständig und kulturübergreifend seien, andere hingegen – dies betreffe insbesondere die kulturell verankerten Anforderungen – sowohl kulturüber-greifend als auch innerhalb einer Gesellschaft variabel (vgl. Trautmann 2004: 26). In aktuelleren Arbeiten wird darüber hinaus auf den Umstand verwiesen, dass einzelne Entwicklungsaufgaben im Verlauf der Adoleszenz unterschiedlich hohe Bedeutungen für die Jugendlichen haben und demnach sukzessive und in unterschiedlichem Ausmaß bearbeitet werden (vgl. Göppel 2005; Baacke 2000; Dreher & Dreher 1985). Bestimmte Prozesse müssen dennoch als unausweichlich betrachtet werden (vgl. Göppel 2005: 75). Jugendliche sind zum Beispiel zwingend mit ihrer körperlichen Reifung konfrontiert. Die schulische Laufbahn geht unabdingbar irgendwann dem Ende zu, sodass berufliche Pläne verwirklicht oder alternative Wege gefunden werden müssen. Körperliche, soziale und individuelle Veränderungsprozesse fordern die Heranwachsenden auf, mit ihnen umzugehen. Ein Großteil der Entwicklungsprozesse entsteht zwangsläufig und ist nicht aufzuhalten. Durch diese Zwangsläufigkeit kann ein mehr oder weniger großer Entwick-lungsdruck entstehen (vgl. Hurrelmann 2007: 68).

Individuell bleibt aber erstens *die Art der Bewältigung* der Entwicklungsaufgaben oder eben *des Rückzugs bzw. der Verweigerung*. Individuell ist zweitens die *Intensität des normativen Gehalts* der Entwicklungsaufgaben, die von einem Jugendlichen wahrge-nommen oder empfunden wird. Sowohl die Formen der Bewältigung als auch die subjektiv wahrgenommene Verbindlichkeit von verschiedenen Entwicklungsaufgaben hängen stark von den individuellen Lebensbedingungen ab. Zum Beispiel werden politische, ethische, berufliche und soziale Zielprojektionen in unterschiedlicher Form von den Eltern, anderen Bezugspersonen oder gesellschaftlichen Netzwerken an die

Heranwachsenden herangetragen. Diese Definitionen können hinsichtlich der Erfüllung von Entwicklungsaufgaben stark von den Definitionen einer Normalbiografie, den bildungspolitischen Zielprojektionen oder gesellschaftlichen Normen abweichen. Infolgedessen kann eine unerfüllte Entwicklungsaufgabe für die Jugendlichen auch mehr oder weniger relevant sein und mehr oder weniger gravierende negative Konsequenzen mit sich bringen.[16]

Unter Berücksichtigung des subjektiven Erlebens 13-18-Jähriger entwickelte Göppel (2005) anhand qualitativer Forschungsdaten einen Katalog von Entwicklungsaufgaben:

- Sich in der Welt der Gruppen und Cliquen zurechtfinden und reife Freund-schaftsbeziehungen aufbauen
- Sich von den Eltern **ablösen** und doch mit ihnen **verbunden** bleiben
- Mit den körperlichen Veränderungen der Pubertät zurechtkommen und zu einem positiven Verhältnis zum eigenen Körper finden
- Ein lustvolles, selbstbestimmtes und verantwortliches Verhalten zur **Sexualität** finden
- Ein neues, selbstverantwortliches Verhältnis zum **schulischen Lernen**  gewin-nen
- Sich mit der **Sinnfrage** auseinandersetzen und eigenständige Standpunkte hin-sichtlich moralischer, politischer und religiöser Fragen entwickeln
- **Identitätsarbeit** leisten

Die Liste der Entwicklungsaufgaben unterliegt nicht nur kulturell, sondern auch historisch einer Dynamik. Hurrelmann berücksichtigt „die Entwicklung selbstständiger Handlungsmuster für die Nutzung des Konsummarktes" (Hurrelmann 2007: 28), die auch den kompetenten Umgang mit Medien beinhaltet, in seinem Katalog der vier zentralen Entwicklungsaufgaben. Er bedenkt hiermit die wachsende Ubiquität von Waren und Medien, die einen wesentlichen Bestandteil der gesellschaftlichen Entwick-lung in den letzten Jahrzehnten markiert und somit neue Entwicklungsaufgaben mit sich bringt (vgl. Kapitel 3.3). Auch Hoppe-Graf und Kim (2002) plädieren dafür, Medienkom-petenz als Entwicklungsaufgabe, „also die Entwicklung von Fähigkeiten und Fertigkeiten für den Umgang mit Medien, als eine eigenständige Entwicklungsaufgabe für Kinder und

---

[16]Bei der Lösung einer Entwicklungsaufgabe zwischen Glück und Versagen zu unterscheiden, wie es Havighurst definiert, erscheint vor diesem Hintergrund zu einfach.

Jugendliche aufzufassen" (ebd.: 911).

Die kompetente Nutzung von Medien stellt nicht nur eine Entwicklungsaufgabe dar, sondern Medien unterstützen Jugendliche auch dabei, andere Entwicklungsaufgaben zu lösen. Als Beispiel ist im Kontext der Fragestellung die Nutzung von Onlinespielen gerade bei männlichen Jugendlichen heranzuziehen. Für die Ausbildung der männlichen Geschlechtsidentität betont Bourdieu zwei zentrale Bedingungen: Sie benötigt einen Raum für Wettbewerb sowie einen Ort, der Männern vorbehalten ist (Bourdieu 1997: 203). Unter den Vorzeichen der Homosozialität sowie der Kompetivität (vgl. Meuser 2005) sind Onlinespiele als besonders geeigneter Raum für das Erproben und Einüben der männlichen Geschlechtsidentität zu bewerten. Sie werden überwiegend von männlichen Jugendlichen genutzt und sind von Wettkampfsituationen durchdrungen. Eine „positiv bewertete Männlichkeit ist stark über eigene Fähigkeiten und Leistungen definiert" (Flaake 1990: 7f.), Onlinespiele stellen hierfür nicht nur ein „Anerkennung verschaffendes Publikum" (Meuser 2005: 314) bereit, sondern ebenso die durch Highscore-Tabellen und spielinterne Erfolge eindeutig definierte Leistung. Inwiefern Onlinespiele zum Beispiel den Aufbau von Freundschaftsbeziehungen oder die Ablösung von den Eltern unterstützen, wird im empirischen Teil genauso ein Thema sein wie etwaige negative Konsequenzen zum Beispiel in Anbetracht des selbstverantwortlichen Verhältnisses zum schulischen Lernen.

Auch wenn Entwicklungsaufgaben ein normativer Charakter innewohnt, sie als konstruiert betrachtet werden müssen und von den Jugendlichen individuell bewertet und bearbeitet werden, geben sie dem Jugendalter als Lebensphase einen Rahmen. Somit konnten zentrale Entwicklungsthemen der Jugendlichen benannt werden. Im Folgenden wird die Krisenhaftigkeit des Jugendalters noch einmal aufgegriffen, die auch mit der Vielzahl an Entwicklungsprozessen in Zusammenhang steht.

### 3.2.1.  Das Jugendalter als Krise

Die jugendspezifischen inneren Spannungen, das Wechselbad der Gefühle, die Phase des Sturm und Drangs sowie die herausfordernde Suche nach der eigenen Identität verliehen der Adoleszenz über lange Zeit ihren als krisenhaften bezeichneten Charakter. Döbert und Nunner-Winkel (1975) sahen in der Krisenhaftigkeit gar eine Notwendigkeit, um konventionelle Urteilsstrukturen überwinden zu können. Erst eine starke Adoleszenzkrise ermögliche es, zu eigenen rational begründeten Urteilen zu finden (vgl. Döbert & Nunner-Winkler 1979: 138). Seiffge-Krenke (1984) versuchte zu klären, inwieweit die Krisenhaftigkeit des Jugendalters tatsächlich eine Eigentümlichkeit dieser

Phase ist, und kam auf Basis empirischer Studien zu dem Ergebnis, dass Adoleszenz-verläufe vielmehr durch ein hohes Maß an Konsistenz gekennzeichnet sind (vgl. auch Offer 1984, Allerbeck & Hoag 1985). Es seien vielmehr alltägliche Ärgernisse und Herausforderungen anstatt tiefgreifender Erschütterungen und Krisen, die die jugendliche Entwicklung im Allgemeinen prägten (vgl. Seiffge-Krenke 1997).[17]

Wie soll mit dem Begriff der Krise umgegangen werden, wenn er einerseits seit mehr als 100 Jahren als charakteristisch für die Phase der Jugend beschrieben wird, andererseits aber auf empirischer Ebene die Entwicklungsverläufe tatsächlich als weniger drama-tisch und umstürzlerisch verifiziert wurden? King (2002) möchte trotz des Wissens um die gegenläufigen Ergebnisse aus der Empirie an dem krisenhaften Charakter festhalten. Sie begründet dies mit dem unwiderruflichen Abschied von der Kindheit, insbesondere vom kindlichen Körper, der mit Trennungsprozessen einhergehe und so unausweichlich die Spannung zwischen „Emergenz *und* Determination, von Schöpfungs- *und* Zerstö-rungspotenzialität" (ebd.: 41, Hervorh. i. Orig.) mit sich bringe. Sie löst den Widerspruch zu den empirischen Ergebnissen, indem sie postuliert, dass Krisen nicht zwangsläufig eine innere „Krisenstimmung" mit sich bringen (vgl. ebd.: 120f.), sondern dass auf verschiedenen Ebenen vielmehr verlangt wird, durch Veränderungsprozesse aus der Balance geratene Zustände wieder zu balancieren. Krisen müssen weder nach außen sichtbar, noch müssen sie notwendig für den Einzelnen als solche identifizierbar sein. Die Bewältigung kann eine Herausforderung darstellen und innere Konflikte oder Aushandlungsprozesse zwischen Jugendlichen und Eltern auslösen, ohne dass eine tiefgreifende Erschütterung des Verhältnisses erkennbar ist. „Heute wird [der Begriff Krise] als Bezeichnung für einen notwendigen Wendepunkt akzeptiert, für den ent-scheidenden Moment, wenn die Entwicklung den einen oder den anderen Weg einschla-gen muß [sic!], wo Hilfsquellen des Wachstums, der Wiederherstellung und weiterer Differenzierung sich eröffnen" (Erikson 1998: 12).

Es bleibt also ein Krisenpotenzial in der Adoleszenz bestehen, das in der Vielzahl an Entwicklungsaufgaben auf psychischer, physischer und gesellschaftlicher Ebene begründet liegt. Die Veränderungsprozesse sind zu keiner anderen Lebensphase so zahlreich und Jugendliche können sich aufgrund dessen überfordert fühlen (vgl. Hurrelmann 2007: 61). Somit besteht in dieser Phase eine erhöhte Gefahr, dass Beein-trächtigungen in der Entwicklung wie bspw. Depressionen sich manifestierten (vgl. Gjerde & Block: 1991). Adoleszenztypische Krisen reichen laut Fend von Identitätskri-sen über Rollenkonfusion, narzisstische Krisen, Ablösungskrisen, Beziehungskrisen, Rivalitätskrisen bis hin zu Autoritätskrisen (vgl. Fend 2005: 419).

---

[17]Gleichwohl weist sie darauf hin, dass es eine kleinere Gruppe von Jugendlichen gibt, die weitaus mehr Probleme bei der Bewältigung von Entwicklungsaufgaben haben.

## 3.2.2.  Ressourcen zur Bewältigung und alternative Bewältigungsformen

Fend weist darauf hin, dass die Fähigkeit zur Lösung der Entwicklungsaufgaben – und somit auch das Ausmaß an Belastung durch sie – maßgeblich von den individuellen Fähigkeiten und Möglichkeiten, den sozialen Ressourcen sowie den Erfolgen im schulischen und sozialen Bereich abhängt (vgl. ebd.: 213f.). Im Jugendalter spielt insbesondere der Austausch mit Gleichaltrigen eine maßgebliche Rolle. Durch das symmetrische Beziehungsverhältnis – im Kontrast zu einer asymmetrischen Konstellation zwischen Eltern und Kind – erfahren Jugendliche in Gleichaltrigengruppen und Freundschaftsbeziehungen Räume der Selbstbestimmung und der Kommunikation mit Gleichgesinnten. Themen der Selbstfindung, Ablösung und Neufindung werden in diesen Beziehungen gemeinsam bearbeitet, besprochen und praktiziert. Lebensentwürfe, Verhaltensweisen und neue Beziehungsmuster werden experimentell erlebt und erprobt. Die Heranwachsenden erweitern so das Erfahrungsspektrum der Jugendlichen und befriedigen die Bedürfnisse nach sozialer Anerkennung und Solidarität. Die gemeinsamen Erlebnisse münden in Handlungskompetenzen sowie in soziale Kompetenzen. Dabei werden die Ähnlichkeiten, Interessen, Meinungen und Einstellungen der Freunde im Laufe der Adoleszenz immer wichtiger (vgl. Krüger, Deinert & Zschach 2012).[18] Es findet eine Vernetzung statt, deren identitätsstiftendes Potenzial für den Jugendlichen von fundamentaler Bedeutung ist. Gerade beim Lösen von Problemen werden Freunde im Jugendalter weitaus häufiger als BeraterInnen herangezogen als die eigenen Eltern und sind somit eine große Stütze für Jugendliche (vgl. Hurrelmann & Andresen 2010: 227).[19]

„Peers werden zu einer wichtigen Quelle von psychosozialer Unterstützung und Anerkennung bei der Herausbildung einer eigenständigen Identität" (Brake 2010: 385). Insbesondere im Bereich der Freizeitgestaltung rückt die Familie als primäre Bezugsinstanz in den Hintergrund und wird von den Peers abgelöst (vgl. Harring et al. 2010: 9). Computerspiele sind vor diesem Hintergrund auf einer Sach- und Beziehungsebene als „Ko-Orientierung" (Bonfadelli & Friemel 2011: 222f.) zu verstehen. Die soziale Anziehungskraft (*„social appeal"*) (Raney, Smith & Baker 2006: 175f.) der Onlinespiele wird zumeist damit begründet, dass sie grundlegende Bedürfnisse nach Sozialität befriedigen, als Berührungspunkte zwischen Personen dienen und insbesondere in der Adoleszenz die Lösung der Entwicklungsaufgabe der Peergruppen-Integration erleichtern können (vgl. Salisch, Kristen & Oppl 2007: 41). In diesem Sinne haben die Computerspiele für

---

[18]Bekannt ist, dass sich die Mitglieder von Peergruppen oft in ihrer Schichtzugehörigkeit, dem Niveau der Schulleistung oder ihrer geografischen Herkunft ähneln (vgl. Oswald 2008: 323).
[19]Die Konsultation von Eltern nehme mit dem Älterwerden wieder zu. Gerade bei größeren Problemen würden sie im jungen Erwachsenenalter wieder als zentrale AnsprechpartnerInnen wahrgenommen (vgl. Hurrelmann & Andresen 2010: 227).

die Identitätsarbeit eine besondere Attraktivität (vgl. Hirschhäuser 2012b; Israelashvili, Kim & Bukobza 2012; Hirschhäuser 2010).

Neben den Gleichaltrigen sind verschiedene weitere Komponenten an der Lösung von Problemen und der Bewältigung von Entwicklungsaufgaben beteiligt. Neben den „persönlichen Ressourcen", das heißt „soziokognitive Kompetenzen" und „Ich-Stärke", benennt Fend die „sozialen Ressourcen" und verortet darunter das elterliche Stützsystem sowie die „soziale Einbettung in ausserfamiliäre [sic!] Bezugsnetze" (Fend 2005: 214).

Mit der Benennung der Ressourcen zur Bewältigung von Entwicklungsaufgaben wird deutlich, dass den jeweiligen Komponenten eine Doppelrolle zukommt. Der Beziehungsaufbau zu Gleichaltrigen ist nicht nur als Ressource zu begreifen, sondern wird, wie beschrieben, auch als Entwicklungsaufgabe definiert. Auch den Komponenten Eltern, Schule und Medien kommt immer eine Doppelrolle zu: Sie stellen Entwicklungsthemen dar und können gleichzeitig eine Ressource für deren Bewältigung sein. Dabei laufen mehrere Entwicklungsprozesse parallel ab. Die Wechselwirkung zwischen den Entwicklungsthemen verweist auf den Umstand, dass sie sich komplementär, positiv wie auch auf negativ, verstärken können. Kommt es in einem Bereich zu gravierenden Schwierigkeiten, heißt dies nicht nur, dass dieser als Entwicklungsthema möglicherweise unzureichend bearbeitet werden kann, sondern auch, dass eine Ressource zur Bewältigung der anderen Themen fehlt. Beispielsweise ist mit dem verstärkten Beziehungsaufbau zu Gleichaltrigen, mit dem Auftrag der Integration, die Gefahr der sozialen Ablehnung und Isolation verbunden. Fend (2005) zeigte, dass eine ungenügende Integration in schulisch basierte Freundschaftsbeziehungen mit einem geringen Selbstwertgefühl und einer erhöhten Selbstablehnung einhergeht (vgl. ebd.: 322). Gelingt die Vernetzung mit Gleichaltrigen nicht, „fehlen den Heranwachsenden zentrale Entwicklungsanstöße und emotional stabilisierende Erfahrungen, was zu sozialem Rückzug und Vereinsamung oder Verletzung gesellschaftlicher Normen durch externalisierendes Problemverhalten führen kann" (Schuster, Kuhn & Uhlendorff 2005: 3). Die Zugehörigkeit zu einer außerschulischen Jugendgruppe kann hier ausgleichend wirken, sie ist sogar umso positiver, je isolationsgefährdeter ein Jugendlicher in der Schule ist (vgl. Fend 2005: 323). Allerdings potenzieren sich die Probleme von Jugendlichen, die weder in der Schule noch in außerschulischen Kontexten Beziehungen zu Gleichaltrigen pflegen (vgl. ebd.: 324). Kommt es zusätzlich zu Problemen im Elternhaus, fehlen für beide Bereiche die Ressourcen, um die Defizite im Kontakt zu Gleichaltrigen bzw. im Kontakt zu den Eltern abzufangen. Beide Lebensbereiche sind dann für den Jugendlichen mit negativen Herausforderungen und Deprivationen besetzt. Diese prekäre Situation kann ein

Ansporn für den Jugendlichen sein. Wenn sich die Entwicklungsanforderungen und die verfügbaren Ressourcen zur Bewältigung jedoch in einem starken Ungleichgewicht befinden, kann dies auch in einer Überforderung münden, das Verhaltensrepertoire übersteigen und mit unpassenden Bewältigungsformen beantwortet werden (vgl. Beyer & Lohaus 2007; Raithel & Mansel 2003). „Abwehr-, Ausweich-, Rückzugs-, Konflikt- und Aggressionstendenzen sind die Mechanismen, die in solchen Situationen einsetzen und zur Störung und Beeinträchtigungen bis hin zur psychischen oder körperlichen Krankheit führen können" (Hurrelmann 2000: 64).

Zahlreiche Studien benennen außerdem riskante (zum Beispiel Raithel 2011), deviante (zum Beispiel Böhnisch 2010; Marx 2001) bis hin zu delinquenten Verhaltensweisen (zum Beispiel Boers & Reinecke 2007; Raithel & Mansel 2003) als charakteristische Merkmale des Jugendalters. Unter dem Begriff Risikoverhalten werden der Konsum legaler und/oder illegaler Drogen, das sexuelle Risikoverhalten, der Bereich der Ernährung, die Suizidgefährdung und auch das riskante Verkehrsverhalten zusammengefasst (vgl. Raithel 2011: 24). Die einheitliche Befundlage zeigt dabei, dass männliche Jugendliche häufiger ein aggressives, delinquentes oder deviantes Problemverhalten als weibliche zeigen (vgl. Ittel, Kuhl & Hess 2006). Männliche Jugendliche demonstrieren zudem vermehrt Problemverhaltensweisen, die externalisierend, also nach außen gerichtet sind. Weibliche Jugendliche zeigen eher ein internalisierendes, auf sich selbst gerichtetes Problemverhalten (zum Beispiel Essstörungen, selbstverletzendes Verhalten) (vgl. ebd.: 107f.).

Abweichendes Verhalten, so zeigen Studien, geschieht überwiegend in Peerkontexten. Daher wird angenommen, dass Jugendliche sich in dieser Hinsicht gegenseitig beeinflussen (vgl. Hartup 2005). Die Zunahme riskanten oder devianten Verhaltens wird durch die Verstärkung der Peergruppe in Zusammenhang mit einer geringen Selbstwirksamkeit, dem Bedürfnis nach Anerkennung und der Angst vor negativer Bewertung erklärt (vgl. Oswald 2008: 327). Dabei kann die Ausübung von Risikoverhaltensweisen auch in einem funktionalen Sinne verstanden werden:

> Es erleichtert die Peer-Group-Integration, ermöglicht eine expressive Selbstdarstellung und Abgrenzung, dient als oppositions- und statusüberschreitendes Autonomiesymbol sowie als Kontrapunkt zur Routine des „normalen" Lebens und zur Kompensation von Problemen und Ängsten. Das Risikoverhalten gilt als ein Versuch, Entwicklungsaufgaben zu lösen und Statusunsicherheiten zu bewältigen. (Raithel 2001: 13)

Ob exzessive oder riskante Verhaltensweisen für das Leben von Jugendlichen als funktional oder dysfunktional zu verstehen sind, bedarf demnach einer differenzierten Betrachtung.

### 3.3. Jugend als Seismograf für gesellschaftliche Veränderungen

Durch die Auseinandersetzung mit phasentypischen Entwicklungsaufgaben wurde deutlich, dass „Jugend" in Abhängigkeit von gesellschaftlichen Entwicklungen definiert wird. In soziologischen Diskursen wird Jugend daher auch als „Seismograph für gesellschaftliche Entwicklungen" (Scherr, Griese & Mansel 2003: 7) verstanden. Neben der Bildungsexpansion in den 1960er- und 1970er-Jahren und der Individualisierung von Lebensläufen seit Mitte der 1980er-Jahre sind für das eigene Forschungsinteresse die gravierenden Veränderungen durch die Verbreitung digital-interaktiver Medien von zentraler Bedeutung. Diese lassen sich im Begriff der Mediatisierung zusammenfassen. Die zentralen gesellschaftlichen Veränderungen sollen im Folgenden beschrieben werden, um die Phase Jugend auch aus soziologischer Perspektive zu betrachten und gesamtgesellschaftliche Rahmenbedingungen für die exzessive Mediennutzung und den Individuationsprozess zu skizzieren.

Mediatisierung

Unter Mediatisierung wird der Wandel des Sozialen und Kulturellen verstanden, der durch die wachsende Präsenz der Medien im sozialen und kommunikativen Miteinander bedingt ist (vgl. Krotz 2008b). Als entscheidendes Merkmal ist die Ubiquität der Medien hervorzuheben, die sich durch die nahezu permanente Verfügbarkeit des Internets, durch die wachsende Zahl an mobilen Endgeräten und durch den stetigen Zuwachs an Medienangeboten, die inzwischen sämtliche Lebensbereiche abbilden, auszeichnet. Letztlich ist es aber auch die Masse an digitalen Botschaften und Informationen, die den digitalen Wandel kennzeichnen. Für 91 % der männlichen Jugendlichen zwischen 12 und 19 Jahren hat die Nutzung des Internets eine (sehr) hohe subjektive Bedeutung[20] (JIM-Studie 2013: 13). Die digital-interaktiven Medien durchdringen die Lebenswelten Jugendlicher, strukturieren ihren Alltag und moderieren ihren Kontakt zu Gleichaltrigen und Gleichgesinnten. Durch sie werden die Kommunikationskanäle sowie die Beschäftigungsmöglichkeiten in der Freizeit verändert und vervielfältigt.

> [N]eben den alltäglichen interpersonalen Beziehungen, aus denen sich unser früheres, vor allem räumlich strukturiertes und wesentlich auf face-to-face-Kommunikation gründendes primäres Beziehungsnetz zusammensetzte, [entsteht] ein *zweites kommunikatives Netz, das auch noch auf face-to-face-Begegnungen zielt, aber daneben auch andere Begegnungsarten [...] zulässt.* (Krotz 2008b: 55, Hervorh. i. Orig.)

---

[20]An zweiter Stelle folgt das Hören von Musik (89 %) und 77 % der Befragten empfinden die Nutzung des Handys als (sehr) wichtig. Computer- und Konsolenspiele besitzen für 66 % der männlichen Jugendlichen eine hohe Wichtigkeit. Mit deutlichem Abstand folgen Fernsehen (51 %), Radio hören (50 %), Bücher (44 %), und Tageszeitung lesen (36 %) (JIM-Studie 2013:13).

Diese Begegnungsarten weichen nicht nur räumliche Grenzen auf, sondern auch zeitliche. Botschaften und Informationen sind zu jeder Zeit abrufbar und zu jeder Zeit zu beantworten. Immer häufiger kommt es dabei zu der Feststellung, dass reale und virtuelle Welten aus der Perspektive von Jugendlichen derart verwoben sind, dass sie nicht mehr als getrennte betrachtet werden können, sondern vielmehr als „hybride Erfahrungs- und Alltagswelt" (Unger 2010: 110).

> Für die jeweilige Person ist es dabei zunächst irrelevant, ob es sich bei den Räumen und Objekten, die es erschließt, um virtuelle oder real-materielle handelt, ob die Kontakte im Modus leiblicher Anwesenheit oder technologisch vermittelt stattfinden. Entscheidend ist vielmehr, ob diese den „Raum" anbieten, um individuelle Sinnstrukturen auszubilden bzw. um diese in die individuelle Umwelt und die verfolgten Projekte zu integrieren. (ebd.: 115)

Im Hinblick auf die eigene Forschungsfrage verweist die Mediatisierung der Gesellschaft im Allgemeinen und die Hybridisierung der real-materiellen und virtuellen Welt noch einmal auf die Schwierigkeit, eine zeitlich extensive Mediennutzung bzw. ein diesbezüglich problematisches Verhalten zu definieren (vgl. Kapitel 2.3.).

### Bildungs- und Freizeitmoratorium

Durch die politisch vorangetriebene Bildungsexpansion in den 1960er- und 1970er-Jahren wurde mehr Lebenszeit für Bildung gewonnen, wobei den Jugendlichen gleichzeitig mehr Freizeit bleibt. Diese beiden Veränderungen fasst Reinders (2004, 2006) unter den Begriffen „Bildungsmoratorium" und „Freizeitmoratorium" zusammen. Der Begriff Bildungsmoratorium beschreibt, wie die Gesellschaft den Jugendlichen immer längere Zeiträume zugesteht, in denen sie noch keiner Erwerbstätigkeit nachgehen müssen. Wie bei Erikson ist mit dem Zugeständnis des Freiraums aber auch eine Forderung verbunden: Der Jugendliche soll Qualifikationen erwerben, sich bilden, und sich somit auf den Eintritt in das Erwachsenenalter vorbereiten (vgl. Reinders 2006: 15). Die Entpflichtung ist temporär und endet mit dem Abschluss der Schulzeit der Jugendlichen (vgl. Reinders 2004: 5). Das Freizeitmoratorium erscheint als Zeit, die als eine Folge- oder Begleiterscheinung des Bildungsmoratoriums verstanden wird, denn der Zugewinn an freier Zeit resultiert aus den verlängerten Schulzeiten:

> Ein 16-Jähriger, der in den 1950er Jahren [sic!] eine Ausbildung angetreten ist, hatte eine Wochenarbeitszeit von ca. 40 bis 45 Stunden. Ein 16-jähriger Schüler der jetzigen Generation drückt etwa 30 Stunden in der Woche die Schulbank. Die hierdurch entstandene Mehr-Freizeit können heutige Jugendliche zumeist eigenständig und nach eigenen Bedürfnissen gestalten. (ebd.: 8)

Diese gewonnene Zeit wird von Jugendlichen zwar zur „Arbeit an der eigenen Identität" und zum Austausch mit Gleichaltrigen genutzt (vgl. ebd.: 10), aber sie ist eben im Gegensatz zum Bildungsmoratorium freier gestaltbar und nicht mit bestimmten Forde-

rungen verbunden. Seit den 1990er-Jahren wird jedoch gegenläufig hierzu die zunehmende Ökonomisierung des Bildungssystems diskutiert. Indizien hierfür sind unter
anderem die Einführung des Abiturs nach der 12. Jahrgangsstufe sowie des Bachelor-
und Mastersystems an den Universitäten oder der expandierende Markt privater
Nachhilfe (vgl. Höhne 2012: 809). Diese Veränderungen signalisieren die gegenläufige
Tendenz zum Bildungs- und Freizeitmoratorium. Insbesondere für höher gebildete
Jugendliche kann dies bedeuten, dass ihnen immer weniger freie Zeit zur Verfügung
steht. Hinsichtlich des Forschungsinteresses taucht dann die Frage auf, inwiefern
Jugendlichen überhaupt Zeiträume gewährt werden, die selbstbestimmt gestaltet
werden dürfen und somit eine exzessive Computernutzung überhaupt erst ermöglichen.

Individualisierung

Als weitere gesamtgesellschaftliche Tendenz wird seit Mitte der 1980er-Jahre die
Individualisierung von Lebensläufen beobachtet (vgl. Beck 1986). Sie ist gekennzeichnet
durch die zunehmende Infragestellung zunächst religiöser, dann auch traditioneller
Leitbilder und Orientierungsmuster.[21] Durch die Loslösung von traditionellen Lebens-
modellen, Norm- und Wertmaßstäben sowie Biografiemustern erfahren die Individuen
eine erhöhte Entscheidungsautonomie, ein höheres Maß an Gestaltungsfreiheit und
Flexibilität.

Eingebettet ist der Prozess der Individualisierung in die Veränderung der Gesellschaft
durch die Globalisierung, Mediatisierung und Mobilisierung.[22] Die Folge ist unter
anderem eine Ausdifferenzierung der Lebensformen, wie sie am Beispiel der Pluralisierung der Familienformen veranschaulicht werden kann: Zwar ist die traditionelle
Kleinfamilie immer noch die häufigste Familienform, dennoch tragen der Rückgang der
Geburtenrate, die wachsende Zahl an Scheidungen und die schrumpfende Zahl an

---

[21]Beck verortet diesen Veränderungsprozess auf drei Ebenen: Dies betrifft erstens die „Freisetzungsdi-
mension", worunter die Loslösung von Sozialformen und -bindungen verstanden wird, zweitens die
„Entzauberungsdimension", die den *Verlust von traditionellen Sicherheiten* (Handlungswissen,
Glauben und Normen) beschreibt, sowie drittens die *neue Art der sozialen Einbindung*, die neue
Formen der Kontrolle und Reintegration mit sich bringt (Beck 1986: 206, Hervorh. i. Orig.).

[22]Lindner (2012) arbeitet in ihrer Dissertation vier chronologisch aufeinanderfolgende Schübe der
Individualisierung heraus: Zunächst geht eine wachsende Selbstverantwortung auf die religiöse Vorstellung eines sittlich guten oder sündhaften Verhaltens zurück. Im nächsten Schritt entsteht basierend auf
dem protestantischen Arbeitsethos ein individuelles Streben nach Leistung, das den Einzelnen zum
produktiven Element der Gesellschaft macht. Der nächste Individualisierungsschub ist eine Folge des
wachsenden Wohlstands und verkörpert viel mehr als zuvor eine individuelle Freiheit, die ein unabhän-
giges Denken und Handeln beansprucht. Die heutige Form der Individualisierung, so Lindner, ist
gekoppelt an Markt- und sozialwirtschaftliche Zwänge. Dabei gehen die Individuen einen Umweg über
das „gesollte Wollen", sodass gesellschaftliche Zwänge „zu inneren Handlungszwängen umdefiniert"
werden (Lindner 2012: 32). Lindner zeigt auf, dass die Individualisierungsschübe stets durch ein
spezifisches Verhältnis von gesellschaftlichen und individuellen Forderungen geprägt sind, wobei heute
wieder vermehrt gesellschaftliche Ansprüche auf der Ebene von Leistung und Erfolg an die Individuen
gestellt werden (vgl. ebd.: 30ff.).

Eheschließungen zu einer Pluralisierung der Lebens-, Familien- und Beziehungsformen bei. Gleichzeitig erfahren auch die inneren Strukturen der Familie eine Pluralisierung, zum Beispiel durch den Aufbruch der weiblichen und männlichen Rollenzuschreibungen oder die Veränderung von Norm- und Wertmaßstäben, die sich in einem Wandel der Erziehungsleitbilder niederschlägt (vgl. Peuckert 2012: 2, 285).

Auch wenn das Bild der selbstbestimmten Lebensformen eine hohe Anziehungskraft besitzt, sind die Prozesse der Individualisierung, die Öffnung der Handlungsspielräume und die Zunahme von Entscheidungsautonomie auf verschiedenen Ebenen mit Einschränkungen und Herausforderungen verbunden. Hinter den Dimensionen der Freisetzung und Entzauberung steckt die Anforderung sowohl hinsichtlich der „*(objektiven) Lebenslage*" als auch hinsichtlich des „*(subjektiven) Bewusstseins*" (Beck 1986: 206, Hervorh. i. Orig.), eigene Handlungsmaximen, Lebensentwürfe und Orientierungsmuster zu finden. Die gewonnenen Freiheiten erhöhen den individuellen Entscheidungsbedarf oder gar Entscheidungszwang hinsichtlich grundlegender Bereiche wie der Wahl der Schulform, der Familien- und Beziehungsgestaltung oder des Bildungs- und Berufsgangs (vgl. Habermas 2008: 443). Damit drohen Überforderung oder Orientierungslosigkeit (vgl. Keupp 2008). Im Zusammenhang mit Individualisierungsprozessen kann somit auch von einer „Zumutung von Freiheit" gesprochen werden, die nicht nur ein hohes Maß an Selbstbestimmung, Flexibilität und Reflexion ermöglicht, sondern auch verlangt. [23]

Die Öffnung traditioneller Lebensmuster verweist darauf, dass das Potenzial von Jugendlichen zur individuellen Lösung der Entwicklungsaufgaben heute besonders hoch sein muss. [24] Doch trotz der Öffnung traditioneller Lebensmuster entwickeln sich Entscheidungen und Orientierungsmuster nicht in einem freien Raum, sondern in sozialen Kontexten. Thematisiert werden in diesem Zusammenhang spezifische gesellschaftliche, biologisch bedingte oder sozial definierte Anforderungen wie Bildung, Partizipation oder die Entwicklung von Werten und Normen, die trotz einer Pluralisie-

---

[23] Ob die Chancen zur Selbstverwirklichung und Individualisierung tatsächlich gestiegen sind, wird im Zusammenhang mit den expandierenden Konsumhandlungen hinterfragt. In der kritischen Theorie wird die Abhängigkeit vom Konsum mit einer Einschränkung individueller Autonomie verbunden (vgl. Horkheimer & Adorno 1947). Daran zeigt sich, welche Rolle die „Verschmelzung von gesellschaftlichen und individuellen Forderungen" (Lindner 2012: 31) spielen kann, und dieser Umstand lässt die Frage nach der „Scheinheiligkeit von Individualisierung" aufkommen.

[24] Denn anzunehmen ist, dass der Prozess der Individualisierung gerade für die Lebensphase Jugend von besonderer Bedeutung ist, weil Jugendliche die geöffneten Handlungsspielräume stärker als die Erwachsenengeneration in ihre noch unfertigen Lebensentwürfe integrieren können. War die 1968er-Bewegung noch ein Aufbegehren gegen traditionelle Lebensformen und institutionelle Zwänge und ein Kampf um Freiheiten und Selbstbestimmung, sind viele Eltern heute selbst in der erwünschten Multioptionsgesellschaft angekommen, leben mit ihren Kindern individualisierte Lebensentwürfe und benennen ihre Erziehungsziele viel mehr als früher zu Gunsten von Selbstbestimmung und Selbstständigkeit (vgl. Peuckert 2012: 285).

rung der Lebensformen bestehen bleiben. [25] Beck selbst benennt zudem die Zwänge des Arbeitsmarkts, die Abhängigkeit von Konsumgütern und die Regulierungen des Bildungssystems (vgl. Beck 1986: 211ff.).

### 3.4. Zusammenfassung: Jugend

Das Jugendalter beschreibt den Übergang vom Kind zum Erwachsenen und ist damit sowohl durch den Abschied von kindlichen Verhaltensweisen und Lebensräumen als auch durch die Vorbereitung auf das selbstverantwortliche Leben als erwachsene Person gekennzeichnet. Der „Sowohl-als-auch-Charakter" setzt sich bei der Beschreibung dieser Lebensphase fort. Sie ist im besonderen Maße durch Ambivalenzen geprägt. Die Heranwachsenden bewegen sich zwischen Neuentwicklung und Kontinuität, zwischen Freiräumen und Erwartungen, zwischen äußeren und inneren Ansprüchen, zwischen Selbstbestimmung und Kontrolle.

Für die empirische Auseinandersetzung mit der Lebensphase Jugend erwiesen sich drei Feststellungen als bedeutsam:

Erstens ist das Lebensalter Jugend als Reifungs- und Umbruchphase zu charakterisieren, die unumgängliche Veränderungen mit sich bringt. Typische physische, psychische und soziale Veränderungen wurden in Form von Entwicklungsaufgaben systematisiert. Trotz des konstruktiven, historisch gebundenen – und oftmals normativ und nicht immer empirisch fundierten – Charakters der Kataloge von Entwicklungsaufgaben geben sie den Veränderungen im Jugendalter einen Rahmen. Für die vorliegende Arbeit sind insbesondere die phasentypischen Herausforderungen durch die Suche nach Identität, die Ausbildung eigener Meinungen und Haltungen sowie die Veränderung der sozialen und familialen Beziehungen zu nennen.

Zweitens ist für die Arbeit relevant, dass die Wahrnehmung dieser Entwicklungsthemen bei allen Jugendlichen individuell unterschiedlich ist, genauso wie die Art, mit diesen umzugehen. Die Jugendphase als Zeit des Neuen betont die Möglichkeit, die Entwicklungsphase so zu bewältigen, dass nicht nur normative Ansprüche erfüllt werden, sondern Weiterentwicklung, Kreativität und Individualität möglich werden. Die Herausforderung besteht darin, ein stimmiges Selbstbild sowie eigene Positionen zu entwickeln und dabei gleichzeitig gesellschaftliche und familiale Anforderungen zu bedienen. Das Potenzial zur Bewältigung der Entwicklungsanforderungen hängt dabei nicht nur von

---

[25] Es ist seit Langem bekannt, dass zum Beispiel der Erwerb des Bildungsabschlusses sehr stark vom Bildungsniveau der Eltern abhängt. Mit der Bildungsexpansion konnten zwar mehr SchülerInnen höhere Bildungsabschlüsse erreichen, von einer erhöhten Durchlässigkeit des Schulsystems profitieren aber vor allem Familien aus mittleren Bildungsschichten, Familien mit niedrigeren Bildungsabschlüssen hingegen kaum (vgl. Leven & Schneekloth 2010: 53).

der Person selbst ab, sondern auch von ihren materiellen und sozialen Ressourcen. Die sozialen Kontexte bestimmen demnach mit, wie groß das Individuierungspotenzial der Person tatsächlich ist.

Drittens ist für die vorliegende Arbeit von Bedeutung, dass innerpsychische Spannungen und interpersonelle Konflikte in dieser Umbruchsphase nicht selten sind. Im Jugendalter besteht ein besonders hohes Risiko, Gefühle der Überforderung zu entwickeln und zu dysfunktionalen Bewältigungsstrategien zu greifen. Die Risiken problematischer Entwicklungsverläufe und die Gefahr von psychischen Erkrankungen sind in dieser Lebensphase besonders hoch. Dabei kann die doppelte Funktion der Lebensbereiche Familie, Peergruppe und Medien als Ressource und zugleich Entwicklungsthema einen negativen Kreislauf verstärken.

Onlinespiele, so konnte herausgearbeitet werden, können in der Jugendphase als Entwicklungshelfer fungieren und erscheinen durch ihre spielimmanenten Reize gerade für männliche Jugendliche besonders attraktiv. Ihre exzessive Nutzung kann aber auch als dysfunktionale Bewältigungsstrategie für bestimmte Entwicklungsthemen fungieren. Ihr diesbezügliches Potenzial soll im empirischen Teil berücksichtigt werden.

Durch die theoretische Auseinandersetzung mit der Lebensphase Jugend wurde eine Sensibilisierung für adoleszenztypische Prozesse erreicht. Im folgenden Kapitel werden die zentralen Entwicklungsprozesse auf individueller und familialer Ebene konkretisiert und Verbindungen mit dem eigenen Forschungsinteresse thematisiert.

## 4. Individuation – ein Zusammenspiel von Identitäts- und Beziehungsentwicklung

Im letzten Kapitel wurde dargelegt, inwiefern das Jugendalter durch die Suche nach Identität, die Ausbildung eigener Meinungen und Haltungen sowie die Veränderung des Beziehungsnetzwerkes zu charakterisieren ist. Damit ergibt sich nicht nur für die Jugendlichen, sondern auch für ihre Familien die zentrale Aufgabe der Beziehungsumgestaltung. Die Beziehung zwischen Eltern und ihren adoleszenten Kindern wird zunehmend symmetrischer und löst die asymmetrische Konstellation zwischen dem versorgungsbedürftigen Kind und den Sorge tragenden Eltern ab. Freiräume und Selbstbestimmungsrechte müssen neu bestimmt und Grenzen verrückt werden. Ausgehend von dem Bild der Jugend als Phase des Sturm und Drangs wurde früher angenommen, dass diese Veränderung der Beziehung mit vehementen Konflikten einhergeht und die Jugendlichen sich von ihren Eltern abkehrten (vgl. Kapitel 3.2.1). In den 1980er-Jahren wandelte sich der Blick auf den Verlauf der Beziehungsumgestaltung. Seither wird davon ausgegangen, dass die Veränderung des Verhältnisses weitaus weniger dramatisch verläuft und nur in wenigen Familien mit einer Abkehr von den Eltern verbunden ist. Dieser veränderte Blick drückt sich in dem Begriff „Individuation" aus. Mit ihm wird die Beziehungsumgestaltung zwischen Eltern und Jugendlichen sowohl durch eine Zunahme von Autonomie als auch durch den Erhalt von Nähe und Verbundenheit beschrieben. Er kennzeichnet die Suche der Heranwachsenden nach elternunabhängigen Lebensinhalten und Selbstständigkeit sowie parallel das Erkennen von Identifizierungsmöglichkeiten mit der Familie (vgl. Cooper, Grotevant & Condon 1983; Youniss & Smollar 1985; Walper 2003; Gloger-Tippelt 2007; Hofer & Pikowsky 2002; Stierlin 1989). Individuation wird als notwendiger Prozess in der Entwicklung vom Kind zum/zur Jugendlichen verstanden, weil sie den Heranwachsenden erlaubt, eine von den Eltern unabhängige Identität zu entwickeln, aber gleichzeitig mit ihnen emotional verbunden zu bleiben (vgl. Smollar & Youniss 1989: 71). Das Konzept der Individuation verbindet daher Prozesse der Identitätsbildung mit interpersonellen Entwicklungsprozessen und impliziert somit eine Bidirektionalität. Davon ausgehend weisen auch die Zielprojektionen in zwei Richtungen: Als Entwicklungsziel werden sowohl eine „individuierte Identitätsbildung" (King 2002: 88) als auch eine „individuierte Beziehung" (vgl. Cooper, Grotevant & Condon 1983) beschrieben. Eine individuierte Beziehung betrifft die individuelle Ausgestaltung der Eltern-Kind-Beziehung durch die Synthese von Autonomie und Nähe (vgl. Gerhard 2005: 29f.). Sie wird als eine Beziehung definiert, in der beide PartnerInnen eine ausgewogene emotionale Bindung zueinander empfinden (vgl. Cooper, Grotevant & Condon 1983).

Zentral ist für [diesen] Ansatz die Annahme, dass Individuation erreicht ist, wenn es beiden Partnern in einer Beziehung gleichermaßen möglich ist, sowohl ihre Individualität in Form eigener abgegrenzter Standpunkte auszudrücken und zu entfalten als auch ihre emotionale Verbundenheit durch Gefühle der Zusammengehörigkeit und der Verpflichtung gegenüber dem anderen zu zeigen. (Schuster 2005a: 27)

Die individuierte Identitätsbildung beschreibt auf intrapersoneller Ebene das Ziel, eigene Standpunkte zu formulieren und zu vertreten sowie die Möglichkeit, sich von den vorgegebenen Orientierungspunkten der Eltern zu distanzieren und eigene Relevanzsetzungen und Lebensvorstellungen zu entwickeln (vgl. Walper 2003, Schuster 2005b). In einem kognitiven Prozess befreien sich die Jugendlichen von der bislang idealisierten Vorstellung ihrer Eltern, und beginnen, sie kritisch zu betrachten und Abstand von der kindlichen Weltvorstellung zu nehmen. Gleichzeitig verweist der Begriff der individuierten Identitätsbildung auf die Möglichkeit, Lebensentwürfe oder Werte und Normen der Eltern auch übernehmen zu können. Der Prozess der Individuation besitzt somit für die Entwicklung von Jugendlichen sowohl das Potenzial, Neues oder Individuelles zu generieren, als auch die Möglichkeit, Traditionelles zu bewahren (vgl. King 2002).[26]

Das Begriffsverständnis von Individuation hat sich im Laufe der Zeit gewandelt. In den ersten Abhandlungen über den Prozess der Individuation ist dieser unauflöslich mit dem Ziel der Identitätsbildung oder Selbstwerdung verbunden (vgl. Blos 1973[27]; Jung 1972; Mahler, Pine & Bergman 1985[28]). Das Ziel der individuierten Beziehung gewann

---

[26]Mit dem geöffneten Blick wird erkennbar, welche neue Prägung der Jugendphase seit der Zeit Sprangers durch die Individuationstheorien zugesprochen wird. Ihr entspringt eben nicht mehr nur „Neues", sondern in ihr steckt auch der Beitrag der Überlieferung, des Fortbestands.

[27]In der Tradition der Psychoanalyse befasst sich Peter Blos (1973) mit dem ihm nach komplexeren „zweiten Individuationserlebnis" im Jugendalter (ebd.: 24). In dieser Phase lösten die Jugendlichen sich von den emotionalen Bindungen an die Familie, was zunächst den „Verlust des Identitätsgefühls" bedeute. Einsamkeitsgefühle und Verwirrungen seien aus diesem Grund Teil der Adoleszenz (vgl. ebd.: 24f.). Doch gerade diese Verletzlichkeit mache Individuation möglich. Sie führt auch bei Blos in erster Linie zum Bewusstsein der Identität und befähigt die Adoleszenten, ihr Selbst zu entwickeln: „Die oppositionellen, rebellierenden und resistiven Triebe, das Experimentierstadium, das Sich-Selbst-Testen durch Exzeß [sic!] – all das hat einen positiven Nutzen im Prozeß [sic!] der Selbstdefinierung. Das ,das bin nicht ich' stellt einen wichtigen Schritt im Erreichen der Individuation und in der Errichtung der Autonomie dar" (ebd.: 24).

[28]Auch in der Psychoanalyse hat der Begriff der Individuation große Resonanz erfahren und steht im direkten Bezug zur therapeutischen Praxis (vgl. Stierlin 1982; Margret Mahler et al. [1975] 1985). Die Psychoanalytikerin Margret Mahler beschreibt eine erste Phase der Individuation im Kindesalter, die ungefähr im 5. bis 36. Lebensmonat abläuft und zwei sich ergänzende Entwicklungsprozesse, den der Loslösung und den der Individuation, umfasst. Loslösung umschreibt das Verlassen der Symbiose mit der Mutter und Individuation die Errungenschaft einer intrapsychischen Autonomie, „... die zeigt, dass das Kind seine individuellen Persönlichkeitsmerkmale als solche annimmt" (Mahler et al. 1985: 14). Bei Mahler werden Individuation und Loslösung noch als zwei komplementäre Prozesse betrachtet. Die Loslösung von der Mutter betrifft den Prozess der Beziehungsumgestaltung der Mutter-Kind-Beziehung und erscheint in Mahlers Ansatz vielmehr als Voraussetzung für den Prozess der Individuation, die Herausbildung und Akzeptanz der individuellen Eigenschaften, und nicht als ein Teil von ihr. Beide Prozesse, so beschreibt es Mahler, sind wesentliche Voraussetzungen für die Entwicklung eines Identitätsgefühls (vgl. ebd.: 23).

erst in den Individuationstheorien der 1980er-Jahre an Bedeutung (vgl. Cooper, Grotevant & Condon 1983; Grotevant & Cooper 1985).[29] Das Verständnis von Individuation, das dieser Arbeit zugrunde liegt, verbindet die beiden Zielprojektionen miteinander und impliziert eine Bidirektionalität. Ausgehend von den Grundannahmen des symbolischen Interaktionismus (Mead 1988; siehe folgendes Kapitel) wird angenommen, dass Identitäts- und Beziehungsentwicklungsprozesse so eng miteinander verstrickt sind, dass sie nicht unabhängig voneinander verstanden werden können.

In den folgenden Abschnitten werden die zentralen Facetten von Individuation im Kontext der Familie herausgearbeitet, auch um sie für den empirischen Teil der Dissertation handhabbar zu machen. Dies betrifft zum einen die Ausdifferenzierung des Begriffs Identität und zum anderen den Veränderungsprozess der Eltern-Kind-Beziehung in der Adoleszenz. Die Verbindung der beiden Facetten ergibt sich durch die untergeordneten Kategorien Autonomie und Verbundenheit im Individuationsprozess. Die theoretischen und empirischen Beiträge zum Individuationsbegriff beruhen zur vereinfachten Darstellung zunächst auf idealtypischen Beschreibungen. Abschließend werden Antinomien im Individuationsprozess sowie seine krisenhaften Verläufe thematisiert.

## 4.1. Zum Begriff der Identität und ihrer Bedeutung im Jugendalter

Die Suche nach der eigenen Identität ist ein basaler Bestandteil des Individuationsprozesses. Allerdings ist „Identität" in den theoretischen Diskursen aus den Disziplinen Soziologie, Psychologie, Philosophie und Pädagogik zu einem undurchsichtigen, aufgeladenen Begriff geworden, sodass dieser zunächst einer Konkretisierung bedarf und in seiner Zieldimension näher bestimmt werden muss.

In einer ersten Annäherung besteht Identität aus den Antworten auf die Fragen: „Wer bin ich?", „Was kann ich?", „Was will ich?", „Wie sehen mich die anderen?" oder: „Wie kann ich auf die Welt einwirken?" Die Suche nach den Antworten auf diese Fragen kann als Identitätsarbeit betrachtet werden. Sie wird als charakteristische Aufgabe für die Lebensphase Jugend begriffen (vgl. Erikson 2000; Fend 2005) und mit dieser Phase

---

[29]Der Stellenwert der Identitäts- bzw. der Beziehungsentwicklung wird in empirischen Arbeiten zum Individuationsprozess unterschiedlich bemessen. In einigen Ansätzen steht die Wechselwirkung zwischen Identitätsprozessen und Familienbeziehungen im Fokus (vgl. Papini 1989; Allen & Hauser 1996; Helsper et al. 2009; Steinberg & Silverberg 1986; Stierlin 1989). In anderen richtet sich das Interesse ausschließlich auf die Beziehungsveränderung zwischen Eltern und Jugendlichen (Buhl 2007; Holmbeck 1996; Smetana & Asquith 1994; Smollar & Youniss 1989; Walper 2003).

genuin verbunden (vgl. King 2002).[30] Letztlich steckt als übergeordnete Aufgabe hinter den Themen der Beziehungsumgestaltung zu den Eltern, der vermehrten Orientierung an Gleichaltrigen oder anderen erwachsenen Personen, der Reflexion über die eigene Berufswahl und über die eigene politische wie moralische Haltung (vgl. Kapitel 3.2) die Suche nach der eigenen Identität. Doch wie werden die Antworten gefunden und wie werden sie dem Individuum zugänglich?

Mead, Begründer des symbolischen Interaktionismus, nennt in seinem Werk „Geist, Identität und Gesellschaft" (1988) als zentrales Postulat, Identität entwickelt sich nur über die Interaktion mit anderen (vgl. ebd.: 182). Der symbolische Interaktionismus besagt als Handlungstheorie zunächst, dass die Welt kommunikativ konstruiert und begriffen wird. Individuen bedienen sich in Interaktionsprozessen eines Symbolsystems. Erst durch dieses Symbolsystem „kann sich kooperatives menschliches Handeln, die planvolle Interaktion zwischen Individuen, voll entfalten" (Baumgart 2004: 120). Die InteraktionspartnerInnen teilen das Wissen um die Bedeutung der Sprachen und Gesten. Damit wird die Übernahme der Perspektiven der Beteiligten in einer Interaktion ermöglicht und somit ein aufeinander bezogenes Handeln. Hieran macht sich der Begriff des symbolischen Interaktionismus fest.[31]

Die geteilte Bedeutung von Symbolen wird im Sozialisationsprozess erlernt. Der primären Sozialisationsinstanz Familie kommt dabei eine herausragende Bedeutung zu. In Form von Rollen internalisiert das Individuum gesellschaftliche Strukturen und Erwartungen ebenso wie Handlungsroutinen (vgl. Mead 1988: 182). Die Übernahme

---

[30]Um der Frage nach der eigenen Identität nachzugehen, gestehe die Gesellschaft den Jugendlichen ein „*psychosoziales Moratorium*" (Erikson 1998) zu. Erikson meint damit „eine Aufschubperiode, die jemandem zugebilligt wird, der noch nicht bereit ist, eine Verpflichtung zu übernehmen, oder die jemandem aufgezwungen wird, der sich selbst Zeit zubilligen sollte" (Erikson 1998: 161). Die Ausgestaltung dieser Phase sei individuell sehr unterschiedlich – eine „Zeit zum Pferdestehlen", die „Suche nach einer Vision", eine Zeit „der verlorenen Jugend" oder der „Selbstaufopferung" (ebd.). Es handele sich demnach um „einen Aufschub erwachsener Verpflichtungen oder Bindungen" (ebd.:161), der Freiräume bereitstellt und Experimente zulässt, um frühere Identifikationen zu prüfen, sie möglicherweise beizubehalten und neue Identitätselemente zu integrieren (vgl. ebd.: 167). Die Jugendphase ist nicht nur eine Zeit der physischen und psychischen Veränderung, für deren Integration und Bewältigung ein Moratorium geschaffen wird, sondern mit diesem Zugeständnis sind wiederum Ziele verbunden, denn ein „echtes Moratorium muss eine zeitliche Grenze und ein Abschluss haben" (ebd.: 297). Dabei nahm Erikson noch an, dass am Ende des Moratoriums die umfassende Zusammenführung aller beständigen Identitätsteile stehe – eine „erschreckende Aufgabe" (ebd.: 167), die der Adoleszenz den krisenhaften Charakter verleiht. Wieder wird Jugend konzipiert als Zeit des Freiraums und der Entdeckung des Neuen auf der einen Seite, auf der anderen Seite entdeckt man stets den gesellschaftlichen Rahmen, der den Jugendlichen gesteckt wird.

[31]Teil der interpretierten Kommunikation ist auch, dass es aufgrund unterschiedlicher Erfahrungshintergründe und der Eigenwilligkeit der Personen „... nur zu einer mehr oder minder großen Kongruenz ihrer Interpretationen und Sinnzuschreibungen kommt. Dies impliziert, dass Kommunikationsprozesse personenseitig [...] stets mehr oder minder unscharf, ambivalent oder offen hinsichtlich ihrer von den Kommunikationspartnern gemeinsam geteilten (und auch wechselseitig unterstellten) Deutungen sind" (Schneewind 2000: 199). Kommunikationsprozesse enthalten aus diesem Grund immer auch ein gewisses Konfliktpotenzial (vgl. ebd.: 200).

von gesellschaftlich definierten Rollen – zum Beispiel die des Kindes oder der Schülerin/des Schülers – stellt dabei einen Teil der Identitätsentwicklung dar (vgl. ebd.: 192). Identität entsteht somit in Abhängigkeit von gesellschaftlichen Prozessen und sozialen Interaktionen und ist mit der Internalisierung sowie der inneren Reflexion der gesellschaftlichen Anforderungen über das gemeinsame Symbolsystem verbunden. Im engeren Sinne heißt dies für die Entwicklung der Identität im Jugendalter, dass sie in Abhängigkeit von den Interaktionen mit den Familienmitgliedern – wie auch anderen Personen – geschieht und durch das spezifische Beziehungsgefüge mitbestimmt wird. Mead unterscheidet zwischen personalen und sozialen Anteilen des Selbst, zwischen „I" und „me".[32] Das „me" bezeichnet die von einem Individuum antizipierten Erwartungen der anderen ihm gegenüber sowie das antizipierte Bild der anderen von ihm (vgl. ebd.: 183). Vor diesem Hintergrund sind es die Interaktionen mit anderen, die Aufschluss über die eigene Identität geben. In dieser Grundannahme des symbolischen Interaktionismus wird die Verschränkung von Identitätsprozessen und Beziehungsentwicklungen – die zentralen Bestandteile des Individuationsprozesses – deutlich.[33]

Das „I" besteht aus den individuellen Reaktionen auf die antizipierten Bilder der anderen. Dieses individuelle Element sei ein Gefühl der Freiheit, ein Moment der Initiative und des Neuen (vgl. ebd.: 221). Dem „I" wohnt ein unkalkulierbarer, naturbedingter und auch auf die Zukunft gerichteter Charakter inne (vgl. ebd.: 220). Der Prozess der Individuation im Jugendalter beschreibt nun genau den Teil der Identitäts- und Beziehungsentwicklung, der es – trotz einer bleibenden Verbundenheit mit den Eltern – erlaubt, Distanz von den elterlich vermittelten Rollendefinitionen zu nehmen und somit Individualität sowie Autonomie aufzubauen. Die Möglichkeit, Abstand von Rollenvorgaben zu nehmen und ein reflektiertes Verhältnis gegenüber einer Rolle zu entwickeln,

---

[32]In der Übersetzung des Suhrkamp Verlags des Werks *„Mind, Self and Society. From the standpoint of a social behaviorist"* werden „I" mit „Ich" und „me" mit „ICH" übersetzt. Wegen der stärkeren Aussagekraft von „I" und „me" werden die Originalbegriffe in dieser Arbeit bevorzugt.

[33]Tajfel und Turner (1982) unterscheiden ebenso wie Mead zwischen personaler und sozialer Identität (vgl. Turner 1982: 18). Die personale Identität umfasst bei ihnen individuelle Charakteristika, wie zum Beispiel das Kompetenzempfinden oder die intellektuellen Merkmale einer Person. Sie heben ebenso die Bedeutung der Gesellschaft für die Identität eines Individuums hervor und entwickeln die „Theorie der sozialen Identität". Unter sozialer Identität wird bei Tajfel und Turner die eigene Verortung in einer Gesellschaft verstanden: „The sum total of the social identifications of a person to define him- or herself will be described as his or her *social identity"* (ebd.: 18, Hervorh. i. Orig.). Soziale Identifikationen sind relevante Gruppenzugehörigkeiten, die für das Individuum von emotionaler Bedeutung sind. Zugehörigkeitsgefühle können genauso wie das Bedürfnis nach Abgrenzung von bestimmten Gruppen für die Identitätsbildung relevant sein. Dies betrifft Gruppen formeller wie informeller Art, die durch soziale Kategorien wie beispielsweise Nationalität oder Religionszugehörigkeit gekennzeichnet sind (vgl. ebd.). Dabei sind Gruppenzugehörigkeiten nicht immer frei wählbar und ihre emotionale Bewertung von einer gesellschaftlichen Perspektive mitbestimmt. Beispielsweise weckt die Zugehörigkeit zu einem Computerspielclan in den Mitgliedern positive Assoziationen und Identitätsbilder. In den Augen der Eltern könnte diese Mitgliedschaft hingegen negativ konnotiert sein, weil Computerspiele oft verrufen sind oder sie durch etwaige Probleme die negativen Folgen der Zugehörigkeit im Blick haben.

beschreibt Goffman – ohne direkten Bezug zum Begriff der Individuation – mit dem Begriff der „Rollendistanz" (Goffman 1973). Die gesellschaftlich definierten Rollen sind nicht festgeschrieben, sondern können „von den Beteiligten vielmehr in wechselseitigem Handeln, ihren Interaktionen, hervorgebracht, reproduziert und bestätigt oder aber auch verändert werden" (Koller 2006: 58). Die Auseinandersetzung mit der eigenen Identität betrifft demnach auch die „kritische Infragestellung der zugemuteten Rollen und Konventionen. [...] Dies beinhaltet die Infragestellung bestimmter familialer Erwartungen ebenso wie sozialer Rollen und gesellschaftlicher Vorstellungen" (King 2002: 86). Die Infragestellung kann als Anfang der Individuation betrachtet werden, auf den eine Distanzierung oder Übernahme von Vorgegebenem folgen kann. King (2002) veranschaulicht das Potenzial der individuierten Identitätsbildung:

> Die Lebensthemen der Eltern können die Identitätssuche oder Selbstkonstituti-
> onsprozesse der Adoleszenten einmal durch Negation bestimmen: zum Beispiel
> auf keinen Fall so leiden zu wollen an der Arbeit wie der Vater, auf keinen Fall so
> wenig Zeit für sich zu finden wie die Mutter. Auf Lebensformen und -themen
> kann jedoch auch affirmierend Bezug genommen werden im Sinne einer Anknüp-
> fung an das von den Eltern Erreichte, an ihre Lebensthemen oder Leidenschaften.
> (ebd.: 106f.)

Die Identitätsentwürfe und -wünsche der Eltern bilden durch Abgrenzung oder Über-
nahme von Lebensinhalten Ausgangspunkte für die Identitätsbildung ihrer Kinder. Hierin stecken das Potenzial der Tradierung sowie gleichermaßen das Potenzial der Transformation und Erneuerung von Lebensentwürfen (vgl. ebd.: 107).

### 4.2. Familienbeziehungen und ihre Veränderungen in der Adoleszenz

Der Prozess der Individuation in der Eltern-Kind-Beziehung steht unter besonderen Vorzeichen, da sich Familienbeziehungen qualitativ von anderen Beziehungen unterscheiden. Grundlegend zeichnen sich Beziehungen durch ihre Reziprozität, durch ein bestehendes Machtverhältnis der Personen und den Grad an Intimität aus (vgl. Gloger-
Tippelt 2007: 157).[34] Familienbeziehungen sind zusätzlich durch ihre Dauerhaftigkeit, in der Regel durch räumliche Nähe sowie durch einen intensiven wechselseitigen Austausch gekennzeichnet und weisen eine besondere emotionale Intensität auf (vgl. Schneewind 2010: 25; Helsper 2009: 53; siehe auch Cierpka 2008: 35f.). Im Folgenden wird auf diese Charakteristika kurz eingegangen:

---

[34]Nach Schneewind bestehen die Besonderheiten von Familienbeziehungen in Abgrenzung zu anderen Beziehungen erstens in ihrer wechselseitigen Bezogenheit und individuellen Regelhaftigkeit, zweitens in ihrer „Privatheit", die sich durch eine räumliche Nähe oder den ständigen Austausch ergibt. Sie sind drittens durch Dauerhaftigkeit und viertens von einer besonderen emotionalen Intensität gekennzeichnet (vgl. Schneewind 2010: 25).

*Emotionale Intensität, Reziprozität und Dauerhaftigkeit:* Familienbeziehungen beruhen überwiegend auf Interaktionen, die auf der Basis gemeinsamer Erfahrungen von den Personen in Strukturen, das heißt, in typischen Abläufen und reziproken Handlungen organisiert werden (vgl. Youniss & Smollar 1985: 15). Die Erfahrungen, Gefühle und Erlebnisse aus einer Vielzahl an Interaktionen fließen in eine subjektive Beziehungsrepräsentation ein (vgl. Gerhard 2005). Zieht man das Charakteristikum der Dauerhaftigkeit von Familienbeziehungen in diesem Zusammenhang heran, wird erkennbar, wie sich reziproke Vereinbarungen und Bindungen über die Zeit verdichten und sich in Beziehungsgeschichten kumulieren (vgl. Schneewind 2010: 25). Die innere Repräsentation baut daher auf der Beziehungsgeschichte auf, leitet die Handlungen in einer aktuellen Situation und formt die Erwartung der zukünftigen Entwicklung der Beziehung (vgl. Youniss & Smollar 1985: 15).

Die auf Dauer angelegte Reziprozität und emotionale Intimität sind darüber hinaus durch die Unmöglichkeit des Auflösens der Familienbeziehungen geprägt. Interaktionsmuster kehren immer wieder, Konflikte müssen ausgetragen werden und gemeinsame Erlebnisse werden im positiven oder negativen Sinne dauerhaft eine Rolle spielen. Räumliche Distanz oder ein nur rudimentärer Kontakt sind zwar möglich, dennoch bleiben positive oder negative emotionale Erlebnisse in Form von Erinnerungen an die eigenen Eltern oder die eigenen Kinder bedeutsam. Selbst die Abwesenheit der Eltern oder eines Elternteils nimmt Einfluss auf die Identitätskonstruktion.

*Macht- und Generationenverhältnis:* In Verbindung mit dem Merkmal des Machtverhältnisses sind für Familienbeziehungen die Generationenrelationen kennzeichnend. Nach Helsper et al. (2009) resultiert hieraus eine „diffuse Grundstruktur" (ebd.: 350), die sich aus der unüberwindbaren Differenz zwischen Jung und Alt, Klein und Groß sowie Können und Nicht-Können und somit durch ein spezifisches hierarchisches Verhältnis ergibt (vgl. ebd.: 53f.; siehe auch Cierpka 2008: 28). Auch wenn das Prinzip der „Ein-Weg-Vermittlung" (Helsper et al. 2009: 23) – die ältere Generation erzieht die jüngere – in seiner Eindimensionalität eher einem idealisierten Entwurf der Generationenbeziehungen gleicht und auch hier eine Wechselseitigkeit generativer Beziehungs- und Erziehungsprozesse beobachtet werden kann, müssen Kinder und Jugendliche sich zunächst den Gegebenheiten in ihrer Lebenswelt anpassen (vgl. ebd.: 23f.). „Je jünger das Kind und der Jugendliche sind, umso eher sind sie auf die Unterstützung, Fürsorge und Vermittlung angewiesen, sind sie noch abhängig, in einer gegenüber Erwachsenen ohnmächtigeren und bedürftigeren Position" (ebd.: 24).

Ein Großteil der beschriebenen Merkmale von Familienbeziehungen beeinflusst den adoleszenztypischen Individuationsprozess. Ausgangspunkt für die Veränderungsprozesse ist die spezifische Machtkonstellation in der Familie:

> Die Eltern-Kind-Beziehung ist in hohem Maße asymmetrisch, d. h. die Positionen und Beiträge der Beziehungspartner sind hochgradig verschieden: Hier die Erwachsenen mit vielen bereits gemachten Erfahrungen, mit ausgebildeten Sprach- und Denkwerkzeugen, mit bereits angeeigneten Werten, Überzeugungen, Einstellungen und dort das Kind, ohne solche Werkzeuge, ohne solche Erfahrungen, ohne solche verinnerlichten Werte und Überzeugungen – dabei jedoch von diesem Erwachsenen gänzlich abhängig. (Stierlin 1989: 96f.)

Die asymmetrischen Familienbeziehungen bestimmen die Interaktion vor allem im frühen und mittleren Kindesalter. Das Kind wird in eine familiale Beziehungskonstellation hineingeboren und kann sich aus ihr zunächst auch nicht lösen – es muss ihre Sprache erlernen, sich in bestimmter Weise an ihren vorgegebenen Werten und Normen orientieren und sich an ihr Regelsystem anpassen (vgl. ebd.: 97). Die Realität der Eltern, so Stierlin, werde im Kindesalter zunächst für objektiv und für die einzig mögliche gehalten. Auch Youniss (1994) beschreibt, dass die Beziehung zwischen Eltern und Kind aufgrund des Wissens- und Erfahrungsvorsprungs der Eltern und ihrer erzieherischen Verantwortung zunächst durch ein asymmetrisches Verhältnis gekennzeichnet seien. In der Adoleszenz erkennen Eltern und Kinder jedoch, dass sich die Beziehungsstruktur altersgemäß verändern muss. Insbesondere die Erfahrungen der Jugendlichen in den symmetrischen Beziehungen zu Gleichaltrigen sorgen dafür, dass die außerfamiliale Meinungsbildung gestärkt wird und das Bedürfnis wächst, auch mit den Eltern symmetrische Kommunikationsformen aufzubauen. Die Transformation in eine stärker symmetrisch-kooperative Struktur wird erforderlich (vgl. Schuster 2005a: 24).[35] Zu betonen bleibt, dass die Veränderung der Eltern-Kind-Beziehung in der Adoleszenz zwar zu einer symmetrischen Beziehungskonstellation tendiert, tatsächlich ist die Beziehung aber noch durch Asymmetrie gekennzeichnet (vgl. Hofer & Pikowsky 2002: 45). Die Beziehungsveränderung zwischen Eltern und Jugendlichen steht unter dem Zeichen zunehmender Eigenständigkeit sowie des Rückgangs der Kontrolle durch die Eltern (vgl. Schuster 2005b: 46).

Mit dieser Interdependenz ist verbunden, dass Individuationsprozesse offenbar nicht nur von Jugendlichen durchlebt werden müssen, sondern auch Eltern vor der Aufgabe stehen, von ihrer langjährigen erzieherischen Verantwortung für das Kind Abstand zu nehmen, sich zu lösen und zu einer Form der Unabhängigkeit vom Kind zurückfinden zu

---

[35]Hofer und Pikowsky (2002) benennen als Kennzeichen symmetrischer Kommunikation: „miteinander reden", „etwas gemeinsam unternehmen" und als Kennzeichen asymmetrischer Kommunikation: „Rat geben", „Regeln aufstellen"; „Unterstützung, Informationen geben" (ebd.: 245).

müssen. Gleichzeitig müssen sie auf Basis der neuen Beziehungsdefinition einen Weg finden, mit ihren erwachsenen Kindern weiterhin verbunden zu bleiben (siehe hierzu Stierlin 1989). Helsper et al. (2009) stellen daher an die Erwachsenengeneration die Frage: Inwiefern sind die Eltern in der Lage, sowohl die Bedürftigkeit und Abhängigkeit der Kinder zu erkennen und ihnen nachzukommen, als auch ihre Selbstständigkeit und ihre Individualität wahrzunehmen und anzuerkennen (vgl. Helsper et al. 2009: 54)? An die Kinder wird die Frage gestellt: „Inwiefern können die Heranwachsenden die Erwachsenen und Großen als generationelle Andere anerkennen, die von ihnen unterschieden sind, und zugleich ertragen, dass sie als noch nicht Erwachsene und Ältere zugleich von Ausschlüssen und Grenzen betroffen sind?" (ebd.: 54) Ergänzt werden sollte die Frage an die Jugendlichen um einen weiteren Aspekt: Inwiefern gelingt es den Jugendlichen trotz der generationenbezogenen Überlegenheit der Erwachsenen, ihre eigenen Positionen ihnen gegenüber zu vertreten?

Youniss und Smollar (Youniss & Smollar 1985; Smollar & Youniss 1989, siehe auch Youniss 1980), deren Individuationstheorie vielfach adaptiert wurde, konnten in ihren umfangreichen Studien zeigen, dass zu Beginn der Adoleszenz das Gefühl der Distinktion zu den Eltern wächst und dies mit einer „De-Idealisierung" der Eltern einhergeht. Das heißt, im Laufe der Adoleszenz werden die Eltern zunehmend als Personen wahrgenommen, die positive wie negative Charaktereigenschaften besitzen, deren Stimmungen schwanken, die mit unterschiedlichen Kompetenzen ausgestattet sind und ebenfalls Bedürfnisse haben (vgl. Youniss & Smollar 1985: 75; Smollar & Youniss 1989). Mit der De-Idealisierung der Eltern und der Einsicht in ihre Fehlbarkeit wächst die Möglichkeit für die Jugendlichen, eigene distinkte Positionen zu entwickeln und zu vertreten (vgl. Youniss & Smollar 1985: 76f.).[36] Die Kommunikation zwischen Eltern und Jugendlichen ist zunehmend von einer Diskussionskultur geprägt.

In den gestellten Fragen deutet sich an, dass der Individuationsprozess sowohl durch das Verhalten der Eltern als auch das Verhalten des Jugendlichen gesteuert wird. Diese Form der Interaktion im Individuationsprozess soll im Folgenden expliziert werden.

---

[36]Die Dynamik der „De-Idealisierung", die auch von Steinberg und Silverberg (1986) beschrieben wird, wird überraschenderweise vermehrt auf die Mütter projiziert, Väter hingegen betreffe dies weniger (vgl. Youniss & Smollar 1985: 79). Insgesamt werden trotz der De-Idealisierung insbesondere Väter weiterhin als Autoritätspersonen wahrgenommen. Diese Asymmetrie deuten die AutorInnen nicht als ein Zeichen fehlender Individuation, sondern als Zeichen von Verbundenheit: „In turn, adolescents act more individualistically while still relying on their parents for advice and guidance. [...] In fact, the adolescents said that the transformation helped to bring them and their parents closer" (ebd.: 163). Vorausgreifend kann dennoch gefragt werden, ob die Koexistenz von Autorität und gleichzeitiger Fehlbarkeit in der Person des Vaters bzw. der Mutter eine Quelle von Identitäts- bzw. Beziehungskonflikten darstellen kann. In der Literatur spricht man von einer grundlegenden Spannung „aufgrund der Auseinandersetzung mit den Erwartungen an Integration auf der einen Seite und der Realisierung von Individuation auf der anderen Seite" (Helsper et al. 2009: 124).

## 4.3. Individuation als interaktionaler Prozess

Aus etymologischer Perspektive ist der Begriff „Individuation", abgeleitet vom lateini-
schen *individuum,* unverkennbar mit „Einzelwesen" oder „der einzelne Mensch"
(Etymologisches Wörterbuch des Deutschen 1997: Stichwort: Individuum) verknüpft
und muss daher, obwohl er eine Beziehungsumgestaltung impliziert, stets auf das
Erleben eines Individuums zurückgeführt werden.[37] Der Verlauf der Individuation ist
aber sowohl durch die Implikation einer Beziehungsveränderung als auch durch die
interaktionistisch bedingte Entwicklung von Identität gekennzeichnet. Das heißt, nicht
allein das Verhalten und der Entwicklungsprozess der Jugendlichen bestimmen den
Verlauf des Individuationsprozesses, sondern auch die Interaktionen und Aushandlungsprozesse zwischen Eltern und Jugendlichen sorgen für die Modifizierung des
Beziehungsverhältnisses und die Entwicklung der Autonomie (vgl. Liegele & Lüscher
2008: 147).[38] King (2002) verweist auf die Bedeutung der „Generativität" im Zusammenhang mit dem Individuationsprozess und versteht darunter „in einem allgemeinen
Sinne die für die Individuationsprozesse der Adoleszenten *auf Seiten der Erwachsenen-
generation notwendigen Haltungen, Ressourcen, Kompetenzen und bereitgestellten
Rahmenbedingungen*" (ebd.: 37, Hervorh. i. Orig.). Eltern gestalten den Verlauf des
Individuationsprozesses vornehmlich durch ihre Fürsorge oder emotionale Distanz
sowie durch ihre Zurückhaltung oder Direktion. Sie gewähren oder verwehren Autono-
mie. Sie wenden sich mit emotionaler Wärme oder Distanz an ihr Kind. Durch ihr
Verhalten beeinflussen sie, so King, das Individuierungspotenzial (vgl. ebd.: 32), die
Möglichkeit zur Individuation, der Jugendlichen.[39]

Die Beschaffenheit des Möglichkeitsraums zur Individuation wird in dieser Arbeit
vorrangig durch die Frage nach dem erzieherischen Handeln der Eltern näher bestimmt.
Denn die Frage nach der ausgeübten Kontrolle und der Autonomiegewährung gehört

---

[37]Das Suffix „-ion" ist ein von Verben mit der Endung „-ieren" abgeleitetes Nomen. Das verbale Suffix „-
ieren" beschreibt eine Tätigkeit oder einen prozessgeleiteten Zustand (vgl. Kunkel-Razum 2003).
[38]Auch das Konzept der Entwicklungsaufgaben geht von einer Bidirektionalität aus. Es postuliert, dass
Entwicklungsaufgaben nicht nur als Thema der Jugendlichen betrachtet werden, sondern dass aus ihnen
Familienentwicklungsaufgaben resultieren. Diese werden definiert als „jene erwartbaren Wachs-
tumsverantwortlichkeiten, die Familienmitglieder in einer gegebenen Entwicklungsstufe meistern
müssen, um ihre biologischen Bedürfnisse zu befriedigen, den kulturellen Erfordernissen gerecht zu
werden und die Ansprüche und Werte ihrer Mitglieder zu erfüllen" (Hofer 2006: 21). Als stadienspezifi-
sche Entwicklungsaufgaben für Familien mit Jugendlichen stellen sich das „Bewahren der familialen
Verbundenheit", die „gemeinsame Umgestaltung der asymmetrischen Eltern-Kind-Beziehung in eine
symmetrische Beziehung" sowie das „Zugestehen eines höheren Ausmaßes an Autonomie der Familienmitglieder" (ebd.: 22).
[39]Das Individuierungspotenzial wird durch zahlreiche Einflussfaktoren bestimmt. Neben den familialen
Bedingungen (unter anderem Erziehung, Familienstruktur, soziodemografische Merkmale) sind auch
außerfamiliale Einflussfaktoren von Bedeutung (unter anderem der Kontakt zu Gleichaltrigen, Schule)
(siehe hierzu Kapitel 4.6.).

neben der Frage nach dem emotionalen Klima in der Familie zu den beiden grundlegenden Kategorien, mit denen sich das elterliche Erziehungsverhalten wie auch die Qualität
von Eltern-Kind-Beziehungen charakterisieren lassen (vgl. Ecarius 2007; Walper 2003).

Anhand von Erziehungsstilen werden unterschiedliche erzieherische Verhaltensweisen
der Eltern, die auf Dauer ausgelegt sind, beschrieben. Unterschiedliche Ausprägungen
der *elterlichen Kontrolle* und *der emotionalen Zuwendung* werden dabei miteinander in
Verbindung gebracht. Der Ansatz von Lewin, Lippit & White (1939) sowie die Studien zu
Eltern-Kind-Interaktionen von Baumrind (1971) mit der weiteren Differenzierung nach
Maccoby und Martin (1983) stellen heute noch wegweisende Konzepte zur Unterteilung
der Erziehungsstile dar, die von zahlreichen AutorInnen adaptiert wurden (zum Beispiel
Liebenwein 2008; Hurrelmann 2002; Schneewind 2000;).[40]
Im Hinblick auf den empirischen Teil werden vier Erziehungsstile präziser beschrieben:
   Die *autoritäre Erziehung* ist durch ein starkes Machtgefälle geprägt. Die Eltern setzen direktiv Regeln durch und fordern die Einhaltung dieser konsequent ein. Sie zeigen kaum Verhandlungsbereitschaft und schränken Autonomiebestrebungen ihres Kindes ein (vgl. Liebenwein 2008: 34).
   *Autoritative Eltern* formulieren klare Normen und Verhaltensmaßstäbe und
   erwarten von ihren Kindern, diese zu respektieren. Sie begleiten ihre Kinder
   liebevoll und unterstützend. Sie bieten ihnen eine anregende und herausfordernde Umgebung und vermeiden dabei Überforderungen und direktive
   Vorgaben. Die Meinungen der Kinder werden bei Entscheidungen miteinbezogen (vgl. Baumrind 1991: 128).
   Ein *permissiver* Erziehungsstil ist vornehmlich durch das Gewähren unkon-
   trollierter Freiräume gekennzeichnet. Lob und Tadel spielen nur eine untergeordnete Rolle. „Regellosigkeit wird von [den Kindern] oft als Lieblosigkeit

---

[40]In den verschiedenen Adaptionen kam es zu immer differenzierteren Definitionen. Lewin et al. (1939)
beschreiben noch drei zentrale Erziehungsstile – den demokratischen, den autoritativen und den
Laisser-faire-Stil. Liebenwein (2008) unterscheidet hingegen zwischen fünf Erziehungsstilen: dem
demokratischen, autoritativen, autoritären, zurückweisend-vernachlässigenden und permissiv-
verwöhnenden. Im demokratischen Erziehungsstil üben die Eltern Kontrolle aus, beteiligen die Kinder
aber an Entscheidungen und motivieren sie zu einem selbstverantwortlichen Verhalten. Der autoritative
Erziehungsstil ist ebenfalls sowohl durch das Ausüben von Kontrolle als auch durch ein hohes Maß an
emotionaler Zuwendung gekennzeichnet. Er hebt sich vom demokratischen Erziehungsstil aber durch
ein größeres Ausmaß an kontrollierenden Verhaltensweisen der Eltern ab. Im autoritativen Erziehungsstil kommen Grenzen und Regeln eine größere Bedeutung zu als der kindlichen Freiheit (vgl. ebd.: 32).
Der autoritäre Erziehungsstil ist durch das direktive Ausüben von Kontrolle gekennzeichnet. Die Eltern
zeigen kaum Verhandlungsbereitschaft und schränken die Autonomiebestrebungen des Kindes ein (vgl.
ebd.: 34). Der permissiv-verwöhnende Erziehungsstil ist gekennzeichnet durch ein geringes Maß an
Kontrolle, aber ein hohes Maß an Unterstützung und Wärme. Der zurückweisend-vernachlässigende
Erziehungsstil drückt sich hingegen durch ein geringes Ausmaß an elterlicher Kontrolle, aber auch durch
fehlende liebevolle Zuwendung aus.

und Mangel an Aufmerksamkeit und Zuwendung empfunden. In der Folge kann aggressives Verhalten der Kinder eintreten, mit dem Kinder Zuwendung und Aufmerksamkeit herausfordern wollen" (Hurrelmann 2002: 160). Ein *verwöhnender* Erziehungsstil führt dazu, dass alle Wünsche des Kindes erfüllt werden. Das Kind wird durch dieses Erziehungsverhalten nicht zur Selbstständigkeit erzogen und erlernt nur eine geringe Frustrationstoleranz gegenüber unbefriedigenden Situationen. Jugendliche erlernen so nur eine geringe Handlungskompetenz (vgl. Klein 2008: 304).

Obwohl die Unterscheidung der Erziehungsstile anhand der Ausprägung von Kontrolle und Autonomiegewährung sowie Wärme und Distanz für die Betrachtung des erzieherischen Agierens in einer Familie richtungsweisend ist, sind die Kategorien in ihrer konkreten Ausgestaltung noch unpräzise. Es stellt sich zum Beispiel die Frage, wie die emotionale Zuwendung in der jeweiligen Familie beschaffen ist – drückt sie sich zum Beispiel in einer verständnisvollen Haltung oder in einer hohen pragmatischen Unterstützung aus. Auch hinsichtlich der Kategorie Kontrolle bleiben Fragen offen: Unterschieden werden kann zum Beispiel die „Verhaltenskontrolle" als „Verhaltensregulation durch konsistente und konsequente Disziplinierung und Grenzen setzen" von einer „psychologischen Kontrolle" als „Regulation kindlichen Verhaltens durch Strafandrohung, Liebesentzug, Auslösung von Schuldgefühlen oder durch andere autoritäre Disziplinierungspraktiken" (Fuhrer 2005: 231).

Die unterschiedlichen Ausprägungen von elterlicher Kontrolle und emotionaler Zuwendung in der Definition der Erziehungsstile können demnach nur in eine Richtung weisen. Tatsächlich bedarf es eines genaueren Blicks auf den Einzelfall, um das Erziehungsverhalten der Eltern einordnen zu können. Dies ist auch auf den Umstand zurückzuführen, dass Erziehung heute aus einem systemisch-kontextualistischen Blickwinkel betrachtet wird. Dahinter steht die Annahme, dass das erzieherische Handeln in „Wechselwirkung mit dem inner- und außerfamiliären sozio-materiellen Kontext stattfindet" (Schneewind 2000: 198). Gleichzeitig impliziert dieser Blickwinkel, dass Erziehung von einem reziproken Interaktionsprozess, also ebenso wie der Prozess der Individuation, von zwei Seiten bestimmt ist. Dies spiegelt sich in dem Begriff von Erziehung im Sinne des symbolischen Interaktionismus wider:

> Erziehung sei ein dem Sinne nach aufeinander bezogenes gegenseitiges soziales Handeln oder ein Prozess symbolischer Interaktion zwischen mindestens zwei Personen – im Regelfall einer älteren, wissenden oder kompetenteren Person und einer jüngeren, weniger wissenden oder noch nicht kompetenten Person –, in welcher es um die gegenseitige Aufhellung und Aufklärung von Rollen, Positionen und Wertorientierungen, Normen, Intentionen und Legitimationen sozialen

Handelns und des dieses mitbedingten sozialen und gesellschaftlichen Feldes geht. (Kron et al. 2013: 47)

Der Begriff der Interaktion betont vor diesem Hintergrund, dass die erzieherischen Intentionen und Handlungen der Eltern durch das Verhalten des Kindes mitbestimmt werden. Das erzieherische Handeln der Eltern stößt bei den Jugendlichen auf Interessen, Bedürfnisse, Absichten und Erwartungen. Die Intention der Eltern ist demnach schon an der Intention der Jugendlichen orientiert und trifft in konkreten Situationen auf eine zustimmende oder ablehnende Reaktion bei den Jugendlichen (vgl. ebd.: 55). Das erzieherische Handeln von Eltern und das Verhalten der Jugendlichen sind aufeinander bezogen und können demnach auch nicht unabhängig voneinander betrachtet und verstanden werden.[41] Aus dem interaktionalen Charakter folgt, dass gerade „wenn das einseitig intentionale Erziehungshandeln des Erziehers auf Widerspruch oder nicht erwartetes Verhalten beim Educanden trifft" (ebd.: 55), Aushandlungsprozesse ausge-löst werden.

Diese Aushandlungsprozesse sollen im folgenden Kapitel näher betrachtet werden. Sie bewegen sich im Jugendalter in erster Linie um das wachsende Zugeständnis von Autonomie und die sich veränderte emotionale Verbundenheit zwischen Eltern und Kind. Die beiden Kategorien werden im folgenden Kapitel definiert.

### 4.4. Individuation im Zeichen von Autonomie und Verbundenheit

Der Prozess der Individuation besteht im Wesentlichen aus einem Teil der Identitäts-entwicklung sowie aus der adoleszenztypischen Veränderung der Eltern-Kind-Beziehung. Autonomie und Verbundenheit stellen dabei übergeordnete Kategorien dar, denn ihre Ausprägungen sind nicht nur für den Prozess der Identitätsbildung wegwei-send, sondern durch sie lassen sich die Beziehungsqualität sowie das elterliche Erzie-hungshandeln charakterisieren (vgl. Walper 2003; Steinberg 2001; Maccoby & Martin 1983). Die beiden Kategorien machen das theoretische Konstrukt des Individuations-prozesses für eine gegenstandsbasierte Auswertung handhabbar.

---

[41]Smetana, Cren & Campione-Barr (2005) konnten an Fallbeispielen zeigen, dass Eltern ihren Kindern auf lange Sicht mehr Autonomie zugestanden, wenn diese umgekehrt hinsichtlich anderer Erziehungsberei-che die elterlichen Vorgaben und Hinweise akzeptierten. Wenn Kinder im umgekehrten Fall energisch Autonomie einforderten, wurde ihnen langfristig in der Beziehung weniger Autonomie zugestanden. Es ist demnach nicht nur die Frage nach einem überdauernden Erziehungsstil (vgl. Schneewind 2000), die über das Maß an gewährter Autonomie, ausgeübter Rigidität und Wärme entscheidet, sondern Eltern orientieren sich in ihrem erzieherischen Handeln an dem mehr oder weniger vernünftigen und einsichti-gen Verhalten ihrer Kinder (vgl. Schuster 2005b: 48), an der Natur ihres Kindes sowie an situativen Variablen (vgl. Smetana, Cren & Campione-Barr 2005: 31).Umgekehrt nimmt das Verhalten der Eltern Einfluss auf den Entwicklungsprozess des Kindes. Steinberg (1988) konnte beispielsweise beobachten, dass die körperliche Entwicklung von Mädchen umso langsamer verlief, je enger die emotionale Bezie-hung zu ihrer Mutter war.

## 4.4.1.   Das Streben nach Autonomie und Aushandlungsprozesse

Autonomie ist etymologisch auf die Begriffe *autos* (griech.): „selbst", „eigen" und *„nomos"* (griech.): „Regel", „Gesetz" zurückzuführen (Etymologisches Wörterbuch des Deutschen 1997: Stichwort: Autonomie). Im Sinne der Eigengesetzlichkeit kann der Begriff Autonomie auch mit dem Begriff Selbstbestimmung übersetzt werden. Dem Zustand der Autonomie gehen sowohl eine wert- und normorientierte *Unabhängigkeit* als auch eine *Selbstdefinition* voraus und sie impliziert die Fähigkeit, das eigene Leben regulieren zu können (vgl. Gerhard 2005: 30).

Autonomie wächst, wenn Jugendliche sich im Individuationsprozess von den Vorstellungen und dem Willen anderer – insbesondere der Eltern – befreien und auf der Suche nach einer Selbstdefinition sind (vgl. Hofer & Pikowsky 2002: 247). Schon an dieser Stelle wird deutlich, wie eng der Wunsch nach Autonomie mit der Frage nach der eigenen Identität verstrickt ist. Noch deutlicher wird dies, wenn man sich die Eigenschaften einer gelingenden Identitätsentwicklung anschaut. Identität impliziert erstens den Anspruch, eine Ganzheitlichkeit in der eigenen Person zu empfinden und die individuellen Eigenheiten herauszuarbeiten.[42] Die Herausforderung der Identitätsentwicklung besteht zweitens darin, sowohl individuelle Anteile als auch gesellschaftliche Anforderungen integrativ zu verbinden und dabei situations- und themenübergreifend eine Kohärenz zu empfinden sowie zu präsentieren. „Kohärenz entsteht so weniger inhaltlich denn als prozessuales Ergebnis (in dem Gefühl eines trotz unterschiedlicher Entwicklungen zu mir passenden Prozesses)" (Keupp 2006: 245f.). In diesem Sinne beruht Identität nicht unbedingt auf einer inneren Beständigkeit, sondern auf einem andauernden Gefühl der Kohärenz trotz einer Wandelbarkeit und Weiterentwicklung. Gelingt es dem Individuum, die individuellen Eigenarten und Bedürfnisse sowie die divergierenden Anforderungen der Gesellschaft und die Bedingungen des sozialen Miteinanders auszubalancieren, erreicht es nach Erving Goffman den Zustand der „Ich-Identität" (Goffman & Haug 1974: 132).[43]

Zusätzlich braucht Ich-Identität das Erlebnis von Authentizität, das heißt die Möglichkeit, eigene Ziele zu realisieren und Autonomie zu erfahren (vgl. Keupp 2006: 266). In sozialen Situationen ist es normal, dass Bedürfnisse nach Authentizität, Anerkennung oder Sozialität aufkommen, diese aber nicht immer oder  teils auch überhaupt nicht erfüllt werden können. Kompetenzen wie Empathie (Mead 1988), „Frustrationstole-

---

[42]Auf den übersituativen, stabilen Charakter verweist auch der etymologische Ursprung des Wortes Identität, *idem* (lat.): ebender, ein und derselbe (vgl. Duden 2007: 357; Stichwort: Identität).
[43]Keupp verweist darauf, dass der Zustand der „Ich-Identität" neben der Wahrnehmung von Kohärenz auch des Gefühls der Anerkennung bedarf. Die *„Aufmerksamkeit von anderen"* und eine *„positive Bewertung durch andere"* (Keupp 2006: 256, Hervorh. i. Orig.) führen zu einem positiven Identitätsbild.

ranz" (vgl. Rosenzweig 1938), „Ambiguitätstoleranz" (vgl. Krappmann 2000: 150ff.) und „Rollendistanz" (Goffman 1973) tragen dann dazu bei, diese Inkongruenzen auszuhalten und trotzdem eine balancierte Identität aufrechterhalten zu können. Diese An-sprüche verdeutlichen noch einmal, dass die Entwicklung von Identität und Autonomie korrelie-rende Prozesse sind, die auf Räume der Autonomie angewiesen sind. Ich-Identität führt so zu einem inneren Wohlbefinden, zu Selbstsicherheit, zu einem Gefühl von Verwurze-lung und Wohlbefinden (vgl. Fend 2005: 410). Sie gibt Halt und Orientierung in der komplexen sozialen und materiellen Welt, macht die Verortung des Individuums in der Gesellschaft möglich und sichert so seine Handlungsfähigkeit.[44] Insgesamt können die Prozesse der Identitätsfindung sowie die Distanzierung von familialen Erwartungen mehr oder weniger intensiv ablaufen.[45]

Autonomie ist mit der Bedingung verbunden, sie auch ausleben zu können. Das heißt, die Jugendlichen müssen in ihrer Autonomieentwicklung von äußeren Einschränkungen befreit sein (vgl. Giesinger 2006: 269). Giesinger (2006) unterscheidet in diesem Hinblick zwischen innerer und äußerer Autonomie. Innere Autonomie betrifft die Fähigkeit, „sich durch Überlegung und Berücksichtigung von Gründen einen eigenen

---

[44]Geht man davon aus, dass Ich-Identität der balancierte Zustand von personaler und sozialer Identität ist, muss im Umkehrschluss auch von unsicheren Phasen der Identitätsbildung gedacht werden. Das Konzept der Identität wurde daher immer auch im Hinblick auf sein Krisenpotenzial untersucht (vgl. Kulcke 2009; Erikson 1998; Laufer & Laufer 1994; Goffman 1974). Zur Bestimmung von Identitätszuständen untersuchte Marcia (1980) zum Beispiel erstens das Ausmaß von Krisen (darunter die Ausprägung von Unsicherheit, Beunruhigung und Rebellion), zweitens die subjektive Relevanz von Verpflichtungen gegenüber bestimmten Bereichen und drittens die Ausprägung explorativen Verhaltens in Bezug auf neue Lebensentwürfe (vgl. Oerter & Dreher 2002: 295f.). Darauf basierend identifiziert er vier Identi-tätszustände: Die „diffuse Identität" ist gekennzeichnet durch die fehlende Auseinandersetzung mit identitätsrelevanten Fragen und ein geringes Ausmaß an Verpflichtung. Die „übernommene Identität" zeichnet sich durch einen geringen Explorationsgrad aus und die Antworten auf identitätsrelevante Fragen werden von den Eltern übernommen. Die „kritische Identität" beschreibt die experimentelle Auseinandersetzung mit beruflichen und wertbezogenen Fragen, die bislang aber keine Festlegung erfahren hat. Die vierte Identitätsform ist charakterisiert durch reflektierte und stabile Antworten auf Identitätsfragen (vgl. ebd.: 297) und ist in diesem Sinne der Ich-Identität gleichzusetzen. Die Aufführung der Identitätszustände kann auch für einen positiven bzw. negativen Verlauf des Individuationsprozes-ses von Nutzen sein (siehe weiter Kapitel 4.5).
[45]Zieht man die moralischen Entwicklungsstufen von Kohlberg heran, werden Unterschiede in der Stärke der Distanzierung von gesellschaftlichen Normvorstellungen deutlich. Das moralische Niveau auf konventioneller Ebene ist gekennzeichnet durch „ein hohes Maß an Konformität gegenüber stereotypen Vorstellungen vom mehrheitlich für richtig befundenem oder ‚natürlichem' Verhalten" (Kohlberg 2001: 255) bzw. durch eine „Orientierung an Recht und Ordnung. Autorität, festgelegte Regeln und die Aufrechterhaltung der sozialen Ordnung bilden den Orientierungsrahmen" (ebd.). Die nächste Stufe, die post-konventionelle Ebene, wird nicht zwangsläufig von allen Individuen erreicht. Auf dieser Ebene werden unter anderem universelle Prinzipien der Gerechtigkeit, der Gegenseitigkeit und Gleichheit und zugleich individuelle Werthandlungen und Rechte anerkannt. Die kritische Prüfung bestehender gesellschaftlicher Konventionen kann zu einer Veränderung der Gesetzesgrundlage führen (vgl. ebd.). Theoretisch sind diese Abstufungen der Distanzierung ebenso auf den Individuationsprozess zu bezie-hen. Auch wenn der Individuationsprozess vorrangig die Distanzierung zu den eigenen Eltern betrifft, ist anzunehmen, dass die Infragestellung des Vorgegebenen unterschiedliche Intensität besitzen kann.

Willen zu bilden" (ebd.: 268). Sie ist im Kindesalter nur bedingt entwickelt und verbunden mit der Ausbildung von Selbstständigkeit. Äußere Autonomie betrifft die Möglichkeit, den eigenen Willen tatsächlich durchsetzen zu können. Diese kann unter anderem durch gesellschaftliche oder familiale Bedingungen eingeschränkt sein.

Hofer und Pikowsky (2002) unterscheiden vier Aspekte von Autonomie:

*Emotionale Autonomie:* Jugendliche entdecken „das Recht auf eine eigene Privatsphäre, Intimität und Geheimnisse". Damit verbunden ist die „Abgrenzung des eigenen Ichs von dem der anderen Familienmitglieder",    womit nicht die „emotionale Abkehr" von den Eltern gemeint ist.[46]

*Verhaltensautonomie:* Jugendliche besitzen zusehends die Fähigkeit, „Alltagsroutinen ohne Eltern" zu bewältigen, treffen vermehrt „Entscheidungen über eigene Angelegenheiten" und werden in „familiäre Entscheidungen eingebunden".

*Kognitive Autonomie:* Jugendliche bilden zunehmend eigene Meinungen und Wertvorstellungen aus. Sie können eigene Standpunkte vertreten und diese begründen.

*Ökonomische oder materielle Autonomie:* Eine finanzielle Unabhängigkeit – und auch eine örtliche – wird heute zumeist erst im frühen Erwachsenenalter erreicht.

(vgl. Hofer & Pikowsky 2002: 247f.)


Die wachsende Selbstständigkeit des Kindes sowie das erhöhte Bedürfnis, eigene Meinungen zu vertreten bis hin zu einer (vehementen) Verteidigung eigener Standpunkte und Freiheiten, fordern Eltern heraus, auf die Autonomiebestrebungen ihrer Kinder zu reagieren und ihnen altersgemäße Freiraume zu gewähren. Das heißt, Eltern müssen entscheiden, in welchen Angelegenheiten sie Freiräume zugestehen und autonomes Handeln zulassen und in welchen sie noch Grenzen setzen und Kontrolle ausüben (vgl. ebd.: 248). Die idealtypische Beschreibung des Individuationsprozesses – Jugendliche streben nach mehr Autonomie und Eltern gewähren mehr Freiräume – verdeckt das Aushandlungspotenzial hinter dem Prozess. Eltern sind seit der Geburt ihres Kindes mit dem Erziehungsauftrag bedacht, verantwortlich für das Wohl des Kindes und seine altersgerechte Entwicklung. Dieser Auftrag ist zunächst durch die Hilfsbedürftigkeit des

---

[46]Ryan und Lynch (1989) kritisierten das Konzept der emotionalen Autonomie, das auf Steinberg und Silverberg (1986) zurückgeht. Letztere interpretieren emotionale Autonomie als Zeichen von Selbstständigkeit und Selbstvertrauen. Ryan und Lynch (1989) zeigen in einer Studie jedoch, dass Kinder, die emotional autonomer waren, eher negative Selbstbilder entwickelten. Kinder, die eine enge emotionale Beziehung zu ihren Eltern hatten, berichteten von einer erhöhten Selbstsicherheit im Kontakt mit FreundInnen (vgl. ebd.: 353f.).

Kindes gerechtfertigt (vgl. Giesinger 2006: 267), verliert jedoch zunehmend an Gewicht, wenn Selbstständigkeit und Unabhängigkeit im Jugendalter wachsen. Eltern mit Jugendlichen befinden sich daher in einer antinomischen Situation: Sie müssen das Wohl ihres Kindes weiterhin sichern, Grenzen setzen sowie Unterstützung leisten und ihnen gleichzeitig (riskante) Freiheiten versuchsweise zugestehen, um Selbstständigkeit zu fördern.

Holmbeck und O'Donnell (1991) untersuchen, wie Diskrepanzen zwischen dem Bedürfnis der Jugendlichen nach Autonomie und der Bereitschaft der Eltern, diese zuzulassen, einerseits zu Konflikten führen und andererseits als Motor für den Individuationsprozess fungieren können. Holmbeck (1996) führt an, dass Konflikte ein obligater Bestandteil von Beziehungen sind – in weniger als zehn Prozent der Familien mit Jugendlichen bestehen allerdings gravierende Beziehungskonflikte, wobei ein beachtlicher Teil dieser Familien sich mit Problemen auseinandersetzt, die schon vor Eintritt der Adoleszenz bestanden (vgl. ebd.: 169).[47] Die häufigsten Konfliktpunkte betreffen die profanen Themen des Familienalltags, wie Haushaltspflichten, miteinander auskommen, Freundschaften und (Freizeit-)Aktivitäten sowie das Erledigen der Hausaufgaben. Die intensivsten Konflikte ergeben sich in konventionellen und moralischen Fragen (vgl. Smetana 1989: 1063). Davon ausgehend beschreibt Holmbeck (1996) basale Einflussfaktoren auf die Ausprägung von Konflikten in der Beziehung zwischen Eltern und Jugendlichen: Neben demografischen, ökologischen und dispositionellen Faktoren nehmen der Erziehungsstil, die Kompetenzen der Eltern, ihre Einstellungen und ihre Erfahrungen Einfluss auf die Wahrnehmung eines Konfliktthemas und steuern somit auch ihre Reaktionen (vgl. ebd.: 190). Das Konfliktpotenzial wird darüber hinaus durch die Fähigkeit von Eltern und Kindern bestimmt, mit den unterschiedlichen Einstellungen umzugehen. Sind beide Parteien in der Lage, die Perspektive des jeweils anderen einzunehmen und eine Anpassung der Beziehung, Interaktion und Erziehung an das neue Entwicklungsstadium zuzulassen oder Kompromisse zu schließen, können die Diskrepanzen zur Weiterentwicklung der Beziehung beitragen. Die Gefahr der Eskalation und einer Verschlechterung der Beziehung wächst, wenn Eltern Inkongruenzen nicht wahrnehmen, sich nicht auf sie einlassen oder unangemessen reagieren (vgl. ebd.:

---

[47]Eltern-Jugendliche-Konflikte seien in der Adoleszenz üblich, allerdings gingen sie mit einem relativ geringen Belastungsgrad einher. Erst an fünfter Stelle, nach den Belastungen durch Zukunftssorgen, die Schule, die Freizeit und Freundschaften werden Belastungen durch die Eltern benannt (vgl. Seiffge-Krenke & von Irmer 2007: 71ff.).

190ff.).[48]

Empirisch konnte gezeigt werden, dass Autonomie bereichsweise zunimmt (vgl. Schuster 2005a). „Ältere Jugendliche berichten über signifikant mehr Autonomie als jüngere. Sie betonen zunehmend eigene Bereiche, in denen sie selbst Entscheidungen treffen. Dieses Abstecken eigener Territorien erleichtert es den Jugendlichen, Grenzen zwischen sich und den Eltern zu setzen" (Hofer & Pikowsky 2002: 248).

In der Studie von Steinberg & Silverberg (1986) wurden geschlechtsspezifische Unterschiede in der Autonomieentwicklung gezeigt. Demnach entwickeln männliche Jugendliche deutlich später als weibliche Jugendliche emotionale Autonomie. Sie sind außerdem weniger resistent gegenüber dem Einfluss von Gleichaltrigen und beschreiben sich als weniger selbstständig (vgl. Steinberg & Silverberg 1986: 845f.).

Zusammenfassend heißt dies für den Individuationsprozess, dass Eltern bei der Selbstfindung der Jugendlichen in Form des Gewährens oder Verwehrens von Autonomie beteiligt sind. Sie müssen die wachsenden Autonomiebestrebungen der Jugendlichen unterstützen, die Beteiligung an familialen Entscheidungsprozessen zugestehen und trotzdem Grenzen setzen, um den Zuwachs an Autonomie sukzessive zu gewähren. Den Jugendlichen fällt es ergänzend zu, Autonomie zunehmend einzufordern und den Zuwachs an Selbstständigkeit und Verantwortungsbewusstsein auch einzulösen. Dabei besteht für sie die Chance, individuelle Eigenschaften zu entfalten, Fähigkeiten auszubilden und ihre Identität auszuformen. In Bezug auf die Veränderung der Eltern-Kind-Beziehung resümieren Hofer und Pikowsky, dass zwar eine symmetrischere Beziehungsform angestrebt wird, Jugendliche die Mitsprache sowie die Kontrolle der Eltern aber nicht grundsätzlich infrage stellen, sondern vielmehr unterscheiden, in welchen Bereichen ihre Eltern Entscheidungsgewalt besitzen und für welche Bereiche sie selbst verantwortlich sind (vgl. Hofer & Pikowsky 2002: 250).

---

[48]Ausgehend von aktuellen Studienergebnissen entwickelte Hofer (2006) ein „idealisiertes Phasenmodell des Transformationsprozesses der Eltern-Kind-Beziehung", in dem er die Wahrnehmung des Transformationsprozesses und die Interaktionen sowohl aus der Perspektive der Jugendlichen als auch aus der Perspektive der Eltern beschreibt. Wenn es in der frühen Adoleszenz zu entwicklungsbedingten Veränderungen kommt, Jugendliche mit der zugestandenen Autonomie und der asymmetrischen Beziehungsstruktur unzufrieden sind und sich vermehrt an außerfamilialen Beziehungen orientieren, kann es zu einem Konfliktanstieg sowie zu einer kurzfristigen Abnahme von Verbundenheit in der Eltern-Kind-Beziehung kommen. Parallel finden kognitive Anpassungsprozesse aufseiten der Eltern sowie der Jugendlichen statt. Die Eltern müssen die Veränderungen wahrnehmen und ihre Handlungen darauf ausrichten. Die Jugendlichen bilden insbesondere im Kontakt mit Gleichaltrigen Autonomiebestrebungen aus und üben sich in symmetrischen Beziehungsformen. Die Konflikte, die durch die unterschiedlichen Vorstellungen von Autonomiegewährung und Verantwortung in verschiedenen Bereichen entstehen, können einen Beitrag zur diskursiven Einigung über die Verantwortlichkeiten leisten und zu einer Veränderung der Beziehungsschemata führen. Trotz bleibender hierarchischer Elemente ist die Beziehungsstruktur am Ende des Prozesses auf Gleichheit und „gegenseitiges Eingehen auf Wünsche" ausgerichtet (vgl. ebd.: 26).

## 4.4.2.  Verbundenheit

Der Zugewinn an Autonomie soll in einem idealtypischen Individuationsprozess durch ein „stabiles Gefühl der psychischen Nähe und Zugehörigkeit" (Hofer & Pikowsky 2002: 246) zur Familie oder zu engen Bezugspersonen begleitet werden. Zugehörigkeit äußert sich durch „gegenseitiges Helfen und Verständnis" sowie durch „Gefühle der Sympathie, Liebe und Loyalität" (ebd.). In den meisten Fällen sind die Familienbeziehungen im Jugendalter durch eine hohe gegenseitige Verbundenheit und nur durch leichte Einbrüche derselben gekennzeichnet (vgl. Hofer 2006: 24). Dabei ist auch das Gefühl der Nähe zwischen Jugendlichen und Eltern durch zwei Perspektiven gekennzeichnet – nicht nur die Eltern sorgen für eine enge Beziehung zu ihren adoleszenten Kindern, auch die Jugendlichen sind an einer guten Beziehung weiterhin interessiert (vgl. Hofer & Pikowsky 2002: 246).

Der Begriff der Verbundenheit rekurriert auf den Aspekt der Bindung „als Gefühl der erhöhten Sicherheit und Angstfreiheit in Anwesenheit anderer" (ebd.). In der Bindungstheorie wird davon ausgegangen, dass Beziehungen von einer Kontinuität im Interaktionsverhalten geprägt sind. Die in den Familienstrukturen über Jahre angesammelten Erfahrungen erhalten ihre besondere Prägung durch die emotionale Intensität, ihre Dauerhaftigkeit und Unauflösbarkeit und kumulieren sich in Bindungsrepräsentationen. Diese internen Bindungsrepräsentationen beinhalten Erwartungshaltungen an das Verhalten der Bezugsperson, die von der Kindheit bis zur Adoleszenz hinweg wirksam bleiben können (vgl. Bowlby 1969).

Für den Individuationsprozess ist demnach festzuhalten, dass die Beziehungsumgestaltung in der Adoleszenz von der familialen Beziehungsgeschichte in der (frühen) Kindheit geprägt ist. Eine sichere Bindungsrepräsentation im Jugendalter beruht auf einer stabilen psychologischen Nähe (vgl. Zimmermann 2009: 206f.). Sie ist gekennzeichnet durch eine „emotionale Freiheit" sowie durch eine Wertschätzung der Bindung. Eine sichere Bindung gilt außerdem als Basis für die Identitätsentwicklung und die Entwicklung sozialer Kompetenz, für die Bewältigung von schwierigen Lebensereignissen sowie für die sichere Exploration der Umwelt (vgl. ebd.: 209). Unsicher gebundenen Kindern wird eine geringere Sozialkompetenz zugeschrieben, sie zeigen vermehrt feindselige oder aggressive bis hin zu depressiven Tendenzen (vgl. ebd.: 227). In den Bielefelder und Regensburger Längsschnittuntersuchungen wurde die Kontinuität bzw. Diskontinuität von Bindungsorganisationen von der frühen Kindheit bis zum Jugend-alter untersucht (Zimmermann et al. 2000).[49] Überraschend konnte festgestellt werden, dass die Bindungsorganisation in der frühen Kindheit bis zum Jugendalter nicht nur durch Kontinuität geprägt sein muss. Erst die Bindungsorganisation im Alter von zehn Jahren erweist sich als wegweisend für die Beziehungsrepräsentation im Jugendalter (vgl. Zimmermann 2009: 215). Ein Ergebnis der Längsschnittstudie ist, dass es zu Diskontinuitäten in der Bindungsorganisation kommt, wenn sich Veränderungen im Interaktionsverhalten im Lebenslauf ergeben – dies trifft insbesondere auf die Veränderung der Familienstruktur durch Trennungen oder Scheidungen zu. Die Bindungsorganisation kann sich bei gravierenden Veränderungen der Interaktion und Unterstützung sowohl von sicher nach unsicher als auch von unsicher nach sicher verändern (vgl. Zimmermann et al. 2000: 113). King (2002) betont, dass Individuation demnach nicht zwangsläufig an die primären Beziehungserfahrungen gekoppelt ist, sondern in der Adoleszenz die Chancen ihrer erneuten Verarbeitung entdeckt werden können. Bindungserfahrungen aus der Kindheit können in dieser Phase reflektiert, modelliert und überarbeitet werden (vgl. King 2002: 112f.). Empirische Hinweise für diese Argumentation liefert die Studie von Zimmermann (1994). Trotz Zurückweisungen durch die Eltern im Kindesalter zeigten einige Jugendliche eine „sicher-autonome" Bindungsrepräsentation, die auf einem hohen Reflexionsniveau aufbaute (vgl. Zimmermann 2009: 209).[50]

Zusammenfassend kann gesagt werden, dass Individuationsprozesse nicht ausschließlich auf der Beziehungs- und Interaktionsqualität in der Adoleszenz beruhen, sondern die Ausprägungen von Verbundenheit schon in der frühen Eltern-Kind-Beziehung ihr Fundament erhalten und eine lang anhaltende Wirksamkeit aufweisen können. Gleichzeitig besteht durch die Entwicklungsprozesse in der Adoleszenz die Chance, vergangene Erfahrungen und Strukturen der Eltern-Kind-Beziehung aufzuarbeiten und neu zu bewerten und so zu einer neuen Beziehungsqualität zu gelangen.

---

[49]Im frühen Kindesalter wird hierfür vorrangig das Bindungs*verhalten* beobachtet, das sich unter anderem in Situationen der Verunsicherung äußert. Mit wachsender Selbstständigkeit werden körperliche Nähe und Unterstützung in Problemsituationen weniger gesucht. Im Jugendalter steht daher nicht mehr das Bindungsverhalten, sondern die Bindungs*repräsentation* im Fokus. Dabei wird „vor allem auf die Organisation der Gedanken, Erinnerungen und Gefühle geachtet, die sich in sprachlichen Kohärenzkriterien manifestieren, und weniger auf die tatsächlich berichteten Erfahrungen" (Zimmermann et al. 2000: 101).
[50]Hinsichtlich der Kontinuität der Bindungsorganisation liefern Allen und Hauser (1996) einen Beitrag mit Blick auf das Erwachsenenalter. Sie fanden in einer Langzeitstudie heraus, dass junge Erwachsene, deren Mütter in ihrer Adoleszenz Autonomie und Verbundenheit unterstützten, auch elf Jahre später noch von einer sicheren Bindungsrepräsentation profitierten.

### 4.4.3.  Autonomie und Verbundenheit

Die beiden Faktoren Autonomie und Verbundenheit wurden zunächst getrennt voneinander betrachtet und in ihren Besonderheiten beschrieben. Im nächsten Schritt soll
ihre Abhängigkeit voneinander geprüft werden. Empirisch kann gezeigt werden, dass
die Ausprägung der Autonomie durch die Ausprägung der Verbundenheit in der Eltern-
Kind-Beziehung mitbestimmt wird.

Grotevant und Cooper (1985, 1983) gehen von einem Begriff der Individuation aus, der
die zwei Komponenten Autonomie und Verbundenheit vereint, und untersuchen das
korrelative Verhältnis zwischen Identitätsexploration und familialer Interaktion. Als
zentrale Dimensionen identifizieren sie aufseiten der Autonomie die Faktoren *Selbstbe-
hauptung*, das heißt, Jugendliche können Positionen beziehen und begründen, sowie
*Abgrenzung*, sie können sich von anderen abgrenzen und die Unterschiede zwischen
sich und den anderen erkennen.[51] Aufseiten der Verbundenheit untersuchen Grotevant
und Cooper das Ausmaß der *Durchlässigkeit*, das heißt, Jugendliche sind gegenüber den
Standpunkten anderer offen, und die Ausprägung der *Wechselseitigkeit*, das heißt,
Jugendliche setzen sich mit den Positionen anderer auseinander (vgl. Grotevant &
Cooper 1985: 426).[52] Zusammenfassend nehmen die AutorInnen an, dass ein hohes
Ausmaß an Durchlässigkeit und Wechselseitigkeit mit einer offeneren und differenzier-
ten Identitätsexploration einhergeht (vgl. ebd.: 425).

In ähnlicher Weise konstatieren Kreppner und Ullrich (2003), dass in einer Eltern-Kind-
Beziehung, die als sicher empfunden wird, vermehrt unterschiedliche Standpunkte
geäußert werden und nicht unbedingt eine gemeinsame Lösung angestrebt wird. In
Familien mit einer ambivalenten Eltern-Kind-Beziehung ist dies weniger üblich (vgl.
Walper 2004).

---

[51]Grotevant und Cooper (1986) differenzieren Familiensysteme außerdem anhand ihrer Fähigkeit zur
„Adaptabilität", das heißt, sich an neue Anforderungen und Entwicklungen anzupassen, und anhand der
„Kohäsion" in einer Familie, das heißt die Qualität der emotionalen Bindung, die von losgelösten bis zu
verstrickten Familien reicht (vgl. Schuster 2005a: 27). „Trotz ihrer Orientierung an der Familiensys-
temtheorie betonen sie, dass „Individuation" nicht als Charakteristikum der ganzen Familie, sondern
einzelner Beziehungen zu verstehen ist" (Schuster 2005a: 27).
[52]Überraschend zeigte sich jedoch, dass die Art des Einflusses in Abhängigkeit vom Geschlecht der
Adoleszenten variiert. Für männliche Jugendliche scheint nach den Ergebnissen der Studie in erster Linie
die Qualität der Kommunikation mit dem Vater einen Einfluss auf den Grad der Identitätsexploration
auszuüben. Sie zeigen einen höheren Grad an Identitätsexploration, wenn sie vom Vater darin unterstützt werden, eigene Meinungen zu äußern und zu vertreten. Väter von Mädchen, die einen höheren
Grad an Identitätsexploration aufwiesen, zeigten hingegen höhere Werte auf der Dimension Abgrenzung.

Demnach wären gerade sichere Bindungen einem offenen, auch konfliktbereiten Austausch der Perspektiven zuträglich, in dessen Rahmen eigene Positionen abgesteckt und aufrechterhalten werden können, ohne um die emotionale Basis der Beziehung fürchten zu müssen. (ebd.: 244f.)[53]

Eine sichere Bindung, das Gefühl der Zugehörigkeit und Nähe, kann damit ein Fundament für die Entwicklung von Autonomie sein.

Verschiedene Studienergebnisse weisen darauf hin, dass die Familienstruktur für die Ausprägung von Autonomie und Nähe von Bedeutung ist. Hinsichtlich der Konstellation der Eltern wird in der Individuationsforschung zwischen dem Verhalten des Vaters und der Mutter unterschieden. Die Väter seien restriktiver – insbesondere hinsichtlich der beruflichen Pläne –, die Mütter hingegen, obwohl sie eine Autoritätsperson verkörpern, verständnisvoller und kooperativer (vgl. Youniss & Smollar 1985: 73ff.). Flaake fasst zusammen, dass der Vater als „Repräsentant der erwachsenen Männlichkeit" verstärkt Autonomie, die Mutter dagegen die emotionale Nähe aufrechterhalten will (vgl. Flaake 2005: 117f.; siehe auch Nelson et al. 2010). Durch die sehr unterschiedlichen Rollen von Müttern und Vätern wird gefolgert, dass kaum mehr von *der* Eltern-Kind-Beziehung gesprochen werden kann, sondern vielmehr von zwei Beziehungen ausgegangen werden muss, wobei von Bedeutung ist, dass Vater und Mutter komplementär Einfluss auf den Individuationsprozess des Kindes nehmen können (vgl. Youniss & Smollar 1985: 73ff.). Die Familienstruktur beeinflusst demnach den Individuationsprozess durch ihre individuelle Ausprägung des Autonomie-Verbundenheits-Verhältnisses – beispielhaft kann an die Besonderheiten in einer Ein-Eltern-Familie bzw. Mutterfamilie (vgl. Peuckert 2007: 42) gedacht werden (siehe hierzu Kreppner & Ullrich 2002).

Betrachtet man die gegenseitige Abhängigkeit von Autonomie und Verbundenheit, werden auch Beobachtungen zur Veränderung der Erziehungsmentalitäten relevant. Konstatiert wird in diesem Zusammenhang insbesondere die Veränderung der familialen Interaktion vom „Befehlshaushalt" zum „Verhandlungshaushalt" (Du Bois-Reymond 1994) bzw. vom *„Erziehungsverhältnis"* zum *„Beziehungsverhältnis"* (Peuckert 2007: 51, Hervorh. i. Orig.). Die Beziehung zwischen Eltern und Kindern ist heute symmetrischer angelegt und Kinder auf partnerschaftlicher Ebene daran beteiligt, familiale Entscheidungen mit den Eltern gemeinsam zu treffen (vgl. ebd.: 52). Das heißt nicht,

---

[53]In der Studie von Hauser et al. (1984) konnte ebenfalls gezeigt werden, dass eine als unterstützend und akzeptierend erlebte Kommunikation in der Familie auf die Ich-Entwicklung förderlich wirkt. In Familien, in denen die Kommunikation einen abwertenden und einschränkenden Charakter aufweist, konnte ein negativer Einfluss auf die Ich-Entwicklung gemessen werden (vgl. ebd.: 208f.). Hinweise für die Wechselwirkung zwischen Identitätsentwicklung und Beziehungsqualität liefern weitere Studien, die den Zusammenhang zwischen der Ich-Entwicklung im Jugendalter und der familialen Interaktion untersuchen (vgl. Bell & Bell 1983; Hauser et al. 1984; Grotevant & Cooper 1985).

dass Aushandlungsprozesse nicht mehr stattfinden müssen, sondern vielmehr, dass diese weniger häufig auf einer autoritären Basis geführt werden und vermehrt aus Diskussionen und dem Aushandeln von Kompromissen bestehen, also autoritativ geprägt sind (vgl. ebd.: 52).[54] Hieran lässt sich die Veränderung des Generationenverhältnisses „von autoritärer Distanz zu einer zunehmend partnerschaftlich-liberalen Beziehung zwischen Eltern und Kind" (Walper 2004: 226) festmachen.[55] Die Verbundenheit zu den Eltern symbolisiert zunächst ein starkes Fundament für eine gelingende Autonomieentwicklung. Erfreulich ist daher, dass als zentrales Merkmal der modernen Kleinfamilie im Vergleich zu früheren Familienformen „die enorme Bedeutungszunahme von Liebe, Emotionalität und affektiver Solidarität" (Peuckert 2007: 36) beobachtet wird. Die *„Emotionalisierung* der Familienbeziehungen" (Walper 2004: 226, Hervorh. i. Orig.) bedeutet für die Kinder, dass ihre Bedürfnisse in den Vordergrund rücken und somit mehr Toleranz und mehr Freiheiten in der Entwicklung vorhanden sind (vgl. ebd.: 226). Für die Eltern kann dies jedoch bedeuten, dass die „emotionale Befriedigung in der Eltern-Kind-Beziehung [...] zum Kernbereich der Elternerfahrung geworden [ist]. Dies macht sie aber auch von der Zuwendungsbereitschaft der Kinder abhängiger und somit weniger mächtig" (Fend 2005: 271). Demgemäß wird die Befürchtung geäußert, dass Grenzen nicht mehr ausreichend gesetzt werden (vgl. Walper 2004: 228). Die Emotionalisierung der Eltern-Kind-Beziehung, so wird befürchtet, bringt eine „Enthierarchisierung" (ebd.: 219) mit sich, denn stehen in erster Linie die kindlichen Bedürfnisse im Vordergrund, verlieren langfristige Erziehungsziele an Bedeutung (vgl. ebd.). Es wird eher den situativen Wünschen der Kinder nachgegeben, als die teils unbequemeren Erziehungsziele konsequent durchzusetzen. „Die im Erziehungsbegriff implizierte Asymmetrie in Macht und Expertise scheint nun eher fragwürdig und könnte den Schluss nahelegen, dass Erziehung mehr denn je zum unmöglichen Geschäft wird" (ebd.). Setzt man sich weiter mit der Erziehungspraxis auseinander, wird jedoch deutlich, dass das Kind heute zugleich „stärker als Sinnstifter und Quelle emotionaler Bedürfnisbefriedigung" gesehen wird. Damit wächst der Wunsch der Eltern, „die Entwicklung des Kindes, seine Fähigkeiten und seine Eigenständigkeit optimal zu fördern und für möglichst gute Ausbildungschancen des Kindes zu sorgen" (Peuckert

---

[54]Dahinter leuchtet das Erziehungsziel der Selbstständigkeit auf, das in den letzten Jahrzehnten zunehmend an Bedeutung gewonnen hat. Seit 1951 stieg die Wichtigkeit des Erziehungsziels „Selbstständigkeit und freier Wille" von 28 % auf 65 % im Jahr 1995.
[55]Der erhöhte Anspruch zur Individuation steht im Zusammenhang mit einer erhöhten Chance auf Individualisierung. In Abgrenzung zueinander meint Individualisierung eine Auseinandersetzung mit gesellschaftlichen, traditionell geprägten Mustern, wohingegen Individuation sich in erster Linie auf die Loslösung von familialen Mustern bezieht. Familiensysteme sind jedoch immer in größere Systeme – in gesellschaftlich-kulturelle Zusammenhänge (Werte, Normen, Traditionen, Gesetze etc.) sowie in materielle und soziale Systeme (Gemeinde, Vereine, Arbeitsstelle, Schule etc.) eingebettet (vgl. Bronfenbrenner & Crouter 1983; Bronfenbrenner, Lüscher & Cranach 1981).

2007: 52).

Die Bedrohung der emotionalen Verbundenheit – und dies ist im Zusammenhang mit dem Individuationsprozess von Bedeutung – kann eine potenzielle Instabilität oder ein Risiko für die Familie darstellen (vgl. Walper 2004: 226). Es stellt sich demnach erstens die Frage, ob es den Eltern gelingt, sich in der Adoleszenz von der „Zuwendungsbereitschaft der Kinder" wieder unabhängig zu machen und selbst eine individuierte Beziehung leben zu können. Und es stellt sich im Hinblick auf die Ausgestaltung einer individuierten Beziehung zweitens die Frage, ob es den Eltern gelingt, auch weiterhin noch ihren eigenen Standpunkt zu vertreten und ihre Funktion als Erziehende auszufüllen.

Die dargelegten Studienergebnisse deuten an, dass das Zusammenspiel der Kategorien Verbundenheit und Autonomie weitaus diffiziler ist, als es zunächst scheint. Auch die Beschreibungen der Aushandlungsprozesse im Jugendalter, der alltäglich ausgeübten Erziehungspraktiken sowie die dauerhafte Präsenz der familialen Geschichte verweisen auf die Komplexität des Individuationsprozesses. Bislang basierten die Beschreibungen zu großen Teilen auf idealtypischen Annahmen. Im nächsten Kapitel sollen Individuationsverläufe besprochen werden, die durch eine Unausgewogenheit der Kategorien Verbundenheit und Autonomie geprägt sind. Welche Konsequenzen ergeben sich für die Entwicklung der Jugendlichen, wenn die Beziehung zu ihrer Familie durch fehlende oder aber durch übermäßige Verbundenheit gekennzeichnet ist? Wie reagieren Eltern, wenn Jugendliche heftige Konflikte forcieren und oppositionelles Verhalten zeigen?

## 4.5. Problematische Verläufe des Individuationsprozesses

Die Veränderung der Beziehungsstruktur zwischen Eltern und ihren adoleszenten Kindern bedeutet eine Herausforderung für alle Familienmitglieder, denn sie stellt das bisherige Gleichgewicht innerhalb einer Familie infrage und verlangt eine Loslösung von routinierten Interaktionsschemata. In der Familienforschung spricht man bei der Passage von der Kindheit zur Jugend daher von einer kritischen Übergangszeit. Die Herausforderungen bestehen dabei nicht nur auf familialer und dyadischer Ebene, sondern gleichzeitig auf individueller. Auf der einen Seite müssen Jugendliche mit der Vielzahl an körperlichen, kognitiven und sozialen Entwicklungsaufgaben zurechtkommen und zusätzlich die inneren Entwicklungsprozesse auf die Eltern-Kind-Beziehung – konkreter auf die Interaktionsschemata – übertragen. Auf der anderen Seite setzen sich die Eltern in dieser Zeit mit den „ersten Anzeichen des heraufziehenden Alters" und der „Zeit nach dem Erwachsenwerden der Kinder" (vgl. Kreppner 2001: 6) auseinander. Die

Lebensphase Jugend stellt mit ihren besonderen Ansprüchen die Funktionalität der Familie vor eine Belastungsprobe. Von den Familienmitgliedern wird eine hohe Adaptabilität gefordert, um zu einer neuen Homöostase zu finden (vgl. King 2002: 120f.). Dabei können die Ressourcen und Kompetenzen einer Familie, mit den Herausforderungen auf individueller und familialer Ebene umzugehen, erstens durch alltägliche Probleme, gravierende Lebensereignisse (zum Beispiel Krankheiten oder Trauer), Konflikte in der Elternbeziehung bis hin zu Trennungen sowie gesellschaftliche, biografische oder berufliche Anforderungen eingeschränkt sein (vgl. ebd.: 121). Zweitens addieren sich die Herausforderungen durch die Familienentwicklungsaufgaben möglicherweise zu einem bereits vorher belasteten Familienklima.

### 4.5.1.  Unausgewogenheit von Autonomie und Verbundenheit

In Bezug auf Individuationsprozesse lassen sich Fragen der Funktionalität anhand grundlegender Spannungsfelder in der Familie thematisieren, dabei spielen die Kategorien Autonomie und Verbundenheit in einer Familie eine übergeordnete Rolle.[56] Für ein gelingendes familiales Miteinander ist es notwendig, die Kategorien entwicklungsgerecht in ein Gleichgewicht zu bringen. Kommt es dauerhaft zu einer einseitigen Auflösung, kann es zu langfristigen Schwierigkeiten in der Individuation und in der gesamten Entwicklung des Kindes kommen (vgl. Helsper et al. 2009: 52).

Im Hinblick auf die Ausprägungen der Kategorien spricht Stierlin von der Gefahr der Unausgewogenheit. Konkreter unterscheidet er zwischen Überindividuation und Unterindividuation (vgl. Schneewind 2010: 277f.).

> Bei der *Überindividuation* ist die Abgrenzung gegen andere zu starr und dicht; Unabhängigkeit verwandelt sich in Isolation, Getrenntheit in ausweglose Einsamkeit; der Austausch mit anderen erstirbt.

> Bei der *Unterindividuation* dagegen mißlingt [sic!] die sichere Abgrenzung, die Grenzen sind zu weich, durchlässig, brüchig. Der Verlust der Individuation droht durch Fusion mit oder Absorption von anderen, stärkeren Organismen. (Simon, Clement & Stierlin 2004: 147, Hervorh. i. Orig.)

Eine starre Abgrenzung oder Loslösung einzelner Familienmitglieder im Falle der Überindividuation kann in extremen Fällen sogar bis hin zu einer „autistische[n] Absonderung, die nicht selten auch mit paranoiden Tendenzen einhergeht" führen

---

[56]Eine detailreiche Betrachtung der Spannungsfelder liefern Helsper et al. (2009) mit der Beschreibung der Dimensionen „Nähe vs. Distanz", „Autonomie vs. Heteronomie", „Symmetrie vs. Asymmetrie", „Individuierung vs. Abhängigkeit", „Vertrauen vs. Misstrauen", „Begründen/Verständigen vs. Befehlen/Anordnen", „Person vs. Sache", „Bindung vs. Ablösung" und „Kollektivität vs. Individualität" (vgl. ebd.: 52f. und 350). Für jede Familie ergibt sich ein fallspezifisches Bild, wie mit den Antinomen umgegangen wird, das heißt, wie sie in den konkreten Interaktionen und im emotionalen Gefüge gewichtet werden (vgl. ebd.: 350).

(Schneewind 2010: 277). Eine Unterindividuation äußert sich in einer symbiotischen Beziehung sowie einer „mangelnden Selbstdifferenzierung und -abgrenzung" (ebd.). In der familientherapeutischen Praxis werden in ähnlicher Weise drei Formen dysfunktionaler Individuation unterschieden:

1. die symbiotische Fusion, wobei die eigenen Erlebnisse, das Gefühl des eigenen Selbst, die eigene Geschlechts- oder Berufsrolle mit dem Erleben, den Gefühlen und der Rolle einer anderen Person verschwimmen;

2. das starre (autistische) Sich-Absondern, das oft eine paranoid mißtrauische [sic!] Färbung hat;

3. das ambivalente Hin- und Herpendeln zwischen den beiden genannten Extremen. (Simon et al. 2004: 148)

In Bezug auf die zentralen Kategorien im Individuationsprozess steht eine Überindividuation im Zeichen einer übermäßigen Autonomie und einer mangelnden Verbundenheit. Im Gegensatz hierzu sind bei der Unterindividuation die Kategorien umgekehrt ausgeprägt. Es besteht ein Mangel an Autonomie sowie ein Übermaß an Verbundenheit.

Spezifische Ausprägungen der Kategorien Autonomie und Verbundenheit können, wie in Kapitel 4.3 beschrieben, mit verschiedenen Erziehungsstilen in Zusammenhang gebracht werden. Aus der Suchtforschung ist bekannt, dass sich bestimmte Erziehungsstile hemmend auf die Entwicklung von Autonomie auswirken und auch die Gefahr erhöhen, ein Sucht- oder Missbrauchsverhalten zu entwickeln (vgl. Hallmann 2008: 303). Hallmann (2008) fasst zusammen, dass der permissive Erziehungsstil, ein beschützender, verwöhnender Erziehungsstil, ein autoritärer Erziehungsstil sowie ein inkonsequenter Erziehungsstil als ungünstig zu bewerten sind, und zeigt auf, welche Folgen das jeweilige Erziehungshandeln der Eltern für die Entwicklung der Selbstständigkeit haben kann.

Der *autoritäre Erziehungsstil* verfehlt durch einen Mangel an Unterstützungsleistungen den Aufbau von Selbstständigkeit. Auf emotionaler Ebene können die Heranwachsenden auf das restriktive Erziehungsverhalten der Eltern mit aggressiven Verhaltensweisen reagieren (vgl. (Hurrelmann 2002: 160). „Die durch die restriktive Erziehungshaltung erlebten Versagungen und Entbehrungen werden im Extremfall durch andere Erlebnisse kompensiert" (Hallmann 2008: 304). Als Mittel der Kompensation kann zum Beispiel der Konsum von Drogen dienen.

Ein *permissiver Erziehungsstil* kann zu einer Orientierungslosigkeit des Heranwachsenden führen und mit einem Mangel an Zuwendung und Aufmerksamkeit einhergehen. „Um dennoch eine entsprechende Beachtung zu erhalten, können sich abweichende Verhaltensweisen entwickeln, zum Beispiel aggressives Verhalten." (ebd.: 303). Zusätzlich kann es zu einer geringen Konflikt- und Frustrationstoleranz kommen, die sich in einer „mangelnden persönlichen Belastbarkeit" äußert. Schwierigkeiten und Konflikte werden dann eher vermieden oder verdrängt (ebd.: 303f.).

Ein *beschützender, überbehütender oder verwöhnender Erziehungsstil* führt dazu, dass das Kind „unfähig wird, Entbehrungen zu ertragen" (ebd.: 304). Die Selbstbeherrschung des Heranwachsenden in unbefriedigten Situationen ist sehr gering, die Fähigkeit der Frustrationsbewältigung wird nicht gefördert. Dieser Erziehungsstil führt zu einer geringen Selbstständigkeit und Handlungskompetenz. Die Auseinandersetzung mit der Umwelt wird daher eher vermieden. Suchtmittel können „durchaus als Ersatzbefriedigung für den prägenden verwöhnenden Lebensstil im Elternhaus" dienen (ebd.).

Ein *inkonsequenter Erziehungsstil* versäumt es, klare Verhaltensgrenzen zu definieren sowie konsistente Normen zu vermitteln. Die Heranwachsenden können auf dieser Grundlage nicht unterscheiden, was richtig und was falsch ist. Verunsicherung und Orientierungslosigkeit hemmen die Entwicklung der Selbstständigkeit. Interpretiert werden kann das Verhalten der Eltern als mangelnde Unterstützung und fehlende Anerkennung, die dann wiederum an außerfamilialen Orten gesucht wird (vgl. ebd.: 305f.).

Aus der Perspektive der Suchtforschung zeigt sich, dass nicht nur ein autoritärer Erziehungsstil, sondern auch übermäßig fürsorgliches Handeln negativen Einfluss auf die Entwicklung der Autonomie nehmen kann. So kann ein überbehütender Erziehungsstil die Entwicklung von Autonomie verhindern, indem das Kind in Abhängigkeit und Unselbstständigkeit gehalten wird. Beim autoritären Erziehungsstil fehlt es für die Entwicklung der Selbstständigkeit an einer tragfähigen emotionalen Basis, die dem Kind Sicherheit vermittelt. Der permissive Erziehungsstil stellt ein Übermaß an Autonomie bereit, sodass die Ausbildung von Verhaltensmaßstäben und Orientierungspunkten nicht altersgerecht begleitet wird.

Zusammenfassend kann gesagt werden, dass die übermäßige oder defizitäre Ausprägung der Kategorien Autonomie und Wärme aus der Erfahrung der Suchtforschung häufig mit dysfunktionalen Folgen verknüpft ist.
Weitere Studienergebnisse verweisen darauf, dass die Ausprägung der beiden Pole unter Einbezug der Verläufe von Individuationsprozessen und der individuellen Familien-situationen differenzierter zu betrachten ist.

Die Verbundenheit mit den Eltern wurde bislang stets als förderliche Entwicklungsbedingung bewertet. Es ist jedoch bei ungünstigen Familienverhältnissen denkbar, dass beispielsweise die emotionale Distanzierung für die Entwicklung der Jugendlichen günstiger zu bewerten ist als eine emotionale Verbundenheit (vgl. Schuster 2005a: 21). Andersherum verweist Polier, der die Korrelate von Familienklima und Erziehungsstil in Familien mit psychotisch ersterkrankten Adoleszenten untersuchte, auf den Umstand, dass eine „emotionale Überinvolviertheit" als Reaktion auf die Erkrankung als angemessen betrachtet werden (vgl. Polier 2009: 52) und sich auf das Krankheitskonzept der Jugendlichen positiv auswirken kann (ebd.: 47). Hiermit wird deutlich, dass extreme Ausprägungen der Kategorien Verbundenheit nicht notwendig als dysfunktional zu bewerten sind, sondern erst die individuelle Lebenssituation Aufschluss über die funktionale oder dysfunktionale Ausprägung der Kategorien gibt.

## 4.5.2.  Empirische Hinweise

Bei der Betrachtung dysfunktionaler Individuationsprozesse sind zum einen problematische und zum anderen pathologische Konsequenzen zu unterscheiden. Da beide Bereiche für das eigene Forschungsfeld eine Rolle spielen, sollen die Ergebnisse zweier diesbezüglicher Studien dargestellt werden.

Masche (2003) untersuchte in seiner Habilitationsschrift die Zusammenhänge zwischen den Individuationsprozessen Jugendlicher und etwaigen problematischen bis hin zu devianten Verhaltensweisen.[57] Er konnte zeigen, dass die Einschränkung von Autonomie im Zusammenhang mit einem geringeren Selbstwertgefühl und erhöhter Depressivität sowie Gefühlen der Einsamkeit stehen kann (vgl. ebd.: 20). Umgekehrt ergaben seine Untersuchungen jedoch auch, dass ein erhöhtes Maß an Entscheidungsautonomie mit Devianz und einer geringen Empathie einhergehen kann (vgl. ebd.). Des Weiteren standen eine erhöhte Verbundenheit sowie ein erhöhtes Monitoring „mit niedrigeren Ausmaßen von Aggressivität und Devianz sowie erhöhter Empathie in Zusammenhang" (ebd.). Auch der Konsum von Alkohol, Tabak, Haschisch und harten Drogen fiel geringer aus, je stärker ausgeprägt das Monitoringverhalten der Eltern war. Eine erhöhte Entscheidungsautonomie ging dagegen mit einem höheren Konsum von Alkohol, Tabak und Haschisch einher. Auch bei diesen Ergebnissen ist die Bewertung der Funktionalität bzw. Dysfunktionalität nicht leicht vorzunehmen. So merkt Masche in seinem Beitrag an, dass bestimmte Erfahrungen, wohl auch Grenzerfahrungen, einer zukünftigen Selbst-

---

[57]Empirische Grundlage für seine Ergebnisse lieferten drei Studien – erstens eine gesamtdeutsche Testzeitsequenzstudie mit 7036 13- bis 29-Jährigen, zweitens eine schriftliche Befragung von 968 SchülerInnen aus einer westdeutschen Großstadt (7.-10. Klasse) und drittens eine Längsschnittstudie mit 52 norddeutschen Familien.

verantwortung zuträglich sein können (vgl. ebd.: 25). Trotzdem konnte Masche zeigen, dass „die Bedeutung von Verbundenheit und Zufriedenheit für die gesunde Entwicklung der Jugendlichen klar belegt [ist]. Seitens der Eltern waren hier die Faktoren positiven Vaterverhaltens und wertschätzenden Verhaltens durch die Mütter [...] wesentlich" (ebd.: 24).

Zusammenfassend zeigen die Auswertungen von Masche, dass die Ausprägung der Kategorien Verbundenheit und Autonomie im Einklang mit dem individuellen Entwicklungsstadium der Jugendlichen sowie der spezifischen biografischen Konstellation stehen muss. Eine Bewertung muss demnach stets fallspezifisch vorgenommen werden. King (2002) konstatiert ganz allgemein, dass mit dem Individuationsprozess kein normativer Anspruch verbunden werden kann, sondern dieser stets unter Einbezug der Anforderungen, Ressourcen und Lösungen zu begreifen ist. „Der normative Bezugspunkt liegt in der Optimierung von Möglichkeiten vor dem Hintergrund je differierender struktureller Begrenztheiten" (ebd.: 35).

Cirillo et al. (1998) nehmen sich der multifaktoriellen Zusammenhänge in der Familie an, um problematische Entwicklungsverläufe von Jugendlichen in einen Gesamtzusammenhang einordnen zu können.[58] Aus einer systemischen Perspektive untersuchten sie die Beziehungsqualität und die Individuationsprozesse in Familien mit drogenabhängigen Kindern. Dabei nahmen sie nicht nur die Phase der Adoleszenz in den Blick, sondern konnten in therapeutischen Kontexten den Entwicklungsverlauf der Familiengeschichte (beginnend mit der Herkunftsfamilie der Eltern und ihrer Paarbeziehung) über die Beziehungsqualität zwischen Eltern und Betroffenen in der frühen Kindheit und die Individuationsprozesse in der Adoleszenz bis zum ersten Kontakt mit Drogen sowie die Chronifizierung der Abhängigkeit verfolgen (vgl. ebd.: 81). Cirillo et al. zeigten, wie durch die Veränderungsprozesse in der Adoleszenz verborgene Familiendynamiken und Probleme sichtbar werden. Auf eindrückliche Weise arbeiteten sie heraus, wie sich Muster der Vernachlässigung durch die Familiengeschichte ziehen und diese „Mangelerfahrung" (ebd.: 117) in Zusammenhang mit der Drogenabhängigkeit steht. Sie beschreiben Formen der Vernachlässigung, die in der Kindheit zunächst unerkannt blieben oder verschwiegen wurden und erst durch die kognitiven und emotionalen Veränderungen in der Adoleszenz ihr destruktives Potenzial entfalteten (vgl. ebd.).[59] Die Fallbeispiele zeigen, dass die Jugendlichen durch die adoleszenztypischen Entwicklungsprozesse

---

[58]Bei der Arbeit von Cirillo et al. (1998) handelt es sich um eine qualitative Studie, deren empirische Grundlage die Beobachtung von mehr als hundert Familien aus der klinischen Arbeit mehrerer TherapeutInnen bildet.

[59]Sie unterscheiden drei Formen der Vernachlässigung: Verheimlichte, verkannte und agierte Vernachlässigung. Alle sind durch spezifische Verlaufsformen über die Familiengeschichte hinweg gekennzeichnet.

anders als zuvor als Kind erstmals in der Lage sind, die Vernachlässigungen überhaupt zu erkennen – „die Unzulänglichkeit" (ebd.: 86) bzw. den „Schwindel" (ebd.: 98) wahrzunehmen. Dies wird für die Jugendlichen unter anderem spürbar, weil es den Eltern aufgrund ihrer eigenen Schwierigkeiten nicht gelingt, sich der adoleszenztypischen Veränderungsprozessen anzunehmen und eine losgelöstere Beziehungsstruktur aufzubauen. Sie reagieren mit Rigidität, mit Gleichgültigkeit oder auch mit einer akzeptierenden Haltung gegenüber dem devianten Verhalten ihrer Kinder. „Die Erwachsenen zeigten sich in dieser Phase (und weniger offensichtlich wohl auch zuvor schon in der Kindheit ihrer Söhne oder Töchter) ganz und gar unfähig, mit der Entwicklung ihrer Kinder zur Selbstständigkeit flexibel umzugehen und ihnen eine „sichere Basis" zu bieten, zu der sie in schwierigen Augenblicken zurückkehren und von der sie dann zu neuen Erkundungen wieder aufbrechen können" (ebd.: 11).[60] Cirillo et al. resümieren: „Die Familie spielt eine Rolle sowohl bei der Genese als auch bei der Aufrechterhaltung der Drogenabhängigkeit, d. h. sie ist ein *wesentlicher Bestandteil*, ohne den es zu *gerade dieser Erkrankung* nicht gekommen wäre" (ebd.: 11, Hervorh. i. Orig.).

Die empirischen Hinweise auf den Zusammenhang zwischen Prozessen der Individuation und problematischem Verhalten bis hin zu psychiatrischen Erkrankungen sind aufgrund ihres Erklärungspotenzials für die eigene Untersuchung aufschlussreich. Abschließend soll jedoch darauf verwiesen werden, dass problematische oder pathologische Verhaltensweisen zwar zu großen Teilen mit den familialen Strukturen in Verbindung gebracht werden können, in Bezug auf den Individuationsprozess und auch in Bezug auf Suchterkrankungen jedoch stets zu bedenken ist, dass die Jugendlichen durch persönliche oder soziale Ressourcen Balancierungsmöglichkeiten haben. Dies soll im nächsten Abschnitt thematisiert werden.

### 4.6. Außerfamiliale Einflussfaktoren auf den Individuationsprozess

Bei der Untersuchung von Individuationsprozessen wird immer häufiger das korrelative Verhältnis der vielfältigen Entwicklungsprozesse im Jugendalter miteinbezogen. Peers werden als Quelle für Erfahrungen jenseits der Familie eingeordnet (vgl. Youniss & Smollar 1985: 77). Schuster, Oswald und Krappmann (1992) konnten feststellen, „dass Kinder mit vielen engen Freunden sich stärker mit ihren Müttern auseinandersetzen und sich deutlicher abgrenzen als Kinder mit wenigen Freunden" (Schuster 2005b: 46).

---

[60]Die Autoren arbeiten zudem die Rolle des Vaters heraus und verbinden mit ihm das gesonderte Stadium „die Wendung zum Vater". In den geschilderten Verläufen ist erkennbar, dass das Verhalten des Vaters überwiegend durch seine Abwesenheit oder Gleichgültigkeit gekennzeichnet ist und er „in aller Regel die Gelegenheit versäumt, das Eintreten der Drogenabhängigkeit zu verhindern" (Cirillo et al. 1998: 81).

Gerhard berichtet im umgekehrten Fall von schüchternen Jugendlichen, deren defizitäre Autonomieentwicklung durch eine positive Bindung zur Familie abgefedert werden kann (vgl. Gerhard 2005: 183). Der Kontakt zu Gleichaltrigen kann als Quelle für familienunabhängige Erfahrungen und eine elternunabhängige Meinungsbildung betrachtet werden, der somit maßgeblich den Prozess der Individuation vorantreibt.

In Hinsicht auf die zunehmende Orientierung an Gleichaltrigen im Jugendalter liefern Steinberg und Silverberg (1986) mit ihren Studienergebnissen einen weiteren Hinweis für das Verständnis des Individuationsprozesses. Bei SchülerInnen im Alter von zehn bis 16 Jahren untersuchten sie die Wechselwirkung zwischen der Autonomieentwicklung in der Eltern-Kind-Beziehung und dem Autonomieerleben in den Peerbeziehungen. Ergebnis ihrer Studie ist, dass beim Übergang von der Kindheit zur Jugend die Abhängigkeit von den Eltern durch eine Abhängigkeit von den Peers abgelöst wird. Jugendliche erleben zwar auf der einen Seite in der Eltern-Kind-Beziehung einen Zuwachs an Autonomie, dieser Zuwachs wird jedoch bei einem Großteil der Jugendlichen begleitet durch eine wachsende Empfänglichkeit für den Einfluss der Peergruppe. SchülerInnen der achten Klasse konzentrierten sich im Vergleich zu allen anderen Altersgruppen am stärksten an den Gleichaltrigen. In der neunten Klasse kann von einem Wendepunkt gesprochen werden, weil hier ein Rückgang der Empfänglichkeit für Peergruppeneinflüsse zu verzeichnen war (vgl. ebd.: 848).[61] Geht man davon aus, dass es in den ersten Phasen der Adoleszenz vermehrt zu einer Übernahme von Handlungsroutinen und Orientierungsmaßstäben von Gleichaltrigen kommt bzw. zu einer gemeinsamen Aushandlung dieser „Normierungen" (King 2002: 207), kann im zweiten Schritt gefolgert werden, dass in den späteren Phasen der Adoleszenz Individuationsprozesse *in Bezug auf die Peergruppe* notwendig werden.

King (2002) beschreibt, in welchem Ausmaß sich die „Individuationskompetenzen und - konflikte in Familie und Peer-Group wechselseitig beeinflussen" (ebd.: 207). In Gleichaltrigengruppen werden Erfahrungen gesammelt, wobei gruppenspezifische Normierungen – zum Beispiel im Umgang mit Alkohol, Drogen oder Sexualität – vorgegeben oder ausgehandelt werden. Der/die Einzelne muss lernen, sich von diesen Normierungen abzugrenzen, eigene Maßstäbe zu setzen und Grenzen zu formulieren. Individuell angemessene Grenzen und Verhaltensweisen werden auch durch die internalisierten Wert- und Normorientierungen sowie Verhaltensroutinen im familialen Kontext

---

[61]Die AutorInnen verweisen auf die psychoanalytische Perspektive (Blos 1973), aus der erst in der späten Adoleszenz von einer genuinen Autonomie gesprochen werden kann (Steinberg & Silverberg 1986: 842).

bestimmt (vgl. ebd.: 207).[62] „Individuierung vollzieht sich von daher nicht nur *mit Hilfe von* Peer-Group-Beziehungen, sondern eben immer auch *im Verhältnis* zu den dort herrschenden Gepflogenheiten und normativen Standards" (ebd.: 207, Hervorh. i. Orig.).

Weitere Studien machen deutlich, dass der Individuationsprozess auch von anderen Sozialisationsinstanzen sowie von gesamtgesellschaftlichen Strukturen beeinflusst wird. Helsper et al. (2009) untersuchten die Wechselwirkung zwischen dem schulisch und familial geprägten Individuationsprozess, deren Richtung komplementär, konträr oder gleichartig gepolt sein kann (vgl. ebd.: 60). Hofer und Hick (2003) konzentrierten sich auf die Zusammenhänge zwischen dem Erlebnis des sozialen Wandels durch die Wiedervereinigung Deutschlands und Merkmalen der Individuation von Jugendlichen. Sie untersuchten die Individuationsverläufe von west- und ostdeutschen Jugendlichen nach der Wende und kamen zu dem Ergebnis, dass Jugendliche aus Ostdeutschland eine geringere Autonomie gegenüber ihren Eltern auslebten als westdeutsche. Ostdeutsche Eltern übten vermehrt ein kontrollierendes Erziehungsverhalten aus. Hingegen war in ostdeutschen Familien häufiger ein erhöhtes Maß an Verbundenheit auf interaktionaler Ebene zu beobachten als in westdeutschen (vgl. Walper 2003: 128).

Es kann vermutet werden, dass auch in Bezug auf Medien eine wachsende „Abhängigkeit" im Jugendalter festgestellt werden kann. Hinsichtlich der Bewältigung von Entwicklungsaufgaben sind sie vergleichbar mit der Ressource der Gruppe der Gleichaltrigen. Somit kann eine „verschobene Abhängigkeit" von den Eltern hin zu medialen Angeboten auch im Kontext einer möglichen Internetabhängigkeit diskutiert werden. Dann schließt sich die Frage an, ob ähnlich wie im Falle der Peers eine Ablösung von den Spielen als weiterer Schritt im Individuationsprozess notwendig wird.

---

[62]Nimmt man an, dass es in Bezug auf die Peergruppe zu einem weiteren Individuationsprozess kommt, kann hier die Integrationsleistung eines Individuums ausgemacht werden, das sich entscheidet, welche familialen Maßstäbe es zu seinen eigenen macht und sich so von Gruppendynamiken distanziert und welche familialen Gewohnheiten und Perspektiven durch Erfahrungen in Peergruppenkontexten es übernimmt. Diese Integrationsleistung wird letztlich zur der ganz individuellen Komposition von Normen und Werten sowie zu Verhaltensroutinen, die schließlich als Zeichen einer individuierten Identität und individuierten Beziehung sowohl hinsichtlich familialer als auch außerfamilialer Beziehungen stehen. Die Prozesse der De-Idealisierung der Eltern sowie der wachsende Austausch mit Gleichaltrigen erleichtern es den Jugendlichen, eigene Relevanzsetzungen, Bedürfnisse und Werte zu erkennen und zu vertreten (vgl. Steinberg & Silverberg 1986; Smollar & Youniss 1985, siehe Kapitel 4.4.1).

## 4.7. Zusammenfassung und Ausblick: Individuation und problematische Onlinespiele-Nutzung

Zum Abschluss dieses Kapitels werden noch einmal die theoretischen Wesensmerkmale des Individuationsprozesses zusammengefasst, um darauf aufbauend Anknüpfungspunkte zur exzessiven Onlinespiele-Nutzung zu formulieren.

Theoretische Konzepte und empirische Befunde zum Prozess der Individuation zielen zum einen auf die individuierte Identitätsentwicklung und zum anderen auf die Veränderung der Eltern-Kind-Beziehung im Jugendalter in Richtung auf eine individuierte Beziehung ab. Sie verweisen somit auf eine Bidirektionalität im Individuationsprozess. Ausgehend von der Identitätsentwicklung bezieht sich der Individuationsprozess zunächst auf die Frage, welche identitätsrelevanten Inhalte die Jugendlichen von den Eltern übernehmen und von welchen sie sich distanzieren. In diesem mehr oder weniger bewussten Prozess liegt die Chance, sich einerseits neu zu definieren, die wachsende Selbstbestimmung geltend zu machen sowie eigene Relevanzsetzungen umsetzen zu können und andererseits die Möglichkeit, sich zu entscheiden, welche bisherigen elterlich geprägten Lebensinhalte und -vorstellungen eine Konstanz haben sollen. Prozesse der Distanzierung von den Eltern sowie ihre De-Idealisierung werden mit dem Jugendalter genuin verbunden, weil die adoleszenztypischen kognitiven Reifungsprozesse diese Schritte erst möglich machen.

In diesem Kapitel wurde dargelegt, dass der Prozess zur Individuation zwar auf das Erleben eines Individuums zurückzuführen ist, deutlich wurde aber auch, dass der Verlauf des Individuationsprozesses maßgeblich von dem Verhalten der Eltern abhängt. Individuation steht im Zeichen der Interaktion. Sie wird im besonderen Maße durch die Beziehungsqualität zu den Eltern und deren erzieherisches Handeln beeinflusst. Zum Beispiel stellen positive Rückmeldungen, eine akzeptierende Haltung und das Gewähren altersangemessener Freiräume ein Fundament für die Entwicklung einer individuierten Identität dar. Durch rigide Begrenzungen, eine fehlende emotionale Sicherheit oder ständige Kritik können Distanzierungsmöglichkeiten und das Erleben von Autonomie im umgekehrten Fall seitens der Eltern eingeschränkt werden. Für den Prozess der Individuation heißt dies, dass nicht nur eine individuierte Identitätsbildung das Ziel ist, sondern außerdem der Aufbau einer individuierten Beziehung zu den Eltern. Darunter wird verstanden, dass es sowohl den Jugendlichen als auch den Eltern möglich ist, ihre eigenen Meinungen in Interaktionen zu vertreten, Individualität zuzulassen und trotzdem eine respektvolle Bezogenheit und Sicherheit aufrechtzuerhalten. Die Aufgabe der Eltern von Adoleszenten ist es demzufolge, ihnen sukzessive mehr Freiräume und Selbstbestimmungsrechte zuzugestehen, ihnen Sicherheit zu vermitteln und eine symmetrischere Beziehungsform zuzulassen. Dabei ist von Bedeutung, dass Familienbeziehungen sich durch eine besonders intensive Nähe, durch Dauerhaftigkeit und durch ein generationelles Machtgefüge auszeichnen.

Unter Einbezug verschiedener Studienergebnisse wurde herausgearbeitet, dass bestimmte Ausprägungen von Autonomie und Verbundenheit im Zusammenhang mit problematischen Verhaltensweisen, wie dem Konsum von Suchtmitteln oder aggressivem Verhalten, stehen können. Die Betrachtung familienspezifischer Ausprägungen von Autonomie und Verbundenheit kann vor diesen Hintergrund auch für Familien, in denen ein Problem mit der exzessiven Onlinespiele-Nutzung beschrieben wird, aufschlussreich sein. Die Veränderungen im Erziehungsverhältnis durch die digitalisierte Gesellschaft, die wachsende Präsenz des Erziehungsziels „Selbstständigkeit", das Verblassen der elterlichen Autorität und die Emotionalisierung der Eltern-Kind-Beziehung verstärken zudem das Interesse an den Dimensionen Autonomie und Verbundenheit. Aus therapeutischer Sicht zeigen sich dysfunktionale Muster auf familialer Ebene in Form einer Über- bzw. Unterindividuation. In diesen Fällen ist die Beziehung zwischen Eltern und Jugendlichen entweder von einer übermäßigen Nähe oder von einer übermäßigen Abgrenzung geprägt. Insbesondere in therapeutischen Kontexten stellen solche Konstellationen einen Ansatz zur Identifizierung und Lösung von Problemen dar. Im Vordergrund steht demnach die Frage, ob in den betroffenen Familien eine übermäßige Nähe oder einer übermäßige Distanz zu erkennen ist und ob sich in diesem Zusammenhang Erklärungsansätze für die Entstehung und die Manifestation exzessiver Mediennutzung finden lassen.

Für den Verlauf von Individuationsprozessen, so konnte abschließend gezeigt werden, ist auch das Erleben von Autonomie und Verbundenheit in schulischen Kontexten, bei außerschulischen Aktivitäten oder im Kontakt zu Gleichaltrigen von Bedeutung. Beschrieben wurde, dass in Bezug auf die Gruppe der Peers eine Verlagerung der Abhängigkeit von den Eltern hin zu den Peers beobachtet werden kann, die am Ende des Jugendalters wieder abnimmt. Für die eigene Untersuchung ist der Hinweis auf die Verlagerung von Abhängigkeiten interessant, weil unter diesem Vorzeichen auch die Funktion der Medien untersucht werden kann. Welche Abhängigkeit hat sich hier ergeben und welche Ersatzfunktion nehmen die Medien bei exzessiv spielenden Jugendlichen ein? Ist die zeitintensive Nutzung bei einigen Jugendlichen ebenfalls als adoleszenztypisches transitorisches Phänomen zu bewerten?

Im folgenden Kapitel soll das methodische Vorgehen zur Beantwortung der übergreifenden Forschungsfrage nach dem Zusammenhang zwischen adoleszenztypischen Veränderungen in der Eltern-Kind-Beziehung und der Entstehung sowie dem Verlauf einer problematischen Onlinespiele-Nutzung beschrieben und begründet werde

# Methodik

Das Forschungsdesign der vorliegenden Arbeit zeichnet sich durch drei zentrale Entscheidungen aus: die Entscheidung für ein qualitatives Vorgehen, die Entscheidung für den Methodenstil der Grounded Theory nach Strauss und Corbin (1996) sowie für die Erhebung von Interviews mit männlichen Jugendlichen und ihren Müttern. Das methodische Vorgehen wird in diesem Kapitel beschrieben und begründet, sodass metatheoretische Voraussetzungen nachvollziehbar, der Erhebungs- und Auswertungsprozess transparent und die Einordnung der Ergebnisse für die Lesenden möglich werden. Die Darstellung der Methodik ist in zwei Teile untergliedert: Zunächst werden auf übergeordneter Ebene qualitative Prinzipien der Grounded Theory beschrieben, dabei werden die Vorgehensweise sowie methodenspezifische Begriffe geklärt (Kapitel 5). Im zweiten Schritt wird die Umsetzung der Methode in der eigenen Arbeit dargelegt (Kapitel 6).

## 5. Qualitative Forschungsprinzipien der Grounded Theory

In diesem Kapitel werden die grundlegenden Charakteristika qualitativer Forschung, namentlich Offenheit, Kommunikation und Prozesshaftigkeit, der Grounded Theory thematisiert. Anschließend werden die drei zentralen Prinzipien der Methodologie der Grounded Theory, das theoretische Sampling, die Methode des permanenten Vergleichs und der Prozess des Kodierens, erläutert. In Verbindung mit den vorgestellten Prinzipen wird der Bezug des methodologischen Konzepts zur eigenen Forschungsfrage herausgestellt.

### 5.1. Offenheit, Kommunikation und Prozesshaftigkeit für den Zugang zu einem wenig erforschten Feld

Die exzessive oder pathologische Nutzung von Internetanwendungen ist im Alltag von Familien wie auch im Kontext der (Sucht-)Forschung als ein vergleichsweise neues Phänomen zu betrachten. Obwohl Forschungen zu diesem Thema seit Ende der 1990er-Jahre vorangetrieben werden, basieren die wissenschaftlichen Erkenntnisse noch immer auf einer unausgereiften, uneinheitlichen Definition des problematischen Verhaltens und sind somit mit Vorbehalten behaftet (vgl. Kapitel 2.2). Qualitative Studien stellen bislang den kleineren Teil der Forschungsarbeiten zum Thema dar. Dabei versprechen die zentralen Prinzipien qualitativer Forschung gerade für ein wenig erforschtes Forschungsfeld gegenstandsnahe Erkenntnisse (vgl. Flick, von Kardorff & Steinke 2007: 25). Ein qualitativer Forschungsansatz ermöglicht es, mit einer Offenheit an den Gegenstand heranzutreten, die angesichts der Novität des Phänomens und der daraus folgenden definitorischen Unsicherheiten vonnöten scheint. „Standardisierte Methoden benötigen für die Konzipierung ihrer Erhebungsinstrumente (zum Beispiel ein Fragebogen) eine feste Vorstellung über den untersuchten Gegenstand, wogegen qualitative Forschung für das Neue im Untersuchten, das Unbekannte im scheinbar Bekannten offen sein kann" (ebd.: 17).

Als zentrale Charakteristika qualitativer Forschung sind Offenheit, Prozesshaftigkeit und Kommunikation zu benennen. Als übergreifendes Prinzip beinhalten diese Aspekte, dass nicht die Forschenden mit ihren Paradigmen an das Forschungsfeld herantreten, sondern das Forschungsfeld möglichst aus der Perspektive der untersuchten Subjekte erkundet wird. Die Lebenswelten werden „von innen heraus" (ebd.: 14) erforscht. Dafür ist Offenheit ebenso wie Unvoreingenommenheit in qualitativen Forschungsarbeiten unverzichtbar. Um die Vorstellungen der Menschen in Erfahrung zu bringen, müssen die Daten in einem kommunikativen Prozess generiert oder durch Beobachtungen erfasst werden. Dieses zweite zentrale Prinzip qualitativer Forschung – die Kommunikation –

muss so realisiert werden, dass die Vorstellungen der untersuchten Subjekte möglichst alltagsnah und frei beschrieben oder Interaktionen möglichst alltagsnah und frei beobachtet werden können.
Zusätzlich verlangt das Interesse an subjektiven Lebenswelten eine Anpassungsfähigkeit (vgl. Flick 2007: 257ff.), denn neue Erkenntnisse müssen in den Forschungsprozess integriert werden und die Möglichkeit der Revision erwarteter oder bestehender Erkenntnisse dauerhaft bestehen bleiben. Qualitative Forschung unterliegt aus diesem Grund einer Prozesshaftigkeit.

### 5.2. Der methodische Fokus und metatheoretische Annahmen der Grounded Theory

Das methodische Vorgehen dieser Arbeit ist an dem Methodenstil der Grounded Theory nach Strauss und Corbin (1996)[63] orientiert. Im Folgenden sollen die zentralen Prinzipien der Grounded Theory erörtert und die Auswahl der Methodik begründet werden.

Gegenstandsverankerte Theoriebildung
Der Name Grounded Theory verrät, dass das oberste Prinzip dieser Methodologie die Entwicklung einer *gegenstandsverankerten* Theorie ist. Daten werden in alltagsnahen Kontexten (vgl. Krieger 2003: 32f.) erhoben und analysiert, um systematisch zu einer gegenstandsverankerten Theoriebildung zu gelangen. Ziel ist es, „in den Daten schlummernde Theorien" (Legewie & Schervier-Legewie 2004: 51) zu entdecken, das heißt, „es werden theoretische Konzepte gebildet, die einen Erklärungswert für die untersuchten Phänomene besitzen" (ebd.: 59). Die Erhebung und Auswertung der Daten finden nicht nacheinander statt, sondern – anders als in anderen qualitativen Verfahren – im ständigen Wechsel und beeinflussen sich somit permanent gegenseitig. Der Prozess der Theorieentwicklung erfordert Offenheit und Wandelbarkeit: „Am Anfang steht nicht eine Theorie, die anschließend bewiesen werden soll. Am Anfang steht vielmehr ein Untersuchungsbereich – was in diesem Bereich relevant ist, wird sich erst im Forschungsprozess herausstellen" (Strauss & Corbin 1996: 8).
Diese Arbeit zielt darauf, gegenstandsverankert und unvoreingenommen erklärende Konzepte für das Phänomen der exzessiven Computernutzung zu entwickeln.

---

[63]Die Methode der Grounded Theory wurde von Glaser und Strauss (2010) in den 1960er-Jahren begründet. Inzwischen haben sich die beiden Forscher wegen methodischer Differenzen voneinander distanziert. Wird der Methodenstil der Grounded Theory gewählt, bedeutet dies immer, sich für eine der verschiedenen Varianten der Methode zu entscheiden – das Vorgehen muss selbstverständlich weiterhin an den eigenen Forschungsgegenstand angepasst werden. Neben den inzwischen konkurrierenden Stilen von Strauss und Glaser haben im deutschen Raum zum Beispiel Breuer mit der „Reflexive Grounded Theory" (Breuer 2010) oder im internationalen Raum Clarke mit der *„Situational Analysis"* (Clarke & Keller 2011) die Methode spezifiziert.

Interaktion

Ausgehend von dem Interesse an den Zusammenhängen zwischen der exzessiven Computernutzung und dem interaktional geprägten Individuationsprozess ist das Forschungsparadigma der Grounded Theory auf metatheoretischer Ebene stimmig:

> Das Forschungsparadigma der Grounded Theory ist im Symbolischen Interaktionismus verwurzelt, der sich mit der Interaktion zwischen Personen beschäftigt und auf dem Grundgedanken basiert, dass die Bedeutung von sozialen Objekten, Situationen und Beziehungen im symbolisch vermittelten Prozess der Interaktion und Kommunikation hervorgebracht wird. (Zorn 2010: 92, siehe auch Kapitel 4)

Grundannahme der Grounded Theory ist demnach, dass Wirklichkeit nicht als objektive Gegebenheit verstanden werden kann, sondern dass sie in sozialen Interaktionen hergestellt wird.

Begründet wurde die Methodik der Grounded Theory von Glaser und Strauss in einer Forschungsarbeit über den Umgang mit Schmerz, chronischen Krankheiten und Sterben. Im Fokus stand dabei das Zusammenspiel von Interaktionsprozessen zwischen den Sterbenden und dem Krankenhauspersonal sowie resultierende Verlaufsdynamiken. Das methodische Verfahren wurde für die vorliegende Arbeit als günstig bewertet, weil das Interesse an Interaktionen und Verläufen sich mit dem eigenen Forschungsinteresse deckt. Ziel dieser Arbeit ist die Analyse von *Interaktionsprozessen* über die exzessive Computernutzung sowie ihre *Verläufe*.

Prozesshaftigkeit

Für die Auswahl der Methodik ist vor diesem Hintergrund besonders relevant, dass der Denkstil der Grounded Theory prozessorientiert ist (vgl. Strauss & Corbin 1996: 9). Die interessierenden Phänomene, die Vorstellungen, Relevanzsetzungen und Ausgangspunkte der involvierten Subjekte, verändern sich im Laufe der Zeit. Gerade im Jugendalter spielen Veränderungen, wie in Kapitel 3.2 gezeigt werden konnte, eine zentrale Rolle. Ziel ist es demnach nicht, verallgemeinerbare, stabile Erkenntnisse zu erzielen, sondern die Prozesshaftigkeit eines Phänomens zu beschreiben.

Mit der Prozesshaftigkeit wird in der Grounded Theory verbunden, dass von einer „aktive[n] Rolle der Menschen beim Gestalten der Welten, in denen sie leben" (ebd.: 9) ausgegangen wird. Die Veränderbarkeit des Lebens ist demnach durch die Handlungen der Menschen, durch ihre Entscheidungen, Relevanzsetzungen und Vorstellungen, durch Optionen und Konsequenzen des Handelns bedingt. Diese Aspekte werden in der Grounded Theory mitbetrachtet. Konkret stellt sich die Frage, welche Handlungen der Eltern und Kinder für den Verlauf der problematischen Computer- und Internetnutzung von Bedeutung sind. Denn gerade wenn „die Routine durch Störungen unterbrochen wird, kommen mentale Prozesse wie Vorstellen, Planen und Entscheiden ins Spiel und führen zu einer Reorganisation des Handlungsflusses" (Legewie & Schervier-Legewie 2004: 16). Die Folgen der Reorganisation oder der Veränderung des Handlungsflusses für die exzessive Computernutzung – die als Störung betrachtet werden kann – sowie die Beziehung zwischen Eltern und Kind stehen im Fokus dieser Arbeit.

Bei der methodischen Konzeption der Dissertation wurde dem Rat gefolgt, gerade bei einem „bislang wenig erforschten Wirklichkeitsbereich" (Flick, von Kardorff & Steinke 2007: 25) qualitative Methoden einzusetzen, um eine Gegenstandsnähe zu erhalten. Der Forschungsbereich exzessive Computernutzung stellt einen wenig erforschten, kleinen Wirklichkeitsbereich dar und kann daher gut mit dem gegenstandsnahen Forschungsstil der Grounded Theory bearbeitet werden. Der methodische Fokus auf Interaktion und Prozesshaftigkeit entspricht zudem dem eigenen Forschungsinteresse. Die Entscheidung für die Grounded Theory fiel darüber hinaus aufgrund sehr praxisnaher Anleitungen in der vorliegenden Literatur zur Methode. Damit ist nicht nur die detailgenaue Beschreibung des Forschungsprozesses gemeint, sondern auch die methodenimplizite Berücksichtigung von spezifischen Problemen bei der Erforschung von geschlossenen, sehr persönlichen und unberechenbaren Forschungswelten. Gleichzeitig wird die Grounded Theory als Forschungsstil betrachtet, der eine flexible Anpassung an den jeweiligen Forschungsgegenstand erlaubt. Diese Aspekte sollen bei der folgenden Beschreibung des Vorgehens in der Empirie erläutert werden.

## 5.3. Methodologische Prinzipien und Verfahrensweisen

Zusammenfassend sind nach Strauss drei Punkte für die Verwirklichung einer Grounded Theory notwendig: Erstens das theoretische Sampling, zweitens die Methode des permanenten Vergleichs und drittens die Form des Kodierens (vgl. Legewie & Schervier-Legewie 2004: 59). Er beschreibt mit diesen Prinzipien einen „Stil, analytisch über soziale Phänomene nachzudenken" (ebd.: 58).
Diese drei Punkte sollen im Folgenden erläutert und ihre Anwendung in der eigenen Arbeit beschrieben werden.

### 5.3.1.   Theoretische Sensibilität und Theoriebezüge

Der Methodenstil der Grounded Theory entspringt dem Gedanken, die Trennung zwischen Theorieentwicklung und empirischer Forschung aufzuheben, und verfolgt im Umkehrschluss das grundlegende Ziel, empirische Forschung und Theoriebildung zu verbinden (vgl. Przyborski & Wohlrab-Sahr 2010a: 186). Glaser und Strauss wollten die damals vorherrschende Zuordnung quantitativer und qualitativer Verfahren als Hypothesen generierende und testende Methoden überwinden, um den qualitativen Methoden als Theorie generierende *und* überprüfende Verfahren einen Platz zu erkämpfen (vgl. ebd.: 186f.). Zwischen den beiden Begründern des Methodenstils entwickelten sich jedoch Differenzen, vorrangig in Bezug auf den Umgang mit theoretischem Vorwissen bei der Entwicklung der gegenstandsbegründeten Theorie. Glaser vertritt die Position, dass bei dem Verfahren der Grounded Theory keine Bezüge zu bestehenden Theorien vorliegen dürfen, weil diese Vorannahmen den Blick auf das empirische Material einengen bzw. während der Auswertung lenken könnten. Er empfiehlt daher, theoretisches Vorwissen zu reflektieren und von ihm Abstand zu nehmen. Die Theorie wird anhand des eigenen empirischen Materials entwickelt (Glaser & Strauss 2010: 64).[64]

Strauss und Corbin (1996) empfehlen hingegen die Auseinandersetzung mit theoretischer Literatur, erstens um die eigene „theoretische Sensibilität" zu erhöhen und um zweitens theoretische Bezüge als Horizonterweiterung bei der Auswertung der Daten zu nutzen. Nach Strauss und Corbin können theoretische Bezüge während des Forschungsverlaufs bei der Auswertung der eigenen Daten hilfreich sein, indem sie beispielsweise als Vergleichsdaten genutzt werden, Fragen anregen oder das theoretische Sampling leiten (vgl. ebd.: 33ff.). Unter theoretischer Sensibilität verstehen Strauss und Corbin „eine persönliche Fähigkeit des Forschers", „ein Bewußtsein [sic!] für die Feinheiten in der Bedeutung von Daten" (ebd.: 25).

> Theoretische Sensibilität bezieht sich auf die Fähigkeit, Einsichten zu haben, den Daten Bedeutung zu verleihen, die Fähigkeit zu verstehen und das Wichtige vom Unwichtigen zu trennen. All dies wird eher durch konzeptuelle als durch konkrete Begriffe erreicht. Erst die theoretische Sensibilität erlaubt es, eine gegenstandsverankerte, konzeptuell dichte und gut integrierte Theorie zu entwickeln – und zwar schneller, als wenn diese Sensibilität fehlt. (ebd.: 25)

Die langjährige wissenschaftliche Arbeit – aber auch berufliche und persönliche Erfahrungen (vgl. ebd.: 26f.) – befähigen die Forschenden demnach erst, Forschungsdesiderate zu erkennen und Forschungen durchzuführen. Dabei ist es unmöglich, die individuelle Bildungsbiografie zu negieren und somit bestimmte metatheoretische Annahmen auszublenden oder theoretisches Wissen zu verdrängen. Die aus diesem Wissen resultierende „Einschränkung des Blickfeldes" macht gleichzeitig die unverzichtbare Qualifikation der Forschenden aus, denn dieses führt zu ihrer theoretischen Sensibilität und markiert ihren Wissensstand.[65] Um die Einschränkung des Wissens zu umgehen,

---

[64]Der Disput zwischen Glaser und Strauss wird an dieser Stelle nicht weiter ausgeführt, da er eine sehr ausführliche Darstellung der Positionen sowie eine Interpretation dieser verlangen würde. Zur Vertiefung wird die Darstellung von Strübing (2008) empfohlen.

[65]Auch metatheoretische Annahmen, die sich bei Strauss & Corbin im Kodierparadigma niederschlagen und bei Glaser in Kodierfamilien widerspiegeln (siehe hierzu Strübing 2008), machen deutlich, dass eine uneingeschränkte Offenheit in der Forschungspraxis kaum möglich ist.

werden in der Grounded Theory an die Forschenden drei zentrale Forderungen gerichtet.

1. Der Untersucher/die Untersuchende hat „die Aufgabe, sein [ihr] begrifflich-
   analytisches Vorwissen zu explizieren" (Krieger 2003: 35).

2. Während des Forschungsprozesses werden verschiedene „Dezentrierungs- und
   Selbstreflexions-Techniken" angewandt, um „die eigene Person des Forschers im
   sozialwissenschaftlichen Erkenntnisprozess zu thematisieren und im Verhältnis
   zum Gegenstand zu analysieren" (Breuer 2010: 123).

3. Um dem Feld bestehende theoretische Vorannahmen nicht aufzudrängen, bleibt
   eine Überprüfung der fallbezogenen Relevanz in den Daten unbedingt notwendig
   (vgl. Strübing 2008: 70).

Durch die Explikation des Vorwissens wird es den Lesenden möglich, die Deutungen
und Interpretationen des empirischen Materials in das subjektive Vorverständnis der
Forschenden einzubetten. Techniken der Dezentrierung[66] stellen jedoch sicher, dass die
Forschenden ihren subjektiven Zugang zum Forschungsgegenstand permanent hinterfragen, stets eine Offenheit gegenüber neuen Erkenntnissen bewahren und somit ihre
eigenen Vorannahmen immer auch zu revidieren vermögen. Mit der zweiten Forderung
wird daher sichergestellt, dass die Theoriebildung gegenstandsverankert bleibt. Es
sollte über den ganzen Forschungsprozess die Bereitschaft bestehen, sich von Vorannahmen zu lösen und durch das Material neue Denkansätze zu generieren. Priorität hat
stets die materialgeleitete Entwicklung der Theorie. Bestehende Theorien können in die
eigene gegenstandsverankerte Theorie eingebaut werden, „sofern diese sich für die
Daten in Ihrer Studie als angemessen erweisen" (Strauss & Corbin 1996: 32). Strauss
und Corbin legen den Forschenden nahe, eine Forschung nicht mit bestehenden Kategorien oder Variablen zu beginnen. Erst wenn sich bestimmte Kategorien in den eigenen
Daten als bedeutsam erweisen, soll auch auf bestehende Theorien zurückgegriffen
werden (vgl. ebd.: 33). Damit ergibt sich für die vorliegende Arbeit die Möglichkeit, die
Anschlussfähigkeit der Grounded Theory an bestehende Theorien in der Erziehungswissenschaft zu sichern und sie gleichzeitig weiterzuentwickeln. Der Entwurf einer gänzlich
neuen Theorie oder von Theoriebestandteilen steht den Forschenden zusätzlich offen.
Die drei Forderungen leiten einen zirkulären Prozess an. Das Vorverständnis beeinflusst
zunächst die empirische Arbeit, die Angemessenheit von Theorien und die Stimmigkeit
des Vorwissens müssen dann fortwährend am empirischen Material überprüft werden.

---

[66]Die Techniken werden in Kapitel 6 anhand der eigenen Forschungsarbeit expliziert.

### 5.3.2. Kodierprozess und Kategorienbildung

Die systematische Auswertung der Daten erfolgt in der Grounded Theory in drei Analyseverfahren: das offene, das axiale und das selektive Kodieren. Unter Kodieren wird die Benennung oder Etikettierung von Phänomenen verstanden, die in den Daten zu finden sind, sodass ähnliche Phänomene gruppiert und auffällige, abnorme oder einzigartige markiert werden können. „Wesentlich ist beim Kodieren, dass es nicht einfach um eine Benennung geht, sondern bereits um einen Zusammenhang, nicht um Paraphrase, sondern um ein theoretisches Konzept" (Przyborski & Wohlrab-Sahr 2010a: 204).

Offenes Kodieren

Während des ersten Schritts – dem offenen Kodieren – werden die Daten „aufgebrochen", intensiv untersucht und miteinander verglichen (vgl. Strauss & Corbin 1996: 44). Die Analyse erfolgt zunächst Wort für Wort und später in kleineren oder größeren Sinneinheiten – einer Phrase, einem Satz oder Absatz. „Beim Fortgang der Analyse wird man auf ähnliche Phänomene stoßen, die unter demselben Konzept gefasst werden können. Im Verlauf der Forschung kommen neue Konzepte hinzu, und die Konzepte werden im Zuge der Weiterentwicklung der Theorie abstrakter" (Przyborski & Wohlrab-Sahr 2010b: 195). Für die gefundenen Konzepte werden treffende Bezeichnungen gesucht, dabei können „In-Vivo-Kode"-Namen, bei denen die Wortwahl der Interviewten direkt übernommen wird, oder „geborgte Kode-Namen" mit Rückgriff auf das Vorwissen der Forschenden (vgl. Mey & Mruck 2009: 115) für ein Phänomen passend sein.

Nach einer vorläufigen Konzeptualisierung der Daten werden die Konzepte in Kategorien überführt. Das heißt, Konzepte, die sich auf ein Phänomen beziehen, werden auf einer höheren, abstrakteren Stufe aggregiert. Bewähren sich die Kategorien im Laufe der weiteren Datenerhebung und -auswertung, werden sie zu Ecksteinen der sich entwickelnden gegenstandsverankerten Theorie (vgl. Przyborski & Wohlrab-Sahr 2010b: 195). Dabei werden die Kategorien durch die Beschreibung ihrer Eigenschaften (Charakteristika oder Kennzeichen einer Kategorie) und Dimensionen (Anordnung einer Eigenschaft auf einem Kontinuum) ausdifferenziert (vgl. Strauss & Corbin 1996: 50f.).

Axiales Kodieren

In dem darauffolgenden nächsten Analyseverfahren, dem axialen Kodieren, werden die Beziehungen zwischen den gefundenen Konzepten und Kategorien näher bestimmt.

Wie am Anfang dieses Kapitels beschrieben, fokussiert die Grounded Theory auf Handlungen und Interaktionen. „Ob man Individuen, Gruppen oder Kollektive untersucht, immer gibt es Handlung und Interaktion, die auf ein Phänomen gerichtet ist, auf den Umgang mit ihm und seine Bewältigung, die Ausführung oder die Reaktion darauf, wobei das Phänomen immer in einem Kontext oder unter einem spezifischen Satz von Bedingungen auftritt" (Strauss & Corbin 1996: 83). Ausgehend von diesen Voraussetzungen des interaktionalen Handelns setzen Strauss und Corbin das sogenannte paradigmatische Modell ein, um Daten systematisch zu analysieren. Der Einsatz des paradigmatischen Modells ist auf das Entwickeln und In-Beziehung-Setzen von Kategorien (vgl. ebd.: 86) ausgelegt. Konkret werden die ursächlichen Bedingungen, der Kontext, die intervenierenden Bedingungen, die Handlungs- und Interaktionsstrategien und deren Konsequenzen für ein Phänomen kodiert (vgl. ebd.: 78ff.). Die Begriffe werden wie folgt konkretisiert:

Tabelle 1: Begriffserklärungen zum paradigmatischen Modell

| Phänomen | Das *Phänomen* ist ein Ereignis o. Ä., auf das „eine Reihe von Handlungen oder Interaktionen gerichtet ist, um [es] zu kontrollieren oder zu bewältigen oder zu dem die Handlungen in Beziehung stehen" (Strauss & Corbin 1996: 75). |
|---|---|
| Ursächliche Bedingungen | *Ursächliche Bedingungen* verweisen nach Strauss und Corbin (1996) „auf die Ereignisse oder Vorfälle, die zum Auftreten oder zu der Entwicklung eines Phänomens führen." (Strauss & Corbin 1996: 79). |
| Handlungs- und Interaktionsstrategien | *Handlungs- und Interaktionsstrategien* sind auf den Umgang mit dem Phänomen gerichtet. Sie können die Bewältigung des Phänomens betreffen oder auch eine Reaktion auf dieses darstellen (vgl. Strauss & Corbin 1996: 83). |
| Kontext | Der *Kontext* stellt „den besonderen Satz von Bedingungen dar, innerhalb dessen die Handlungs- und Interaktionsstrategien stattfinden, um ein spezifisches Phänomen zu bewältigen, damit umzugehen, es auszuführen und darauf zu reagieren." (Strauss & Corbin 1996: 81) |

| Intervenierende Bedingungen | *„Intervenierende Bedingungen* sind die breiten und allgemeinen Bedingungen, die auf Handlungs- und interaktionale Strategien einwirken" (Strauss & Corbin 1996: 82). Darunter fallen zum Beispiel der sozialökonomische Status, die Karriere oder die individuelle Biografie. |
|---|---|
| Konsequenzen | „Handlung und Interaktion, die als Antwort auf oder zum Bewältigen eines Phänomens ausgeführt werden, bewirken bestimmte *Ergebnisse oder Konsequenzen*" (Strauss & Corbin 1996: 85, Hervorh. i. Orig.). |

Ziel des axialen Kodierens ist es, erklärende Konzepte für das untersuchte Phänomen – wie der Begriff axial impliziert – entlang einer Achse auszurichten. Das heißt, eine oder mehrere Kategorien zu finden und sie dann „in ihren zeitlichen und räumlichen Beziehungen, Ursache-Wirkungsbeziehungen, Mittel-Zweck-beziehungen, argumentativen, motivationalen Zusammenhängen" auszuarbeiten (Böhm 1994: 130). „Bei der Auswahl der Kategorien, die in den Mittelpunkt solcher Überlegungen gestellt werden, sind im Wesentlichen die sich abzeichnende Relevanz für das Untersuchungsproblem und das anscheinend bestehende Ausmaß der funktionellen Verwobenheit mit anderen Kategorien zu berücksichtigen" (Krieger 2003: 38). Die ausgewählten Kategorien besitzen einen besonders hohen Erklärungswert. Ihre Verbindungen stellen die Grundpfeiler der Theorie dar.

Das offene und das axiale Kodieren sind nicht als getrennte Prozesse zu betrachten. Vielmehr finden die Kodierarten im Wechsel statt, wobei das axiale immer auf dem offenen Kodieren aufbaut. Während des Auswertungsprozesses werden permanent neue Daten eingearbeitet und somit neue Konzepte generiert, ausdifferenziert, modifiziert oder verworfen. Während des ganzen Prozesses werden die Ergebnisse als vorläufig betrachtet.

Selektives Kodieren

Beim selektiven Kodieren, dem dritten Analyseschritt, stehen die Auswahl einer *Kern*kategorie sowie das *„Verbinden der ergänzenden Kategorien rund um die Kernkategorie mit Hilfe des Paradigmas"* (Strauss & Corbin 1996: 95; Hervorh. i. Orig.) im Vordergrund. Kernkategorien „sollen möglichst viele Beziehungen zu anderen Kategorien haben, möglichst vielfältig und treffend den Forschungsgegenstand erklären, häufig im Datenmaterial auftauchen" (Zorn 2010: 127). Ziel ist es, das Zusammenwirken der vielfältigen Einflussfaktoren zu erklären und gleichzeitig den prozessualen Charakter der Analyse zu berücksichtigen. Durch das selektive Kodieren lässt sich eine Theorie, ein

systematisch entwickeltes „Bild der Wirklichkeit" (Strauss & Corbin 1996: 95) auf Basis
der empirischen Daten darlegen. Die Analyse ist zu diesem Zeitpunkt „stärker auf
theoretische Integration ausgerichtet und damit sehr viel selektiver" (Przyborski &
Wohlrab-Sahr 2010a: 205).

### 5.3.3.  Theoretisches Sampling

Das Sampling, die Auswahl der Stichprobe oder hier konkreter der Interviewpart-
nerInnen, wird in dem Verfahren der Grounded Theory theoretisch begründet. Dieser
Ansatz verlangt, dass Erhebung und Auswertung keine aufeinander folgenden separaten
Verfahren darstellen, sondern zirkulär angelegt sind und sich gegenseitig beeinflussen.
Mit der Auswertung wird bereits nach der Erhebung des ersten Interviews begonnen –
es werden Konzepte gebildet, Memos geschrieben und erste Hypothesen formuliert (vgl.
Legewie & Schervier-Legewie 2004: 59). Die ersten, vorläufigen Ergebnisse beeinflussen
den Verlauf des Forschungsprozesses. Sie können die Auswahl der nächsten Inter-
viewpartnerInnen eingrenzen, zu einer Modifikation des Interviewleitfadens oder des
Erkenntnisinteresses (der Fragestellung) führen (vgl. Strauss & Corbin 1996: 57). Im
Wechselspiel beeinflussen sich auf diese Art immer wieder Auswertung und Erhebung.
Entscheidend ist, dass das theoretische Sampling auf der „Basis der sich entwickelnden
theoretischen Relevanz der Konzepte" (ebd.: 150, Hervorh. i. Orig.) stattfindet. Bestimmte Konzepte können an Relevanz gewinnen, weil sie „wiederholt auftauchen", „ganz
offensichtlich abwesend" sind, einen hohen Erklärungswert für das Phänomen besitzen
oder den höherwertigen Status einer Kategorie annehmen (vgl. ebd.: 149). Gesampelt
werden dann nicht bestimmte Personen, sondern Situationen, bestimmte Vorkommnis-
se oder Schilderungen, um diese Konzepte und Kategorien weiterzuentwickeln, zu
prüfen und die theoretische Dichte der Kategorien sicherzustellen. Es geht „um eine
kontinuierliche Abfolge induktiver und deduktiver Schritte, insofern sich Datenerhebung und Hypothesengenerierung (induktiv), neue, theoriegeleitete Datenerhebung
aufgrund dieser Hypothesen (deduktiv) und entsprechend Prüfung sowie Elaborierung
der theoretischen Konzepte usw. abwechseln" (Przyborski & Wohlrab-Sahr 2010a:
192). Zu Beginn steht das „offene Sampling" (Strauss & Corbin 1996: 153) im Vordergrund. An diesem Punkt wird das Ziel verfolgt, möglichst viele Konzepte mit ihren
Eigenschaften und Dimensionen zu entdecken. Die Konzepte und Kategorien werden
weiter elaboriert, indem neue erkenntnisversprechende Daten generiert werden oder in
vorhandenen Daten nach weiteren, auch kontrastierenden Informationen gesucht wird.

Das Theoretische Sampling hat im fortgeschrittenen Untersuchungsverlauf insbesondere auch die Funktion, offene Fragestellungen zur Kernkategorie und ihre Verbindungen zu den „ergänzenden" Kategorien zu klären; es soll überprüft werden, inwieweit die bis dahin entwickelte Theorie „gesättigt" ist: Durch bewusstes Aufsuchen von möglichen Kontrastfällen soll überprüft werden, inwieweit das erarbeitete Theoriegebäude ausreichend stabil ist, um auch solche besonderen Fälle zu erklären. (Krieger 2003: 40)

Im fortschreitenden Analyseprozess wird das „diskriminierende Sampling" (vgl. Strauss & Corbin 1996: 158) wichtiger, in dem es um die theoretische Sättigung einer Kategorie geht. Die Relevanz und Bedeutung der Kategorien konsolidieren sich und werden zu einem festen Bestandteil der gegenstandsverankerten Theorie.

### 5.3.4. Methodische Werkzeuge

Strauss und Corbin geben den Forschenden verschiedene Techniken für die Auswertung ihrer Daten an die Hand, um das abstrakte Denken über die vorliegenden Daten zu forcieren und Entscheidungen im Forschungsprozess zu dokumentieren (vgl. Strauss & Corbin 1996: 170f.). Darunter fallen zum Beispiel das Stellen der sogenannten W-Fragen (Wer? Wann? Wo? Was? Wie? Wie viel? Warum?), das dem Aufbrechen der Daten dient (vgl. ebd.: 57ff.), die Methode des permanenten Vergleichs (vgl. ebd.: 66ff.) und das Schreiben theoretischer Memos von Beginn des Forschungsprozesses an. Zur intensiven Auseinandersetzung mit den Daten empfehlen Strauss und Corbin außerdem die Flip-Flop-Technik, das heißt, das Konzept „auf den Kopf stellen und sich genau das Gegenteil vorstellen" (ebd.: 64) oder „das Schwenken der roten Fahne" bei auffälligen Beschreibungen mit Worten wie „nie" oder „immer" etc. (vgl. ebd.: 70f.).

Die Analysewerkzeuge dienen vorrangig dazu, übliche Denkpfade zu verlassen (ebd.: 69), die Tiefe der Daten zu entdecken und Selbstverständliches zu hinterfragen (vgl. ebd.: 71). Sie helfen somit auch dabei, den grundlegenden Prinzipien qualitativer Forschung gerecht zu werden.

Die Methode des permanenten Vergleichs ist ein elementarer Bestandteil der Grounded Theory und essenziell für die Suche nach Konzepten und ihre Kategorisierung. Bei dieser Methode werden immer wieder Phänomene, Konzepte und Kategorien hinsichtlich ihrer Differenzen und Ähnlichkeiten verglichen. Vergleiche können innerhalb von zwei oder mehr Phänomenen (vgl. ebd.: 66ff.), zwischen zwei oder mehr Kontrastfällen bzw. Minimalvergleichen oder zwischen den eigenen und den Konzepten aus der Forschungsliteratur (vgl. ebd.: 67) gezogen werden. Der permanente Vergleich führt auf der einen Seite dazu, Konzepte in ihren Ausprägungen zu präzisieren, divergente Formen oder Kontrastbeispiele aufzuspüren und Variationen der Konzepte zu finden.

Auf der anderen Seite führt die Methode dazu, theoretische Annahmen auf ihre Robust-heit zu testen und theoretische Konstrukte zu verifizieren oder zu verwerfen. Gleichzei-tig werden bei diesem Verfahren die Voraussetzungen der Variationen präzisiert (vgl. Przyborski & Wohlrab-Sahr 2010a: 199f.).

Zentrale Begriffe und Verfahrensweisen in der Grounded Theory wurden in diesem Kapitel vorgestellt und dienen als Grundlage, um im Folgenden das Vorgehen in der eigenen Studie zu erklären.

## 6. Vorgehensweise in dieser Forschungsarbeit

Einen ersten Überblick über das methodische Vorgehen in der vorliegenden Arbeit gibt Abbildung 2. Die zentralen Schritte werden darauf basierend in den folgenden Abschnitten einzeln erläutert.

### 6.1. Entwicklung erster Hypothesen und des Forschungsdesigns

Das Interesse am Thema exzessive Computernutzung wurde durch die Mitarbeit im Forschungsprojekt EXIF geweckt. Durch die diskussionsreiche Konzeption der Studie, die intensive Auseinandersetzung mit dem Forschungsstand und den verschiedenen, kontroversen Positionen zum Thema sowie durch die gruppenbasierte Auswertung der verschiedenen Forschungsmodule und die Auseinandersetzung mit der Thematik in meiner Diplomarbeit wuchsen das persönliche Interesse und die theoretische Sensibilität für den Forschungsbereich der exzessiven Computernutzung (vgl. Kapitel 1.1). Immer wieder wurde während der Auseinandersetzung mit exzessiver Computernutzung deutlich, dass das Phänomen unpräzise beschrieben, pathologisiert oder bagatellisiert wird (vgl. Kapitel 2.2). Diese Unschärfe legte nahe, dem Forschungsgegenstand noch einmal mit erhöhter theoretischer Sensibilität zu begegnen, Vorab-Definitionen zu vermeiden und die Empirie sprechen zu lassen. Vor diesem Hintergrund erschien der Methodenstil der Grounded Theory als besonders passend. Denn dieses Konzept „ist insbesondere geeignet für relativ wenig untersuchte Forschungsbereiche bzw. für Bereiche, in denen ein Mangel an theoretischer Aufarbeitung von empirischen Ergebnissen besteht" (Krieger 2003: 32).

Von Beginn an war es ein Anliegen dieser Studie, das Forschungsfeld der exzessiven Internetnutzung aus der Perspektive von Betroffenen zu erforschen. Die betroffenen Jugendlichen und ihre Eltern selbst sollten beschreiben, welches Internetnutzungsverhalten sie als exzessiv, problematisch oder pathologisch wahrnehmen, und daran anschließende Probleme benennen. In Anlehnung an das Thomas-Theorem[67] (vgl. Thomas 1965) wurde dabei unabhängig von einer standardisierten Diagnosemöglichkeit davon ausgegangen, dass ein Nutzungsverhalten von Computerspielen schon Konfliktpotenzial für die Familien enthält, wenn es von Eltern und/oder Jugendlichen als problematisch oder pathologisch *bewertet* wird. „Denn die subjektive Wahrnehmung eines Problems steuert das Verhalten, und nicht seine Messbarkeit" (Kammerl et al. 2012: 33).

---

[67]Thomas beschreibt diesen Umstand mit den Worten: „Wenn die Menschen Situationen als real definieren, so sind auch ihre Folgen real" (Thomas 1965: 112).

Abbildung 2: Überblick über den Forschungsverlauf

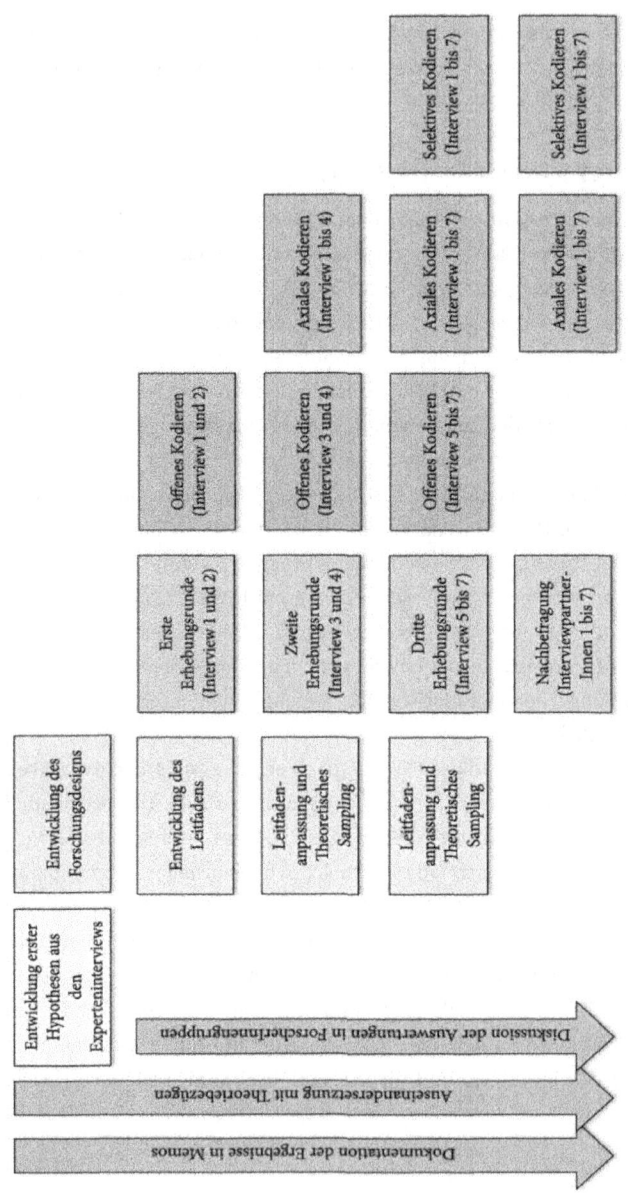

Innerhalb einer Familie und besonders zwischen den Generationen kann die Problemwahrnehmung sehr unterschiedlich ausfallen (vgl. ebd.: 116). Die subjektive Perspektive
von Eltern und Kindern wird aus diesem Grund unabhängig voneinander erhoben. Die
Aussagen von Eltern und Jugendlichen lassen sich dann miteinander in Bezug setzen.
Mit der Konzeption der Studie wird das Ziel verfolgt, lebensweltnahe Daten zu erheben
und sie aus der Perspektive der Betroffenen heraus zu analysieren.

Wie einleitend beschrieben, führte die intensive Auseinandersetzung mit den Experteninterviews im Forschungsprojekt EXIF zur Konkretisierung der Fragestellung dieser
Arbeit. Induktiv ließ sich die Wichtigkeit von Autonomie und Verbundenheit im Kontext
der exzessiven Mediennutzung in den Daten entdecken. Motivation für das eigene
Forschungsprojekt war es, diesen in den Experteninterviews fallunspezifisch dargestellten Zusammenhängen zwischen der exzessiven Computer- und Internetnutzung und
den familialen Strukturen genauer auf den Grund zu gehen.

## 6.2. Theoriebezüge und theoretische Sensibilität

Die Auseinandersetzung mit theoretischen Konzepten zum Thema Autonomie und
Verbundenheit erfolgte parallel zur Konzeption der Studie sowie zu den Erhebungen
und Auswertungen der Interviews und diente der Verbesserung der theoretischen
Sensibilität. Die Darstellung der Theorie in Kapitel 0 ist als Ergebnis des zirkulären
Prozesses von Literaturstudium und empirischer Arbeit zu betrachten und wurde nicht
vorab ausgearbeitet. Letztlich führte das Theoriestudium zum Thema Autonomie und
Verbundenheit zur verstärkten Auseinandersetzung mit Individuationstheorien. Diese
konnten als „sensibilisierende Konzepte" (Legewie & Schervier-Legewie 2004: 43)
genutzt werden. Ihre Relevanz wurde in den vorliegenden Daten geprüft und ihre
Ausprägungen wurden gegenstandsverankert präzisiert.

Sowohl die Arbeit im Forschungsprojekt EXIF als auch das spezifische Studium unterschiedlicher Literatur und die eigene Bildungsbiografie führen, wie oben beschrieben,
gleichzeitig zu einer erhöhten theoretischen Sensibilität sowie zu einer „Einschränkung
des Blickfeldes". Um dieser Einschränkung so wenig Raum wie möglich zu gewähren,
wurden die drei oben genannten Kriterien – Explikation, Diskussion und gegenstandsverankerte Theoriebildung – zur Gütesicherung genutzt.

Sie werden wie folgt konkretisiert:

Explikation des Vorwissens
Die Explikation des Vorwissens erfolgt in den Kapiteln „Problematische Onlinespiele-
Nutzung?", „Jugend aus psychologischer, pädagogischer und soziologischer Perspektive"

sowie „Individuation – ein Zusammenspiel aus Identitäts- und Beziehungsentwicklung" (Kapitel 2 bis 4). Hinsichtlich aufgeladener Forschungsgegenstände, wie es das Jugendalter betrifft, können die inzwischen zahlreichen Blickwinkel auf diese Lebensphase als sensibilisierende Konzepte sehr hilfreich sein. Forschungsergebnisse über „Internetabhängigkeit" oder „exzessive Mediennutzung" werden ebenfalls aufgearbeitet und zur Sensibilisierung genutzt, doch insbesondere sollte eine offene Haltung bei der Auswertung der eigenen Daten dazu beitragen, den Blick auf den Forschungsgegenstand noch zu erweitern. Über jüngere Forschungsgegenstände liegen schlicht weniger komplexe und mehrperspektivische Erkenntnisse vor, daher bedarf es einer sehr wachen Haltung gegenüber Widersprüchen und Neuentdeckungen.

Diskussion als Technik zur Dezentrierung

Zur Dezentrierung wurden verschiedene Foren zur Diskussion des Forschungsvorgehens und Interview-Interpretationen genutzt. Darunter das Vorstellen der eigenen Arbeit in einem Workshop zur Grounded Theory von Prof. Dr. Franz Breuer, die Diskussion von Interviewausschnitten in einem Forschungskolloquium von Prof. Dr. Rudolf Kammerl an der Universität Hamburg sowie das fortlaufende, gemeinsame Interpretieren in einer selbst initiierten DoktorandInnengruppe zur Grounded Theory.

Gegenstandsverankerte Theoriebildung

Die Relevanz von Autonomie und Verbundenheit im Zusammenhang mit der exzessiven Computernutzung wurde induktiv aus den Experteninterviews ermittelt. Wie die Ausprägungen von Autonomie und Verbundenheit beschaffen sind und wie sie generell inhaltlich zu präzisieren sind, wurde vor der Auswertung der eigenen Daten zunächst offengelassen. Die Begriffe sollten ihre genaue Bedeutung erst anhand der eigenen empirischen Daten gewinnen und nicht anhand bestehender theoretischer Vorannahmen. Die Auseinandersetzung mit Individuationstheorien war eine Stütze, um spezifische Themen in den Interviews zu erkennen und Zusammenhänge zu deuten, sie wurden nicht vorab als gegeben hingenommen, sondern bestätigten sich in den Daten oder wurden durch sie modifiziert.

### 6.3. Das Interviewverfahren und die Entwicklung der Leitfäden

[W]eil eine wichtige Besonderheit eines qualitativen Ansatzes darin besteht, dass Verfahren nicht einfach „übernommen" werden können, sondern sie bedürfen der kontinuierlichen Rückkopplung an den untersuchten Gegenstand und den jeweiligen Untersuchungskontext – ebendas meint, dass jede *Anwendung* qualitativer Methoden im eigentlichen Sinne Methoden*entwicklung* ist; und nicht: jedes Mal aufs Neue ein Verfahren zu *er*finden. (Mey 2005: 7, Hervorh. i. Orig.)

Hinsichtlich der markanten Entscheidungen, die jede Interviewerhebung einfordert, orientiert sich die eigene Studie an der Empfehlung Meys, kein Verfahren schlicht zu übernehmen, sondern die Methodenentwicklung am Forschungsgegenstand zu orientieren.

Das Forschungsinteresse bestimmt dabei die Konstruktion des Leitfadens (als standardisiert, offen oder teilstrukturiert), das Verhalten der Interviewenden, die möglichst wenig oder lediglich gesprächsfördernd am Diskussionsverlauf teilnehmen, und damit die Art des generierten Interviewtextes. Empirische Grundlage dieser Studie bilden zum einen Experteninterviews mit Personen, die in ihrem beruflichen Alltag mit Familien wegen exzessiver oder suchtartiger Mediennutzung arbeiten, und zum anderen eine Form episodischer Interviews mit Söhnen und ihren Mütter, zwischen denen seit Längerem ein Konflikt wegen der übermäßigen Mediennutzung existiert.

Als wegweisend für die Entwicklung der Forschungsfrage stellten sich die 15 in der EXIF-Studie erhobenen leitfadengestützten Interviews mit ExpertInnen aus therapeutischen und beratenden Einrichtungen heraus. Diese lagen bereits in transkribierter Form vor. ExpertInnen haben Kontakt zu vielen unterschiedlichen Familien und können somit ein fallübergreifendes Bild über die Probleme in betroffenen Familien zeichnen. Experteninterviews versprechen daher eine „konkurrenzlos dichte Datengewinnung gegenüber anderen Erhebungsformen" (Bogner & Menz 2009: 8). Die interviewten Personen zeichnen sich durch ihr professionalisiertes pädagogisches, psychologisches oder medizinisches Wissen aus.

Während die Experteninterviews vorrangig für die Generierung der Forschungsfrage herangezogen wurden, stellen die episodischen Interviews mit männlichen Jugendlichen und ihren Müttern die eigentliche Datenbasis dieser Arbeit dar. Nur durch den direkten Kontakt zu den Betroffenen konnten Daten generiert werden, die Gegenstandsnähe versprechen. Die Verfahrensweise in episodischen Interviews nach Flick (2011) wurde für die Befragung der Familien als besonders geeignet bewertet und entlang des eigenen Forschungsprozesses modifiziert. In dieser Interviewform bestehen die Leitfäden sowohl aus erzählgenerierenden Fragen als auch aus zielgerichteten Fragen, in denen alle themenrelevanten Aspekte berücksichtigt werden können. Dadurch wird gewährleistet, dass die Wirklichkeitsdarstellung der Interviewten erfasst wird, und gleichzeitig können die Forschenden dem spezifischen Erkenntnisinteresse anhand des Leitfadens nachgehen. Ziel ist es, zum einen Zugang zu semantischem Wissen über Begriffe und ihre Beziehungen zueinander und zum anderen zu episodischem Wissen, also die Erinnerung an Situationen, zu erhalten (vgl. Flick 2011: 273).

In der eigenen Erhebung konnte so das Verständnis der Familienmitglieder von exzessiver oder suchtartiger Internetnutzung konkretisiert werden. Gleichzeitig wurde

insbesondere auf episodische Erzählungen Wert gelegt. Auf diesem Weg werden
verschiedene Formen des Alltagswissens angesprochen, sodass Erzählaufforderungen
zu Schilderungen von thematisch relevanten Situationen oder wiederkehrenden
Erlebnissen („Repisoden") führen. Insbesondere für Jugendliche scheint die Interviewform geeignet, weil Erzählungen ihnen nicht fremd sind und Transferleistungen nicht im
Vordergrund stehen. Hinzu kommt, dass Familie sich im Alltag konstituiert[68] und durch
Interaktionen und Routinen hergestellt wird. Die Beschreibungen von typischen
Interaktionen und Situationen aus der Perspektive der Mutter und des Sohnes erscheinen vielversprechend, um letztlich die Problemsituation und Beziehungskonstellation
zwischen Sohn und Mutter erforschen zu können. Da Interviews sowohl mit Jugendlichen als auch mit ihren Müttern geführt wurden, konnten die jeweiligen Erzählaufforderungen erstens in den Leitfäden abgeglichen und die Situationserzählungen aus
Sicht des Jugendlichen und aus Sicht eines Elternteils bei der Auswertung gegenüberge-
stellt werden. Zweitens konnten Differenzen in den subjektiven Definitionen, Situations-
interpretationen und -wahrnehmungen sowie Wünsche und Bedürfnisse sichtbar
gemacht werden.

Zunächst wurde der Leitfaden in drei Phasen unterteilt. Für die „Warm-up"-Phase zu
Beginn des Interviews wurde eine offene Frage gestellt, die auf leicht abrufbares Wissen
abzielte, um den InterviewpartnerInnen den Einstieg in das Erzählen zu erleichtern. Es
folgte der Hauptteil, indem zunächst vorrangig auf Erzählungen von Alltagssituationen
abgezielt wurde, um dann auf die vertraulicheren Fragen zur Beziehungsqualität von
Mutter und Sohn zu kommen. Zum Ausklang wurden noch einmal soziodemografische
Fragen gestellt und die Möglichkeit eingeräumt, Themen eigeninitiativ anzusprechen.
Die grobe Gliederung orientiert sich an den Empfehlungen von Reinders (2005), der
sich insbesondere mit den Spezifika von qualitativen Interviews mit Jugendlichen
auseinandersetzt. Bei der Erstellung des Leitfadens wurde reflektiert, welche Frageform
bestimmte Antwortformen generiert – welche Textsorte sie evoziert, auf welche
Wissensform sie abzielt und welche Relevanz dem Thema für die Beantwortung der

---

[68]Zur Familie als Herstellungsleistung siehe Jurczyk, Lange & Thiessen 2010.

Fragestellung zukommt. [69] Die jeweilige Frageform wurde den jeweiligen Zielen angepasst (vgl. ebd.: 164ff.; Richartz 2008: 3ff.). Der Leitfaden diente in der Interviewsituation jedoch primär als Gedächtnisstütze, um sicherzustellen, dass alle relevanten Fragen
gestellt wurden. Den Interviewten wurde sehr viel Raum gegeben, um selbst themati-
sche Schwerpunkte zu wählen und Situationen eigeninitiativ zu beschreiben.[70]

Die Modifikation der Fragestellungen sowie das spezifische Nachfragen während der
Befragung sind Bestandteile des episodischen Interviews (vgl. Lamnek 2005: 362ff.).
Um Unsicherheiten und Irritationen zu vermeiden, treten die Interviewenden nicht als
„neutraler Beobachter" auf, sondern nehmen mit aller Vorsicht am Interviewverlauf teil.
Dabei wird der Empfehlung gefolgt, „sich den Modi alltäglicher Kommunikation anzunä-
hern, [um] die Gesprächssituation zu entspannen" (Schorn 2000: Abs. 3).

Es entstanden neun Themenblöcke, die in den Interviews mit der Mutter und dem Sohn,
je nach Interviewverlauf, in verschiedener Reihenfolge thematisiert wurden. Die
Themenblöcke in der ersten Fassung des Leitfadens (Interview Nowak und Weber)
waren:

- Problembeschreibung

- Mediennutzung der Eltern/des Sohnes

- Medienerziehung

- Streit und Aushandlungsprozesse

- Problemlöseversuche und Gründe

- Beziehung zu den Eltern/zum Sohn

---

[69]Eine praxisorientierte Anleitung zur Konstruktion von Leitfäden und dem Einsatz in der Interviewsituation ist bei Richartz (2008) zu finden. Er expliziert, mit welchen Frageformen generalisierte Verlaufsbe-
schreibungen, Erzählungen oder Argumentationen erreicht werden. Er verweist zusätzlich auf die
Notwendigkeit der Auseinandersetzung mit der kognitiven Repräsentation eines Themas bei den
Interviewten: „Verschaffe Dir Klarheit darüber, wie das, was Du erfahren willst, beim Befragten kognitiv
repräsentiert ist!" (ebd.: 5). Die Balancierung von kognitiver Repräsentation, evozierter Textsorte und
Ziel der Frage wurde bei der Konstruktion des Leitfadens angestrebt. Reinders unterscheidet in seinem
Text den „Grad der Strukturierung der Fragen" (Reinders 2005: 164), die so mehr oder weniger gezielte
bzw. offene Antworten hervorrufen. Zusätzlich wird auf die Zeitperspektivität der Fragen aufmerksam
gemacht, also dass nicht nur nach aktuellen, sondern auch nach vergangenen oder zukünftigen Situationen gefragt werden sollte. Er macht außerdem auf die Bedeutung der Einfachheit der Formulierung
aufmerksam (ebd.: 167f.). So ist es Aufgabe der Forschenden, komplexe Begrifflichkeiten und Themen in
die Sprache der Interviewten zu übersetzen.
[70]Dass die Interviewenden eine objektive Haltung annehmen oder versuchen, neutral zu bleiben, ist nur
bedingt möglich. Unumgänglich beeinflusst die Präsenz der Forschenden sowie die initiierte Situation
des Interviews auch das Gesprächsverhalten der Interviewten. Sympathien und Antipathien werden
auch bei neutraler Haltung geweckt. Für die Interviewenden besteht daher vor allem die Möglichkeit,
eine möglichst angenehme Gesprächssituation herzustellen, soweit dies möglichst wenig Einfluss auf die
Relevanzsetzungen der Interviewten nimmt und für das Forschungsinteresse förderlich ist. Ratsam
erscheint nicht die neutrale Haltung der InterviewerInnen, sondern eine akzeptierende und interessierte
Haltung.

- Erziehung

- Zufriedenheit mit anderen Lebensbereichen

- Angaben zur Person und Familienstruktur

In den folgenden Interviews wurde der Fokus auf die Schilderungen über Streitigkeiten und Aushandlungsprozesse gerückt, denn diese erwiesen sich in den Auswertungen als aufschlussreich.

### 6.4. Interviewerhebungen und Transkription

In einem telefonischen Vorgespräch wurde zunächst die Situation in der Familie kurz geschildert. Ziel war es, abzusichern, dass die Situation der Befragten sich auch mit dem eigenen Forschungsinteresse deckt. Um oberflächliche oder kurzzeitige Problematiken auszuklammern, sollten zum Zeitpunkt der Befragung zwischen Mutter und Sohn mindestens über ein halbes Jahr Differenzen wegen der exzessiven Mediennutzung bestanden haben. Aufgrund der Vorgespräche kam es in zwei Fällen dazu, dass ein Interview abgelehnt wurde, da es sich um Mütter handelte, die digital-interaktiven Medien mit einer ausgeprägten Skepsis begegneten und das Mediennutzungsverhalten ihrer Kinder generell als problematisch zu bewerten schienen. In den anderen Vorgesprächen wurde nach einer ersten Problembeschreibung die Bereitschaft für ein Interview erfragt und ein Termin vereinbart. In fünf der sieben Fälle wurden die Interviews bei den Familien zu Hause, eines der Interviews in einer Beratungsstelle und ein weiteres in den Büroräumen der Universität Hamburg geführt. Den Familien wurde eine Aufwandsentschädigung von 50 Euro angeboten.

Die Reihenfolge der Befragung war so angelegt, dass die Jugendlichen zuerst interviewt wurden, um ihnen vorab eine Positionierung zu ermöglichen und ihnen so die Situation zu erleichtern. Die Interviews wurden nach eingeholtem Einverständnis aufgezeichnet und dauerten bei den Jugendlichen im Durchschnitt 65 Minuten (min.: 45 Minuten und max.: 84 Minuten) und bei den Müttern 79 Minuten (min.: 62 Minuten und max.: 136 Minuten). Unmittelbar nach jedem Interview wurde ein Postskriptum erstellt, in dem die Wohnsituation der Familie, die Interaktionen vor und nach dem Interview sowie die Eindrücke während der Interviewsituation festgehalten wurden. Dazu gehören auch Beschreibungen der Gesprächsatmosphäre, des Vertrauensverhältnisses sowie sonstige positive und negative Eindrücke.

In der ersten Erhebungsphase wurden zunächst zwei Familien interviewt. Es folgten drei weitere Erhebungsphasen, in denen jeweils ein bis zwei Familien befragt wurden. Der Abstand zwischen den Erhebungsphasen betrug ein bis fünf Monate. Direkt nach jeder Erhebung wurden die Tonbandaufnahmen vollständig transkribiert, um sie für die computergestützte Analyse mit dem Programm MAXQDA aufzubereiten. Dabei wurde entlang der Transkriptionsregeln (vgl. Legewie & Paetzold Teske 1996) darauf geachtet, das Gesagte möglichst genau nachzuzeichnen und Situationsbeschreibungen zu ergänzen. Alle Namen, Institutionen und Orte wurden anonymisiert. Entsprechende Änderungen wurden durch eckige Klammern gekennzeichnet. Insgesamt liegen vierzehn Interviews in transkribierter Form vor. Direkt im Anschluss an die Transkription wurden die Interviews ausgewertet.

Jeweils ein Jahr nach der ersten Befragung wurden die Familien, genauer die Mütter, noch einmal befragt. Durch diese zweite Erhebungswelle wurde die Möglichkeit geschaffen, den Entwicklungsverlauf des Jugendlichen weiterzuverfolgen und außerdem wurde die Befragung zur kommunikativen Validierung (vgl. Steinke 1999: 328f.) der vorläufigen Auswertungsergebnisse genutzt. Da die Befragung telefonisch durchgeführt wurde und lediglich Gesprächsnotizen für das jeweilige Gespräch vorliegen, wurden diese Ergebnisse nicht systematisch ausgewertet, sondern als Verlaufsbeschreibung in den Ergebnisteil I (Fallbeschreibungen) eingearbeitet.

## 6.5. Auswertung

Bereits während der Transkription wurden erste Auffälligkeiten und Interpretationen in Memos festgehalten, um sie bei der späteren systematischen Auswertung einzuarbeiten. Die Auswertung wurde mit Unterstützung des Programms MAXQDA umgesetzt.[71] Hierbei wurden insbesondere die Memo-Funktion sowie das integrierte Visualisierungstool zur Entwicklung der Theorie genutzt. Während des ganzen Auswertungsprozesses wurden zahlreiche Memos verfasst, in denen Interpretationsansätze, die Ausprägungen von Konzepten bzw. Kategorien sowie Literaturverweise festgehalten wurden. Durch das Programm MAXQDA konnten die Memos mit verschiedenen Interviewstellen oder Kategorien verknüpft und die theoretischen Notizen stets auf ihren empirischen Ursprung zurückgeführt werden.

---

[71]Obwohl überwiegend ATLAS.ti als theoriebildendes Programm in Forschungsarbeiten nach dem Stil der Grounded Theory eingesetzt wird, ergibt ein genauer Vergleich der Programme für die Anwendung von MAXQDA nur wenige Nachteile (vgl. Mühlmeyer-Mentzel & Schürrmann 2011). Mühlmeyer-Mentzel und Schürrmann (2011) kommen zu dieser Einschätzung aufgrund eines genauen Vergleichs der Softwarefunktionen bei der Umsetzung der Grounded Theory: Dies betrifft „erstens das analytische Schreiben, zweitens die Bündelung bzw. Zuordnung datennaher Konzepte zu übergeordneten theoretischen Konzepten, den Kategorien, und drittens die Modell- bzw. Theoriebildung" (ebd.: Abs. 24). Die Funktionen wurden in dem Programm MAXQDA in den letzten Jahren zudem verbessert. Dies gilt für die Visualisierungs- als auch die Memo-Funktion, die bei der Auswertung nach der Grounded Theory ständig eingesetzt werden. Durch eine Vielzahl an vorangegangenen Interviewauswertungen und den Besuch von Fortbildungskursen ist der Autorin das Programm MAXQDA in seinen Funktionen zudem sehr vertraut. Aus diesen Gründen wurde MAXQDA verwendet.

### 6.5.1. Kodierprozess und Kategorienbildung

Der Kodierprozess und die Bildung von Kategorien werden in dem Verfahren der Grounded Theory, wie bereits beschrieben, durch drei Kodierarten gestaltet. Im Folgenden wird der Kodiervorgang in der vorliegenden Arbeit entlang dieser drei Verfahrensweisen beschrieben.

### 6.5.2. Offenes Kodieren

Alle vierzehn Interviews wurden gleich nach ihrer Transkription offen kodiert wie oben beschrieben. Um die Interviewtexte aufzubrechen, wurde unter anderem die Methode der W-Fragen (siehe Kapitel 5.3.4) genutzt. Somit konnte eine erste Annäherung an die Problemdefinition aus der Perspektive der Familienmitglieder erarbeitet werden und erste familiale Besonderheiten wurden offenkundig. Im Vordergrund standen folgende Fragen:

- Was wird als Problem definiert?
- Wann tauchte das Problem auf, wie lange besteht es schon und was veränderte sich im Laufe der Zeit?
- Welche Gründe werden für das Entstehen des Problems genannt?
- Wie wurde mit dem Problem umgegangen?
- Welche Konsequenzen ergaben sich aus diesen Interaktionen?

Auf der Suche nach Antworten auf diese Fragen entwickelten sich einerseits beschreibende Konzepte mit Angaben zur exzessiven Mediennutzung (Nutzungszeiten, Dauer der exzessiven Nutzung [Angaben zum Beginn, zur Hochphase und zum Prozess der Besserung]), Inhalt, Aktivitäten fernab des Computers, Motivation für das Spielen). Die Suche nach Antworten erbrachte andererseits erste theoretische Anhaltspunkte, die unter anderem durch die Methode des permanenten Vergleichs konkretisiert werden konnten. Als besonders bedeutsam erwies sich dabei die konsequente Unterscheidung der Beschreibungen der Mutter und des Sohnes, die durch getrennte Kodes im gesamten Forschungsprozess durchgehalten wurde. Zum Beispiel offenbarte der Vergleich der Problembeschreibung und Wahrnehmung der exzessiven Mediennutzung aus der Perspektive der Mutter und des Sohnes zum Teil erhebliche Differenzen. Somit konnte zwar kein objektives Bild der exzessiven Computernutzung des jeweiligen Jugendlichen beschrieben werden, doch die Wahrnehmungsdifferenzen lieferten Anhaltspunkte über das familienspezifische Problemfeld, über die divergierenden Vorstellungen von Autonomiebereichen sowie über die Nähe und Distanz in der Eltern-Kind-Beziehung. Die Methode des permanenten Vergleichs erwies sich nicht nur für den familieninternen Vergleich als besonders aufschlussreich, sondern auch hinsichtlich der Vergleiche zwischen den befragten Familien. Die Antworten auf die oben genannten Fragen zur Problemwahrnehmung, zu Umgangsweisen und deren Konsequenzen fielen in den befragten Familien sehr heterogen aus. Im Rahmen des offenen Kodierens wurden aus diesem Grund sehr viele Konzepte generiert. Erst durch die Auswertung weiterer Interviews konsolidierten sich Konzepte und Begrifflichkeiten, sodass vorläufige Kategorien gebildet werden konnten. Aufgrund der Unterschiedlichkeit der Fälle konnten die herausgearbeiteten Kategorien in ihren Eigenschaften und Dimensionen stark ausdifferenziert werden.

Es wurden Konzepte und Kategorien zu folgenden Bereichen gebildet:
- Beschreibung der exzessiven Mediennutzung (Perspektive Sohn und Perspektive Mutter): Verlauf, Gründe, Probleme und Sorgen
- Indikatoren zum Individuationsprozess auf individueller Ebene (Perspektive des Sohnes): Selbstbild, soziale Beziehungen, schulischer/beruflicher Werdegang, finanzielle Unabhängigkeit
- Indikatoren auf Interaktionsebene (Perspektive Sohn und Perspektive Mutter): Grenzen, Autonomieerleben, Verantwortungsbereiche, Bestimmungsbereiche, Autonomiebestreben des Sohnes, Autonomiegewährung der Eltern
- Beziehungsebene unterschieden nach Triade, Paarbeziehung, Beziehung zum Vater, Beziehung zur Mutter/zum Sohn (Perspektive Sohn und Perspektive Mutter): Distanz, Verbundenheit, Personenbeschreibungen
- Verhandlung/Diskrepanzen/Streit: Wie wird gestritten? Wer setzt sich durch? Wie endet ein Streit?
- Veränderungsbedürfnisse: Wunsch nach Nähe, Wunsch nach Autonomie
- Verlauf der Individuation
- Externe Unterstützung durch ExpertInnen

Außerdem wurden fallbeschreibende Daten gesammelt:
- Angaben zu demografischen Daten (zum Beispiel Familienform, Berufs- und Bildungsstand)

### 6.5.3. Axiales Kodieren

Die vorläufigen Resultate des offenen Kodierens wurden als Ausgangspunkt für das axiale genutzt. Durch das offene Kodieren konnten zentrale Konzepte gefunden werden, die im Zusammenhang mit der exzessiven Internetnutzung stehen. Im Rahmen des axialen Kodierens stand nun im Vordergrund, die Zusammenhänge zwischen den zentralen Konzepten näher zu bestimmen (siehe oben). Im Verlauf des Auswertungsprozesses kristallisierte sich heraus, dass das Konzept „Verantwortung" neben den Kategorien „Autonomie" und „Verbundenheit" berücksichtigt werden muss, um das

Phänomen der exzessiven Computernutzung erklären zu können. Mithilfe des paradigmatischen Modells konnten die Beziehungen zwischen den drei zentralen Kategorien,
wie im Ergebniskapitel (Kapitel 10) dargestellt, konkretisiert werden. Um den interaktionalen Ansatz dieser Arbeit integrieren zu können, mussten das Handeln der Mutter und
das Handeln der Söhne stets unterschieden werden. Somit wurden die Kategorie
Autonomie in Autonomiegewährung und Autonomiebestreben und die Kategorie
Verantwortung in Verantwortungsübernahme und -abgabe unterteilt. Bei der Konkretisierung von Zusammenhängen stellte es sich neben der Integration der interaktionalen
Komponente als Herausforderung dar, der Prozesshaftigkeit der exzessiven Compu-
ternutzung, der Handlungsstrategien und der Beziehungsqualität gerecht zu werden.
Auch dies gelang durch die prozessorientierten Komponenten des paradigmatischen
Modells.

### 6.5.4. Selektives Kodieren

Durch das selektive Kodieren wird das theoretische Zentrum des Untersuchungsfeldes
bestimmt. Unter Anwendung des paradigmatischen Modells wird nach einer Kernkategorie gesucht: „Das zentrale Phänomen, um das herum alle anderen Kategorien integriert sind." (Strauss & Corbin 1996:94). In dieser Arbeit wurden einige Kategorien auf
ihr erklärendes Potenzial hin untersucht. Es wurde auch die Möglichkeit in Betracht
gezogen, mehrere Kernkategorien (vgl. Mey 1999) oder keine zu bestimmen. Durch die
fortlaufende Auswertung wurde jedoch das integrative Potenzial des Individuationsprozesses in allen Interviews erkennbar. Als explizierende Kernkategorie konnte der
Prozess „Individuation aushandeln" bestimmt werden. Um diesen Prozess lassen sich
alle zentralen Kategorien anordnen (Abbildung 4). Die Kernkategorie „Individuation
aushandeln" lässt sich als roter Faden mit der Entstehung, dem Verlauf und dem
Ausklang der exzessiven Computernutzung in Verbindung bringen. Sie vermag es
außerdem, die Bedeutung der Interaktionen zwischen den Familienmitgliedern sowie
eine Prozesshaftigkeit zu integrieren. In dem entwickelten Modell (siehe Abbildung 5)
bildet der Prozess „Individuation aushandeln" das theoretische Zentrum, um den Verlauf
exzessiver Computernutzung zu erklären. Dieses Modell wurde in unterschiedlichen
Kontexten zur Diskussion gestellt. Das Ergebnis dieses Analyseschrittes ist in Kapitel 10
zu finden.

### 6.5.5. Theoretisches Sampling und Methode des permanenten Vergleichs

Die Auswertung der Interviews erfolgte, wie beschrieben, stets im Wechsel mit neuen Erhebungen. Dadurch blieb die Entwicklung von Konzepten und Kategorien immer dynamisch. Insbesondere die neuen Vergleichsfälle verrückten ständig die Gewichte der zentralen Kategorien und deren Ausprägungen. Die teils sehr starken Kontraste in der Beziehungsqualität in den Familien und den erzieherischen Mitteln führte, wie oben beschrieben, zu einem heterogenen Bild über den Zusammenhang zwischen familialen Gegebenheiten und der exzessiven Computernutzung. Die Methode des permanenten Vergleichs war daher nicht nur für den familieninternen Vergleich, sondern auch für den Vergleich unterhalb der Familien besonders ertragreich. Die Ergebnisse des Auswertungsprozesses flossen immer wieder in die Konstruktion des Leitfadens ein, zum Beispiel wurden Fragen zur Medienkompetenz und zur Einstellung der Eltern gegenüber digital-interaktiven Medien sowie Fragen zu Aushandlungs-prozessen intensiviert. Nach den ersten Interviews wurde zudem entschieden, eine Befragung von solchen Familien, die eine Problematik schon hinter sich gebracht haben, durchzuführen. Somit konnte das Problemerleben auch rückblickend beschrieben und analysiert werden.

Insgesamt muss jedoch gesagt werden, dass auf die Auswahl der Fälle nur beschränkt Einfluss genommen werden konnte, da bei diesem Forschungsthema eine relative „Verschlossenheit' des Feldes" (Truschkat, Kaiser-Belz & Volkmann 2011: 362) vorliegt. Es bedarf einer besonderen Bereitschaft, über Familienbeziehungen, Konfliktpunkte und familiale Probleme zu sprechen. Insbesondere Jugendlichen kann es schwerfallen, ihre eigene Situation offen zu beschreiben. Zudem ist offensichtlich, dass die Beziehungsqualität und die Art der Autonomiegewährung in einer Familie immer erst nach der Erhebung und nicht vorab bestimmt werden können. Das theoretische Sampling konnte aus diesem Grund nicht nach den zentralen theoretischen Konzepten ausgerichtet werden. Aufgrund der Verschlossenheit des Feldes und der verdeckten Kategorien wurde ein zufälliges Sampling (vgl. Strauss & Corbin: 1996: 155) eingesetzt. Jedoch führte das zufällige Sampling letztlich zu einer starken Varianz innerhalb der Fallbeispiele, sodass die Vergleiche ein differenziertes Bild der Eigenschaften und Dimensionen der zentralen Kategorien ergaben.

Die Rekrutierung der InterviewpartnerInnen wurde sehr breit angelegt. Über die mündliche Ankündigung in einschlägigen Veranstaltungen sowie das Verteilen einer schriftlichen Ausschreibung in Fachkreisen, im privaten Umfeld und im Internet konnten Familien mit unterschiedlichsten Hintergründen erreicht werden.

Von Beginn an wurde das Forschungsdesign so angelegt, dass nur männliche Jugendliche und ihre Mütter befragt wurden. Dies liegt einerseits in den genderspezifischen

Vorlieben in der Mediennutzung begründet (vgl. Kapitel 2.1). Zweitens wäre andernfalls aufgrund genderspezifischer Adoleszenzverläufe eine sehr weitreichende unüberschaubare Heterogenität zu erwarten gewesen. Die Vergleichbarkeit der Fälle hätte infrage gestanden, wenn bei einer so geringen Fallzahl das Forschungsfeld noch weiter gefasst worden wäre. Denn es „empfiehlt sich [...], das heuristische Konzept so weit zu konkretisieren, dass das Forschungsinteresse und damit auch das Forschungsfeld überschaubar bleibt" (Truschkat et al. 2011: 362). Aus diesen Gründen erschien es sinnvoll, sich auf die Befragung der Mütter zu beschränken. Die Variation der Fälle erfolgte jedoch über die Familienform, über das Alter der Söhne, über den Wohnort oder die beruflichen Hintergründe der Eltern. In der folgenden Tabelle ist eine Übersicht über alle befragten Familien zu finden. Verzeichnet sind Informationen über die Wohnsituation, das Alter, die Familienstruktur, die schulische und berufliche Situation von Jugendlichen und Eltern und über die Dauer der exzessiven Computernutzung.

Tabelle 2: Übersicht Soziodemografie und Familienstruktur

| | Familie Weber[72] | Familie Böhm | Familie Franke | Familie Janson | Familie Hartmann | Familie Neumann [73] | Familie Nowak |
|---|---|---|---|---|---|---|---|
| Alter des Sohnes | 20 | 18 | 18 | 17 | 22 | 19 | 15 |
| Alter der Mutter | 55 | 45 | 54 | 56 | 55 | 44 | 50 |
| Familienform (nach Peuckert 2007) | moderne Klein-familie | Mutter-familie; Kontakt zum Vater selten | moderne Klein-familie | moderne Klein-familie | moderne Klein-familie[74] | Mutter-familie; guter Kontakt zum Vater | moderne Klein-familie |
| Geschwister | Zwillings-schwes-tern, 17 Jahre | Schwester, 24 Jahre; Halb-schwester, 8 Jahre | Zwei Brüder, 22 und 24 Jahre; Schwester, 12 Jahre | Schwester, ca. 20 Jahre | Schwester, 19 Jahre (Pflege-tochter) | Schwester, ca. 18 Jahre | Schwester, 14 Jahre |
| Schulab-schluss des Sohnes | Realschule | Haupt-schule | Abitur | Erweiter-ter Realschul-abschluss (T2) | Abitur | Erweiter-ter Realschul-abschluss | Haupt-schule (T2) |
| Beschäfti-gung des Sohnes zum Zeitpunkt T1 und T2[75] | T1: ausbil-dungs-suchend T2: speziali-sierte Schule (ange-strebt: Abitur) | T1: ausbil-dungs-suchend T2: beginnt eine Ausbil-dung | T1: Bewer-bung für einen Studien-platz | T1: Gymnasi-um; 10. Klasse; Nachge-spräch kurz vor Beginn eines Freiwilli-gen Sozialen Jahrs | T1: Studium | T1: Ausbil-dung zum Informati-ker T2: abschlos-sen und über-nommen | T1: Sonder-schule; 9. Klasse T2: Besuch einer Fachbe-rufsschule |

---

[72]Die Namen der Interviewten wurden anonymisiert und durch fiktive Namen ersetzt.
[73]Die hellgrau markierten Familien (Neumann und Nowak) wurden nach dem dargestellten methodischen Vorgehen befragt und die Daten entsprechend ausgewertet. Die Interviews konnten aus unterschiedlichen Gründen nicht in die Ergebnisdarstellung einbezogen werden (weitere Erklärungen hierzu sind am Ende des Kapitels 6.5 zu finden).
[74]Die Eltern Hartmann trennten sich nachdem die Phase der problematischen Internetnutzung ihres Sohnes bereits abgeschlossen war.
[75]T1 bezeichnet den Status zur Zeit des ersten Interviewtermins. T2 den Status ein Jahr später, zur Zeit des Nachgesprächs.

| (Fortset-zung Tabelle 2) | Familie Weber | Familie Böhm | Familie Franke | Familie Janson | Familie Hartmann | Familie Neumann | Familie Nowak |
|---|---|---|---|---|---|---|---|
| höchster Bildungs-abschluss/ Berufsbil-dungs-abschluss der Mutter | Hochschu-le | Haupt-schule/ Ausbil-dung | Hochschu-le | Promotion | Hochschu-le | mittlere Reife/ Ausbil-dung | NN/ Ausbil-dung |
| Berufs-stand der Eltern | *Mutter und Vater:* gemein-same Selbst-ständig-keit in der Immobi-lien-vermitt-lung | *Mutter:* arbeitslos; *Vater:* Personen- und Objekt-schutz | *Mutter und Vater:* wissen-schaftliche Angestell-te | *Mutter:* Verwal-tung *Vater:* IT-Administ-rator | *Mutter:* Berufs-beraterin *Vater:* Arzt | *Mutter:* Sekretärin *Vater:* Techni-scher Zeichner | *Mutter:* Einzel-handels-kauffrau; Altenpfle-ge *Vater:* Maler, derzeit arbeitslos |
| Wohnort-größe[76] | Mittelstadt mit ca. 45.000 Einwoh-nern | Vorort einer Großstadt | Vorort einer Großstadt | Dorf mit ca. 1000 Einwoh-nern | Mittelstadt mit ca. 100.000 Einwoh-nern | Mittelstadt mit ca. 40.000 Einwoh-nern | Dorf mit ca. 1000 Einwoh-nern |
| Sozioöko-nomischer Status | Höherer | Niedriger | Höherer | Höherer | Höherer | Mittlerer | Niedriger |
| Dauer der exzessiven Phase[77] | ca. 5 Jahre (andau-ernd) | ca. 6 Jahre (andau-ernd) | ca. 4 Jahre (beendet) | ca. 3 Jahre (andau-ernd) | ca. 4 Jahre (beendet) | ca. 5 Jahre (andau-ernd) | ca. 3 Jahre (andau-ernd) |
| Beginn der exzessiven Spielphase | ca. mit 15 Jahren | ca. mit 12/13 Jahren | ca. mit 12/13 Jahren | ca. mit 14 Jahren | ca. mit 14 Jahren | ca. mit 14 Jahren | mit 12 Jahren |
| Inan-spruch-nahme externer Hilfe | ambulante Jugendhil-fe, Internat | Kompe-tenz-zentrum der Ar-beitsagen-tur, Therapie, Suchtbera-tung | keine | LehrerIn-nen-gespräche, Gruppen-angebot | Beratung (nur Erstge-spräche) | Gruppen-angebot; Therapie | ambulante Jugendhil-fe |

---

[76]Die Definition der Ortsgrößen ist an der Klassifizierung des Bundesinstituts für Bau-, Stadt- und Raumfor-schung orientiert (vgl. *Bundesinstitut für Bau-, Stadt- und Raumforschung 2015*)

[77]Es wurden sowohl Jugendliche befragt, die noch exzessiv spielten, als auch Jugendliche, deren Phase der exzessiven Nutzung schon in der Vergangenheit lag.

Die befragten Jugendlichen sind zum Zeitpunkt des Erstinterviews zwischen 15 und 22 Jahre alt. Im Hinblick auf die besuchten Schulformen der Jugendlichen konnte eine maximale Kontrastierung erreicht werden. Unter den Befragten befinden sich Sonder-, Haupt- und Realschüler sowie Gymnasiasten. Die Jugendlichen zeigen in Bezug auf die schulische Situation unterschiedliche Leistungen. In einigen Fällen bleiben die Leistungen auch während der exzessiven Computernutzung relativ konstant. In anderen Fällen kommt es parallel zur intensiven Computernutzung zu hohen Fehlzeiten, zu einem Leistungsabfall, zu einer Versetzungsgefährdung, zum Wiederholen von Schuljahren oder zu einem Abstieg im Schulsystem. In den Nachgesprächen zeigt sich, dass alle Befragten es trotz vielfältiger Schwierigkeiten geschafft haben, einen Schulabschluss zu erlangen. Die meisten befinden sich zum Zeitpunkt der zweiten Erhebung in Ausbildung, streben eine Ausbildung an oder haben ein Studium begonnen. Im Hinblick auf sozioökonomische Merkmale der Familien (als Kennzeichen hierfür dienten der Bildungsstand, die Erwerbstätigkeit, die Wohnsituation) ist die Zusammensetzung des Samples ebenfalls heterogen. Befragt wurden sowohl Eltern mit sozioökonomisch schwächerem wie höherem Status.

Der überwiegende Teil der befragten Familien lebt zur Zeit der Erhebung in der Konstellation einer modernen Kleinfamilie zusammen. Zwei der befragten Familien sind Ein-Eltern- bzw. Mutterfamilien. Die Familienstruktur wird neben der Elternkonstellation durch die Geschwister beeinflusst. Alle Befragten haben Geschwister. Vier der befragten Jugendlichen haben eine Schwester, daneben wurden kinderreiche Familien befragt sowie Familien mit Pflegekindern oder Halbgeschwistern. Vor dem Hintergrund der Variationen in der Familienstruktur wurde untersucht, ob bei einer spezifischen Konstellation auch ein spezifischer Zusammenhang zwischen dem Individuationsprozess und der exzessiven Computernutzung festzustellen ist. Ergebnisse hierzu werden in der fallübergreifenden Analyse aufgegriffen.

Tabelle 2 ist zu entnehmen, dass hinsichtlich der Ortsgrößen eine maximale Kontrastierung erreicht wurde. Befragt wurden Familien, die in Dörfern, Mittelstädten oder in unmittelbarer Nähe einer Großstadt wohnen. Ebenso wurde eine Familie polnischer Herkunft interviewt. Im Hinblick auf den Migrationshintergrund ließen sich jedoch keine weiterführenden Antworten auf die Fragestellung entdecken.

Die Befragungen von Familie Nowak und von Familie Neumann (in der Übersicht hellblau hervorgehoben) wurden zwar ausgewertet, können aus pragmatischen und inhaltlichen Gründen allerdings nicht auf Einzelfallebene beschrieben werden. Die Interviews mit der polnischen Familie wurden ausgeklammert, weil die sprachlichen Einschränkungen eine systematische Auswertung erschwerten. Die Interviews mit

Familie Neumann wurden ebenfalls zurückgestellt, weil sich im Zuge der telefonischen Nachbefragung herausstellte, dass der Jugendliche das Asperger-Syndrom aufweist. Es ist anzunehmen – und dies bestätigte sich auch in den Interviews –, dass vor dem Hintergrund dieser Besonderheit auch die exzessive Computernutzung sowie der Prozess der Individuation außergewöhnliche Dynamiken aufweisen, die zwar sehr aufschlussreich sind, den Rahmen der Analyse aber überschreiten.

Es wäre sinnvoll, das theoretische Sampling fortzuführen und weitere Familien zu befragen. Leider würde dies den Rahmen dieser Arbeit überschreiten. Abschließend sollen diese und andere Limitationen ausgeführt werden.

## 7. Limitationen der Studie und Methoden zur Gütesicherung

Im folgenden Abschnitt sollen potenzielle Limitationen der Studie benannt werden. Die zentrale Limitation der Studie ergibt sich aus der geringen Fallzahl, die dem entwickelten Modell zugrunde liegt. Zugunsten der Komplexität wurde darauf verzichtet, das Sample auszuweiten. Die ersten Interviews zeigten, dass ein detaillierterer Blick auf wenige Familien einem gröberen Blick auf mehrere Familien vorzuziehen ist, da der Forschungsgegenstand somit präziser erklärt und viele Facetten und Zusammenhänge intensiver beleuchtet werden konnten. Die Komplexität von emotionalen, erzieherischen, biografischen und persönlichen Aspekten konnte durch die Betrachtung weniger Fälle berücksichtigt werden. Aus Gründen der Überschaubarkeit wurde von Beginn an eine Eingrenzung des Samples auf die Befragung von Müttern und ihren Söhnen vorgenommen.

Dennoch bleibt die Frage, ob mit einer geringen Fallzahl überhaupt eine gegenstandsverankerte Theorie entwickelt werden kann. Aufgrund der Heterogenität im Sample ließ sich ein sehr kontrastreiches Bild ermitteln, das auf verschiedenen Ebenen weiter reichende Erklärungen für das Phänomen der exzessiven Computernutzung beinhaltet. Die Heterogenität im Sample war der Entwicklung eines differenzierten Modells zuträglich. Dieses ist jedoch nicht als abgeschlossen zu betrachten. Eine theoretische Sättigung konnte nicht erreicht werden. Die Analyse weiterer Familien verspricht weiterführende Erkenntnisse. Interessant wäre zum Bespiel die Befragung von Familien, in denen eine exzessive bis pathologische Nutzung überhaupt nicht als Problem angesehen wird. Aus der eigenen beruflichen Praxis sind zum Beispiel Familien bekannt, in denen sowohl der alleinerziehende Vater als auch seine beiden Söhne dem Spielen ihre ganze Aufmerksamkeit widmen. Aufschlussreich wäre zudem die Befragung von Vätern oder die Betrachtung der Dynamiken in Familien mit Töchtern, die Medien exzessiv nutzen. Grundsätzlich muss vor dem Hintergrund der Verschlossenheit des Feldes auch gefragt werden, welche Familien bereit sind, ein Interview zu geben, und welche Familien nicht in dieser Form über private Probleme sprechen. Auch hier ergeben sich Einschränkungen im Sample. Die Ergebnisse sind, wie schon von Beginn an beschrieben, vorläufig und das Ende des Forschungsprozesses durch pragmatisch-kontextuelle Umstände bestimmt.

Auch auf inhaltlicher Ebene mussten aus pragmatischen Gründen Einschränkungen vorgenommen werden. Somit rückte der Beziehungsaspekt im Prozess der Individuation in den Vordergrund und identitätsrelevante Entwicklungen konnten weniger detailliert ausgewertet werden. Diese Entscheidung ist unter anderem mit der Schwerpunktsetzung in meiner Diplomarbeit zu begründen. Die Ergebnisse dieser Arbeit mit dem Titel: „Von Verhüllung bis Verwirklichung. Identitätsprozesse bei exzessiver Online-Rollenspielnutzung" (Hirschhäuser 2010) können ergänzend herangezogen werden (siehe auch Hirschhäuser 2012).

Neben dem Sampling und der inhaltlichen Auswertung sind die Interviewdaten auf Limitationen zu prüfen. Die Beschreibungen der Mütter und der Söhne basieren, wie jedes Interview, auf subjektiven und nicht objektiven Wahrnehmungen der Situation. Der Kontext der Interviewsituation ist bei der Bewertung der Daten miteinzubeziehen. Der Interviewtext kann zum Beispiel von selbstdarstellerischen Beschreibungen oder gehemmten Erzählungen durchdrungen sein. King (2002) verweist auf den Umstand der „narrativen Kohärenz": „Dieser Sichtweise zufolge hat die Geschichte, die jemand über die Vergangenheit konstruiert, an die er glaubt und die er erzählt, eine ‚narrative Kohärenz', die sein gegenwärtiges psychisches Leben stärker beeinflusst als die ‚historische Wahrheit'; die man ohnehin nur durch die Narration kennenlernen kann" (Stern 2006: 48). Durch den Vergleich der Perspektiven von Mutter und Sohn sollte erreicht werden, dass die Diskrepanzen in den Beschreibungen der Familiensituation als Antwortquelle genutzt werden können und der unvermeidliche Umstand der Subjektivität letztlich für den Auswertungsprozess fruchtbar wird. Schließlich kann die subjektive Färbung der Erzählungen nicht umgangen werden. Bestimmte Erzählweisen und Auffälligkeiten wurden in die Interpretation der Daten miteinbezogen.

Die Frage nach der Subjektivität ist im Hinblick auf die Limitationen noch in anderer Hinsicht von Bedeutung. Wissenschaft ist, so Franz Breuer, eine *„Form menschlicher Tätigkeit"* (Breuer 2010: 115, Hervorh. i. Orig.). Der methodologische Weg in dieser Arbeit, die Erhebung der Interviews, Interpretationsansätze und anderes wurden sämtlich von mir als Forschende entwickelt und umgesetzt. Das bedeutet, die Ergebnisse sind durch meine Subjektivität von Beginn bis Ende geprägt. Die Bearbeitung dieser Fragestellung durch eine andere Person hätte auch zu anderen Ergebnissen führen können. Gerade vor dem Hintergrund der unüberwindbaren Subjektivität wurden verschiedene Mittel zur Gütesicherung, orientiert an dem Katalog von Steinke (1999) eingesetzt. Diese methodischen Werkzeuge wurden schon in diesem Kapitel beschrieben. In der folgenden Tabelle wird die Einhaltung der Gütekriterien zusammenfassend dargestellt.

Tabelle 3: Berücksichtigung der Gütekriterien

| | |
|---|---|
| Intersubjektive Nachvollziehbarkeit | Der Forschungsprozess wurde dokumentiert, das Vorverständnis dargelegt, Erhebungs- und Auswertungsmethoden und Transkriptionsregeln angegeben, die Interpretation in Gruppen durchgeführt. |
| Indikation des Forschungsprozesses | Das methodische Vorgehen wurde in diesem Kapitel begründet. |
| Empirische Verankerung | Die empirische Verankerung ist das zentrale Prinzip in der Grounded Theory und wurde entsprechend umgesetzt. |
| Limitation | Die Grenzen der Verallgemeinerung wurden angegeben. Die Suche nach Fallkontrastierungen ist Bestandteil der Grounded Theory. |
| Kohärenz | Die entwickelte Theorie wurde auf ihre Kohärenz geprüft. Widerspruche wurden dargelegt. |
| Relevanz | Der pragmatische Nutzen und die ethische Begründung ergeben sich aus der Problemsicht der Familien. Hinweise für die pädagogische oder therapeutische Praxis sind den Ergebnissen zu entnehmen. |
| Reflektierte Subjektivität | In Kapitel 0 wurden der subjektive Zugang zum Thema, das Vorwissen und die verwendete Fachliteratur zugänglich gemacht. Techniken zur Dezentrierung und Selbstreflexion wurden, wie oben beschrieben, angewandt. |

## 8. Zusammenfassung: Methodisches Vorgehen

Die subjektiven Perspektiven von sieben Müttern und ihren jugendlichen Söhnen wurden unabhängig voneinander in episodischen Interviews erhoben. Durch den unmittelbaren Kontakt zu Familien, in denen ein Problem mit der Onlinespiele-Nutzung wahrgenommen wird, konnten qualitative Daten gewonnen werden, die bei der Beantwortung der Forschungsfrage Gegenstandsnähe versprechen. Die qualitative Konzeption der Studie ermöglichte es somit im Gegensatz zu quantitativen Verfahren, ohne feststehende Definitionen an den Forschungsgegenstand der exzessiven, problematischen oder pathologischen Mediennutzung heranzutreten. Es ist nicht nur die gegenstandsverankerte Vorgehensweise in der Grounded Theory, die mit dem Forschungsinteresse übereinstimmt, sondern genauso der Fokus auf Interaktionen sowie das prozessorientierte Denken. Durch die Methode des permanenten Vergleichs ließen sich die Aussagen der Mütter und Söhne familienintern und -übergreifend in Beziehung setzen und relevante Kategorien gegenstandsverankert benennen, gewichten und ausdifferenzieren. Das prozessorientierte Denken machte es möglich, die aufeinander bezogenen Interaktionen im Verlauf zu analysieren.

Der Methodenstil der Grounded Theory ist durch die Zirkularität des Erhebungs- und Auswertungsverfahrens, durch die Vorläufigkeit der Ergebnisse und ihre permanente Diskussion sowie die Dokumentation des Forschungsprozesses in Memos gekennzeichnet. Dieses Verfahren ist sehr praxisnah angelegt und ermöglicht eine durchgehende Offenheit gegenüber Neuentdeckungen und Revisionen. Die Entwicklung der gegenstandsbezogenen Theorie geschah somit durch Rückgriffe sowie durch das Verwerfen und Verfeinern der Konzepte und Kategorien. Die Auseinandersetzung mit externen Theorien erfolgte parallel zur empirischen Arbeit und erwies sich für die Anschlussfähigkeit der Ergebnisse an den Forschungsstand sowie für die Erhöhung der eigenen theoretischen Sensibilität als unverzichtbar. Das Sampling wurde schon zu Beginn der Studie auf die Befragung von Müttern und Söhnen begrenzt, um die Überschaubarkeit des Forschungsfeldes zu gewährleisten. Durch das detailgenaue Verfahren und die tief gehende Analyse konnte eine theoretische Sättigung nicht erreicht werden. Die Daten erwiesen sich jedoch als sehr ertragreich, sodass zugunsten der Komplexität nur eine geringe Anzahl an Familien befragt wurde. Aus den dargestellten Gründen wurden außerdem zwei der Familien in der Ergebnisdarstellung zurückgestellt.

# Darstellung der Ergebnisse

Zur Beantwortung der Forschungsfrage

*Welche Rolle spielen adoleszenztypische Veränderungen in der Eltern-Kind-Beziehung bei der Entstehung und dem Verlauf einer problematischen Onlinespiele-Nutzung?*

werden die Ergebnisse der Interviewauswertungen sowohl auf Einzelfallebene als auch auf fallübergreifender Ebene dargestellt. Die Beschreibung der einzelfallbezogenen Ergebnisse dient dazu, die Komplexität jeder einzelnen Familiengeschichte nachzuvollziehen. Für die Darstellung der Fälle sind die Ergebnisse des axialen Kodierens, die unter Zuhilfenahme des Kodierparadigmas ermittelt wurden, entscheidend. Somit können die Facetten der zentralen Kategorien um den Prozess der Individuation veranschaulicht werden.[78] In der fallübergreifenden Darstellung werden die Zusammenhänge dann „aus der Vogelperspektive" betrachtet. Ausgehend von der gefundenen Kernkategorie „Individuation aushandeln" lassen sich in der fallübergreifenden Analyse die Ausprägungen der zentralen Kategorien sowie die Bandbreite an Zusammenhängen zwischen der exzessiven Computernutzung und dem Individuationsprozess darstellen.

---

[78]Die Reihenfolge der Fallbeschreibungen ist nicht nach inhaltlichen Kriterien, sondern nach dem Datum der Befragungen sortiert.

## 9. Erste Ergebnisebene: Falldarstellungen

Es ist ein erstes Ergebnis dieser Arbeit, dass ergänzend zu den beiden Kategorien Autonomie und Verbundenheit, deren theoretischer Hintergrund in Kapitel 4.4 beschrieben wurden, die Kategorie Verantwortung hinzugenommen werden muss, um den Zusammenhang zwischen der exzessiven Onlinespiele-Nutzung und dem Individuationsprozess gegenstandsverankert erklären zu können.[79] Die Relevanz dieser drei Eigenschaften des Individuationsprozesses wurde auf Basis der vorliegenden Interviews ermittelt und ihre Ausprägungen auf Einzelfallebene untersucht. Das theoretische Potenzial dieser Kategorien wird in der integrativen Analyse herausgearbeitet (vgl. Kapitel 10).

Ziel der Einzelfalldarstellungen ist es zunächst, die Geschichte jeder Familie darzulegen und dabei die Verläufe und Veränderungsprozesse der exzessiven Onlinespiele-Nutzung und des Individuationsprozesses zu berücksichtigen. Die Ausprägungen der zentralen Kategorien Autonomie, Verbundenheit und Verantwortung sowie ihre Wechselwirkungen werden im Folgenden für jede Familie detailliert beschrieben.

Als Indikatoren für die Autonomiegewährung können in den Interviews Aussagen über folgende Themen gefunden werden:

- selbstbestimmte bzw. reglementierte Lebensbereiche des Jugendlichen
- Mitbestimmungsrechte des Jugendlichen
- Maßnahmen der Eltern zur Kontrolle von Regeln
- Konsequenz bei ihrer Durchsetzung
- Hierarchieverhältnis

Im Hinblick auf das Autonomiebestreben des Jugendlichen erweisen sich Aussagen über diese Bereiche als aufschlussreich:

- Anerkennung der Eltern als Erziehungsperson (Ankerkennung von Grenzen und Maßregelungen)
- Durchsetzungsvermögen (Art und Konsequenz bei der Durchsetzung eigener Wünsche und Relevanzsetzungen)
- Streben nach kognitiver, emotionaler, ökonomischer und örtlicher Unabhängigkeit

---

[79]Die Einbettung dieses Ergebnisses in den übergeordneten theoretischen Diskurs zum Prozess der Individuation erfolgt in der abschließenden Betrachtung (siehe Kapitel 11.1).

Als Indikatoren für die Verantwortungsübernahme dienen Aussagen über:

- die Pflichterfüllung in den Bereichen Schule, Haushalt, beruflicher Werdegang
- die (un-)kontrollierte Mediennutzung
- soziale bzw. familiale Isolation vs. Integration

Im Hinblick auf die Verantwortungsabgabe sind Aussagen zu folgenden Themen relevant:

- Art und Ausmaß der erhaltenen Unterstützung in den Bereichen Haushalt, Schule, Ausbildung
- Ausmaß der zugeschriebenen Selbstverantwortung
- (Re-)Intensivierung der (Medien-)Erziehung

Indikatoren für die Beziehungsqualität in der Familie sind Äußerungen über:

- die emotionale Nähe in der Eltern-Kind-Beziehung (Sympathiebekundungen, gegenseitige Akzeptanz und Verständnis, fürsorgliches Verhalten, Interesse)
- das Gefühl der Zusammengehörigkeit (Übernahme von Werten und Normen sowie die Vorbildfunktion der Eltern)

Die Beschreibungen der Probanden sowie ihre Interpretation sind nicht strikt voneinander getrennt, sondern werden entsprechend der Grounded Theory miteinander verwoben. Durch Zitate und Quellenangaben können die Interpretationsansätze stets auf ihren Ursprung zurückgeführt werden. Jeder Fallbeschreibung geht ein Steckbrief voran, in dem Daten zu den Familien tabellarisch aufgelistet sind. Die Beschreibung der Kontaktaufnahme, der Interviewsituation und erster Eindrücke enthält Hinweise auf den Entstehungshintergrund der Interviewdaten. Vor der analytischen Geschichte gibt eine Personen- und Problembeschreibung erste Hinweise auf die Problemwahrnehmung in der Familie.

## 9.1. Falldarstellung – Familie Weber

In Familie Weber lässt sich eine stark asymmetrische Eltern-Kind-Beziehung als Erklärungsansatz für die zeitintensive Onlinespiele-Nutzung des Sohnes finden. Frau Weber zeigt eine direktive Art im Umgang mit der exzessiven Computernutzung sowie ein Überengagement im Hinblick auf pragmatische Unterstützungsleistungen für ihren Sohn. Martin weist jedoch ein starkes Bedürfnis nach emotionaler Unterstützung auf. Die Mutter-Kind-Beziehung ist durch Abwertung und Distanz gekennzeichnet, die sich unter anderem in zahlreichen Konflikten vor und während der Phase der exzessiven Onlinespiele-Nutzung ausdrückt.

**Tabelle 4: Steckbrief Familie Weber**

| Interviewte | |
| --- | --- |
| Name des Sohnes | Martin Weber |
| Name der Mutter | Frau Weber |
| Alter des Sohnes | 20 Jahre |
| Alter der Mutter | 55 Jahre |

| Angaben zur Familie | |
| --- | --- |
| Familienform | moderne Kleinfamilie |
| Geschwister | Zwillingsschwestern, 17 Jahre |
| Nationalität | deutsch |
| Ortsgröße | Mittelstadt, ca. 45.000 Einwohner |
| Wohnraum | großes Einfamilienhaus, die Eltern sind selbstständig und ihr Büro ist im oberen Stockwerk, die Eltern bewohnen in dem Haus eine separate Wohnung, die Kinder haben im Erdgeschoss ihre eigenen Zimmer und ein eigenes Bad |

| Bildungshintergrund[80] | |
| --- | --- |
| Schulabschluss des Sohnes | Realschulabschluss |
| Ausbildungs-/Berufswunsch des Sohnes | aktuell auf der Suche nach einem Nebenjob im Einzelhandel oder im Gastronomiebereich |
| Bildungsabschluss der Mutter | Hochschulstudium |
| Beruf der Mutter (Erwerbsstatus) | selbstständig (Immobilienvermittlung) |
| Beruf des Vaters (Erwerbsstatus) | selbstständig (Immobilienvermittlung) |

---

[80]Angaben zur Zeit der Ersterhebung (T1)

| Beschreibung der exzessiven Computerspielenutzung | |
|---|---|
| Dauer der exzessiven Phase | seit ca. fünf Jahren (andauernd) |
| Hauptaktivität am Computer | *Mass Effect*[81], *Battlefield 3*[82], *League of Legends*[83] |
| Einstiegsalter Computerspiele | mit 16 Jahren |
| Beginn der exzessiven Phase | mit ca. 16 Jahren |
| Inanspruchnahme externer Hilfe | Internataufenthalt, Therapie, Beratung, ambulante Psychiatrie |

| Angaben zur Erhebung | |
|---|---|
| Dauer des Interviews mit Martin | 65 min. |
| Dauer des Interviews mit Frau Weber | 136 min. |
| Ort der Erhebung | Einfamilienhaus der Familie |
| Zeitpunkt der Erhebung | April 2012 |

### 9.1.1. Kontaktaufnahme, erste Eindrücke und Interviewsituation

Der Kontakt zu Familie Weber wird über einen Mitarbeiter der sozialpädagogischen Familienhilfe, der die Familie berät, hergestellt. Schon im telefonischen Vorgespräch beschreibt Frau Weber umfassend die intensiven Konflikte zu Hause, die Hilflosigkeit ihres Sohnes sowie die zahlreichen Unterstützungsleistungen ihrerseits und die Inanspruchnahme von externen Hilfeleistungen.

Mutter und Sohn öffnen gemeinsam die Tür. Martin ist von Beginn an sehr freundlich und die Mutter instruiert, dass Martin und ich zunächst unten im Esszimmer das Gespräch führen und sie derzeit oben in ihrem Büro wartet.

Das Haus der Familie ist sehr geräumig. Die Eltern haben sich im Immobilienbereich selbstständig gemacht und ihre Büros im oberen Stockwerk eingerichtet. Dort haben sie auch eine separate Wohnung. Martin wohnt mit seinen beiden jüngeren Zwillings-

---

[81] *Mass Effect* ist ein Action-Rollenspiel, das als Trilogie von der Firma Bioware konzipiert wurde. Charakteristisch ist die Science-Fiction-Handlung. Commander Shepard und seine GefährtInnen kämpfen gegen eine Rasse furchterregender Maschinen, die versuchen, intelligentes Leben auszulöschen (vgl. *Global Gameport 2015*).

[82] *Battlefield* ist ein Ego-Shooter, in dem die Spielenden als SoldatInnen auf Kriegsschauplätzen auftreten. Durch den Aufstieg im Ranglistensystem gewinnen die Spielenden Waffen und Ausrüstungen hinzu (vgl. *Electronic Arts 2015a*).

[83] *League of Legends* ist ein Echtzeit-Strategiespiel. Zwei Teams mit bis zu fünf Mitgliedern treten gegeneinander an, um die jeweilige Basis der GegnerInnen zu zerstören. Die Spielenden sind durch einen der 90 wählbaren Avatare vertreten, die mit unterschiedlichen Fähigkeiten ausgestattet sind. Das Spiel kann sowohl im Singleplayer-Modus gegen den Computer als auch im Multiplayer-Modus gegen andere Teams gespielt werden (vgl. *Riot Games 2015*).

schwestern im unteren Stockwerk.[84]

Martin möchte direkt mit dem Interview beginnen. Während des Gesprächs sieht er mir selten in die Augen, in bestimmten Momenten aber gezielt, um eine Aussage zu betonen. Er ist auffallend höflich, sagt oft Bitte und Danke, ist sehr aufmerksam und kann über längere Phasen konzentriert erzählen. Zum Abschluss des Interviews bringt er mich nach einem kurzen Gespräch über eines seiner Onlinespiele in das Büro seiner Mutter. Ich frage ihn noch, ob ich sein Zimmer sehen darf, dieses sei aber für niemanden zugänglich. So verabschieden wir uns und bedanken uns gegenseitig.

Frau Weber und ich nehmen auf zwei Sesseln, die sich gegenüberstehen, Platz. Durch die Sitzkonstellation gleicht die Gesprächssituation einem therapeutischen Setting. Obwohl die Mutter immer wieder um Ratschläge bittet, verwehre ich ihr eine Stellungnahme und wirke der therapieähnlichen Situation entgegen.

Zu Beginn des Interviews sagt die Mutter, dass wir gerne strukturiert vorgehen können, sie erzählt dann aber doch sehr viel von sich aus und es fällt ihr schwer, den Verlauf der über Jahre andauernden Probleme systematisch zu rekonstruieren. Es wird deutlich, dass sie sich im Austausch mit ExpertInnen und TherapeutInnen intensiv mit der Problematik auseinandergesetzt hat. Sie bezieht die Familienstruktur und -dynamik bei der Problembeschreibung stets mit ein und benennt Zusammenhänge zwischen der familialen Situation und der exzessiven Computernutzung von sich aus. Sie ist sehr konzentriert auf das Gespräch und blickt böse auf, wenn sie die Geräusche des Compu-terspiels aus dem Zimmer im Erdgeschoss zu hören meint. Ihr Mann arbeitet nebenan im Büro, ab und zu sind Stimmen zu hören. Zum Abschluss des Gesprächs, als sie nochmals ihre Verzweiflung zum Ausdruck bringt, beginnt sie zu weinen.

## 9.1.2.  Beschreibung des Jugendlichen und der Problemwahrnehmung

Martin ist 20 Jahre alt, er ist sehr dünn und blass. Er trägt einen roten Pullover und Jeans. Er ist sehr eloquent und wirkt im Gespräch mit mir selbstbewusst. Er wippt ständig auf seinem Stuhl hin und her, reibt seine Hände oder fährt sich mit beiden Händen in die Haare und lässt dabei den Kopf hängen. Während des Erzählens wird sein hohes emotionales Engagement sichtbar, er haut auf den Tisch oder in seine Faust. Bei einigen Erzählungen steht er auf und spielt seinen Vater oder seine Mutter nach. Seine Darstellungen spitzt er häufig zu, indem er Ausdrücke wie zum Beispiel *„übertrieben*

---

[84]Sowohl die Ankunftsszene als auch die getrennten Wohnungen in dem Einfamilienhaus spiegeln bereits erste Anhaltspunkte über die Beziehung zwischen Eltern und Kindern wider und werden aus diesem Grund ausführlich beschrieben.

*tierisch aufgeregt"* (Martin 00:10:12) oder übermäßige Betonungen wie *„viel zu krass"* (Martin 1:05:41) oder *„SOOOOO HART"* (Martin 00:27:15) nutzt oder seine Aussagen mit den Worten *„immer"* oder *„nie"* generalisiert.

Martin spielt seit ca. fünf Jahren intensiv Onlinespiele. Zunächst interessierte er sich für *World of Warcraft*, spielt aktuell aber *Battlefield 3* und *League of Legends* mit seinen Freunden. Außerdem verbringt er seine Zeit mit dem Spiel *Mass Effect*.[85] Er selbst schätzt, dass er derzeit vier Stunden am Tag spielt. Seine Mutter spricht hingegen von zwölf bis 16 Stunden.

> **Frau Weber:** *„*2* Puhh je nachdem. Zwölf bis 16 Stunden oder, ich weiß nicht wie viel. Also er spielt IMMER. Außer wenn er jetzt//. Er geht ja auch ab und zu weg."* (Frau Weber 00:13:01)

Bei der Beschreibung der exzessiven Mediennutzung wird sichtbar, dass die Wahr-nehmung des Nutzungsverhaltens von Mutter und Sohn von extremen Diskrepanzen geprägt ist. Ein realistisches Bild der Onlinespiele-Nutzung von Martin kann durch die extrem unterschiedlichen Darstellungen nicht beschrieben werden. Ein weiteres Beispiel:

> **Martin:** *„Die ham mich einmal nachts um vier beim Computerspielen er-wischt, ein einziges Mal in meinem Leben und das war als die World-of War-craft-Erweiterung kam, weil ich gesagt hab': ‚Ey, da spiel ich durch und geh am nächsten Tag mit Energydrinks in die Schule', weil wir auf so 'n Ausflug gegangen sind in so 'n Museum, was eh kein Meter geBOCKT hat. Dann ham die das direkt verallgemeinert. So: ‚Jaaaa, das machst du bestimmt jede Nacht.' [...] Ich mein' in den Ferien, geb' ich zu, ist das schon öfter mal so, aber ich hab' noch nie unter der Woche, noch NIE, noch nie, noch nie, wenn ich aufstehen musste, bis drei Uhr gespielt. Noch nie, noch nie, noch nie, noch nie, noch nie. In den Ferien okay."* (Martin 00:48:49)

> **Frau Weber:** *„Und insbesondere weil er wahrscheinlich auch NACHTS Com-puter gespielt hat. Das wir manchmal gar nicht mitbekommen haben, weil wir selbst geschlafen haben, so. Also ich nehm' an, dass er oft zu müde war. Und dann hat er immer morgens einen auf sterbenden Schwan da (IMMI-TIERT EINE LEIDENDE STIMME) ‚Ich kann nicht. Mir ist schlecht.'"* (Frau Weber 1:21:41)

Die Wahrnehmungsdifferenzen setzen sich bei der Einschätzung des Computerspielver-haltens fort. Die Mutter spricht von Computersucht (vgl. Frau Weber 01:06:07), aus der eine mangelnde Selbstständigkeit sowie eine berufliche Orientierungslosigkeit erwach-sen (vgl. Frau Weber 00:15:00). Martin selbst bezeichnet sein Nutzungsverhalten nicht als Sucht und setzt seine Onlinespiele-Nutzung mit sportlichen Aktivitäten gleich, in

---

[85]Zur Verbesserung der Lesbarkeit werden Zitate im Folgenden geglättet. Dieser Schritt wurde erst nach der Interpretation vorgenommen und nur an Stellen, an denen die Aussage durch die Glättung nicht verändert wird.

denen im Team kognitiv anspruchsvolle Aufgaben gelöst werden (vgl. Martin 00:21:12). Er schätzt sein Spielen am Computer als Überbrückung in einer beruflichen Orientierungsphase ein.

Die starken Wahrnehmungsunterschiede schüren das Konfliktpotenzial, die Mutter beschreibt ihn als einen *„Meister der Vorwände"* (Frau Weber 00:15:53), der Sohn spricht von immer neuen Behauptungen der Eltern.

> *Martin:* *„....[D]ie stellen ja manchmal BEHAUPTUNGEN auf, die find' ich ZU HART. Die find' ich SOOOOO HART, das gibt's gar nicht."* *(Martin 00:27:15)*

Stress und Schwierigkeiten gibt es aus der Perspektive der Mutter und des Sohnes schon immer. Seit Martin 16 Jahre alt ist, haben sich die Auseinandersetzungen verschärft. Die Konflikte wegen der Computernutzung enden schlimmstenfalls in zerstörerischen Aggressionen.

Schon seit seiner Kindheit organisiert Frau Weber für Martin umfangreiche externe Unterstützung, sodass ihr Sohn im Laufe der Zeit unterschiedliche Therapien, Beratungen bis hin zu einer psychiatrischen Behandlung durchlaufen hat. Die Probleme spezifiziert Frau Weber als Entwicklungsverzögerungen; sie attestiert ihm Depressionen, ADHS und ein geringes Selbstbewusstsein (vgl. Frau Weber 00:15:53, 01:21:41, 00:33:34).

Im Verlauf der als problematisch bewerteten Onlinespiele-Nutzung musste Martin zweimal die neunte Klasse wiederholen und verbrachte einige Zeit in einem Internat, das er wegen Drogenmissbrauchs wieder verlassen musste. Er absolvierte dann auf einer weiteren Schule die mittlere Reife. Daran anschließend besuchte er eine berufsvorbereitende Maßnahme, die er aber aufgrund zahlreicher Fehlzeiten abbrechen musste. Zur Zeit des Interviews sucht er nach einem Nebenjob oder einem Ausbildungsplatz, was sich jedoch schwierig gestaltet – eine Situation, die aufgrund ihrer Erfolglosigkeit die Konfliktlage zwischen Eltern und Kind weiter verschärft.

Martin pflegt eine Vielzahl an sozialen Kontakten zu Gleichaltrigen oder Gleichgesinnten. Neben einem großem Freundeskreis, mit dem er durch das gemeinsame Onlinespiel und auch durch andere Aktivitäten verbunden ist (vgl. Martin 00:01:02, 00:04:13), habe er durch das Spielen auch neue Freundschaften geknüpft – die *„meisten, die ich auf meiner Freundesliste habe, die hab' ich dann auch schon mal getroffen und so."* (Martin 00:05:48) Er beschreibt sich insgesamt als sozial integriert und kontaktfreudig:

> *Martin:* *„Ja, ja, ich komm' halt auch mit allen Menschen, die ich so kennenlerne, sehr gut zurecht. \*2\* Also ich hab' viele Freunde und ich versteh' mich halt auch mit sehr sehr vielen Menschen einfach gut, wenn ich die mal kurz kennenlerne so beim Feiern oder in sonst wo, hey."* *(Martin 00:05:06)*

Martin benennt als Motiv für die exzessive Mediennutzung die sozialen Kontakte, den Spielspaß sowie Langeweile und auch Eskapismus (vgl. Martin 00:13:38). Als Erklärungsansatz verknüpft er darüber hinaus die familiale Situation mit dem ausufernden Verhalten (Martin 00:11:46). Unter den Vorzeichen des Individuationsprozesses werden die Erklärungsansätze von Mutter und Sohn im Folgenden präzisiert und durch Interpretationen ergänzt.

### 9.1.3.   Autonomie und Verantwortung

*Die Suche nach beruflicher Identität – Onlinespiele-Nutzung als eskapistische Strategie*

Martin befindet sich seit dem Abschluss der mittleren Reife vor einem Jahr in einer beruflichen Orientierungsphase. Er überlege *„die meiste Zeit" „fieberhaft",* was er tun könnte, findet aber momentan keine Lösung. Seine Vorstellungen schwanken zwischen dem Besuch der Abendschule, der Suche nach einem Ausbildungsplatz oder einem Nebenjob. Er selbst beschreibt Gefühle der Überforderung, der Orientierungs- und Hilflosigkeit:

> **Martin:** *„Du kommst von der Schule, wirst fallen gelassen, sollst halt wissen, was machst du. Und das überfordert mich halt viel zu krass. Ich kenn ja noch nicht mal alle Jobs auf der Welt, aber für mich ist es wichtig, dass ich irgendwas finde, wo ich motiviert auftreten kann. Und ich MÖCHT ja arbeiten."*
> *(Martin 01:04:30)*

Martin hat seine beruflichen Vorstellungen noch nicht definiert. Er benennt kaum konkrete Berufsbilder und konnte im Verlauf der Jugendphase noch nicht herausarbeiten, welche inhaltlichen Bereiche ihn interessieren, was er gerne macht und wo seine Fähigkeiten liegen. Bei der Auswahl des Berufes ist es ihm aber besonders wichtig, eben genau auf diese Fragen eine Antwort zu haben:

> **Martin:** *„Ich möchte halt aufstehen können und mich motivieren können, da hinzugehen. Und das kann ich nicht, wenn ich irgendein' Scheiß-Knechtjob mach'. Oder halt irgendwas, was halt nicht zu mir passt."(Martin 00:59:22)*

Seine Beschreibungen demonstrieren eine Ambivalenz, er schwankt zwischen dem Wunsch, etwas Erfüllendes zu finden, und dem Bedürfnis, den Anforderungen seiner Eltern möglichst schnell gerecht zu werden, um finanzielle Unabhängigkeit zu erreichen.

> **Martin:** *„Egal. Hauptsach' Ruhe (LACHT). Ne, ich hab' jetzt gesagt, ich geh' jetzt [Name eines Cafés] kellnermäßig schauen, dann abwaschmäßig. Wär' mir auch egal, Rewe, mir ist alles grad egal, ich brauch nur Geld. (LACHT IRONISCH). Hauptsache Nebenjob." (Martin 00:56:49)*

Trotz dieser auf den ersten Blick klaren Zielformulierung kommt es kaum zu konkreten Bewerbungen, unabhängig davon, ob es um die Suche nach einem Nebenjob oder einem

Ausbildungsberuf geht. Obwohl Martin selbst sehr unzufrieden mit seiner derzeitigen Situation ist, führt er immer wieder Entschuldigungen für sein fehlendes Engagement an:

> *Martin: „Ich wollte gestern gehen, hab' mich aber dann gestern wieder beim Rasieren verletzt und hab' dann gestern irgendwie so 'n bisschen so hart geblutet und dann war mir das irgendwie auch peinlich und dann wollt ich nicht rausgehen." (Martin 00:56:28)*

Martin beschreibt, dass seine Eltern in erster Linie die exzessive Computernutzung für sein fehlendes Engagement verantwortlich machen (vgl. Martin 00:17:34). Er hingegen argumentiert, er würde nicht mehr am Computer spielen, wenn er einen Plan hätte, was er später einmal beruflich machen möchte (vgl. Martin 00:17:52). Analysiert man seine Darstellungen, wird deutlich, dass die Orientierungslosigkeit und die Prokrastination mit sozialen Ängsten und Minderwertigkeitskomplexen im Zusammenhang stehen. Martin scheint vor diesem Hintergrund die exzessive Onlinespiele-Nutzung als eskapistische Strategie zu wählen.

> *Martin: „Und hab' mit Freunden drüber geredet und es sieht dann halt aus wie, von nichts kommt ja nichts, aber ich konnt' mich halt einfach nicht entscheiden, weil für mich war das immer so WICHTIG, was ich mache, wie ich dastehe, (KLOPFEN). Und ja, das beste Beispiel ist ja jetzt halt, wo meine Eltern meinen: ,Schämst du dich nicht, dass du jetzt zu Hause sitzt und nichts machst im Moment?' Da hab' ich gesagt: ,Nee, weil das kriegt die Öffentlichkeit nicht mit.' Und ich find' das halt viel schlimmer, sag' ich jetzt einfach mal, wenn ich irgendwo, irgendwas Komisches machen würde und mich würden Leute sehen. Und da ist mein Selbstbewusstsein auch nicht \*1\* sooo nice." (Martin 00:56:28)*

Der Jugendliche misst seiner Außenwirkung eine besondere Wichtigkeit bei und schreckt vor negativen Bewertungen in sozialen Kontexten zurück. Aus diesem Grund tritt er in Phasen der Orientierungslosigkeit nur ungern in der Öffentlichkeit auf. Sein mangelndes Selbstbewusstsein benennt er selbst.

Für den Prozess der Individuation bedeutet Martins Haltung erstens, dass er seine (berufliche) Identität noch nicht gefunden hat und sich bei der Sondierung der Berufswahl nicht auf seine Einschätzung verlässt, sondern sehr stark von den antizipierten Bewertungen und Zuschreibungen der anderen abhängig ist. Der Wunsch, seine Selbstverantwortung durch ökonomische Unabhängigkeit zu vergrößern, wird deutlich. Jedoch scheinen die Orientierungslosigkeit sowie ein mangelndes Selbstbewusstsein diesem Wunsch entgegenzustehen. Die Angst vor negativen Rückmeldungen scheint derart manifest, dass er eine eskapistische Strategie – die exzessive Onlinespiele-Nutzung – vorzieht und seine Probleme nicht konkret angehen kann. Durch die Beschreibung der Eltern-Kind-Beziehung werden Ursachen für die Selbstunsicherheit und die Orientierungslosigkeit erkennbar. Diese werden an späterer Stelle erläutert.

*Rigide regulierte Nutzung – Wertsteigerung*

Die Fernseh- und Computernutzung von Martin wurde von Beginn an streng reguliert. Martin nutzte zunächst den Computer in dem Büro seiner Eltern. Dabei achteten die Eltern auf die Intensität der Nutzung und regulierten den Zugang zum Raum situativ.

> *Frau Weber:* „... *[E]r ist HIER in DIESEM Raum an einen Computer gegangen und konnte nur spielen, wenn wir ihn hier reingelassen haben."* *(Frau Weber 00:41:21)*

Frau Weber stellte außerdem von Anfang an Zeitbegrenzungen für die Mediennutzung auf. Zu Beginn durfte Martin eine halbe Stunde, später dann eine Stunde spielen. Zur Kontrolle der Regeln installierten die Eltern eine Kindersicherung in den Endgeräten, sodass nur sie selbst die Geräte an- und ausschalten konnten (vgl. Frau Weber 00:36:59). Für die Inhalte der Computerspiele gab es außerdem altersgemäße Grenzen (vgl. Martin 00:06:34; 00:10:12). Bei der Durchsetzung der Regeln beschreibt sich Frau Weber als konsequent:

> *Frau Weber:* „... *ich bin kein Wörterbuch, sondern bei mir ist ein Wort ein Wort. Und wenn ich was sage, dann mache ich's auch. Es heißt, ich MACH'S dann auch erst, wenn ich weiß, dass ich's durchhalten kann. Also das heißt, ich bin sehr zuverlässig, der weiß dann auch ganz genau, wenn ich sagen würde, morgen um zwölf Uhr mache ich den Internetanschluss weg, dann weiß der auch, dass ich das MACHE."* *(Frau Weber 01:00:55)*

Im medienerzieherischen Handeln von Frau Weber werden die asymmetrische Mutter-Kind-Beziehung sowie ein autoritärer Erziehungsstil erkennbar. Frau Weber konkretisiert ihre führende Rolle im Familiensystem – sie sei der „*Dirigent"* (Frau Weber 01:48:34) ihrer Familienmitglieder. Sie fühle sich aufgrund ihres analytischen und funktionalistischen Denkens sowie ihres hohen Engagements als Einzige in der Lage, die Probleme zu begreifen und zu lösen. Diese Position erfülle sie aber nicht mit Freude, sondern aus einem Gefühl der Verpflichtung, das aus ihren Führungsqualitäten erwachse.

> *Frau Weber:* „*Also meine Familie ist nicht daran interessiert, dass ich ausfalle. Ja, ich bin hier für alle sehr nützlich, auch für meinen Mann in seiner Firma. Und ich bin eigentlich derjenige, der meistens irgendwelche Entscheidungen trifft oder Dinge anleiert oder mehr so manage, ja? Also nicht so der klassische, ich putz' zwar auch die Toiletten, aber ich bin jetzt nicht unbedingt der klassische Hausfrauentyp, der hier nur so macht, was die anderen sagen, sondern ich bin eigentlich mehr der Dirigent, der den Taktstrich gibt. Was mir allerdings NICHT immer Freude bereitet."* *(Frau Weber 01:48:34)*

Frau Weber sieht sich als Gegenpart zu einem ihrer Meinung nach „*zu weichen Vater*" (Frau Weber 00:35:51). Um dies aufzuwiegen, müsse sie noch härter sein.

**Frau Weber:** „*Weil ich halt LEIDER diese in Anführungsstrichen Führerrolle übernehmen MUSS, die ich gar nicht WILL, weil hier sonst keiner sich anbietet dafür, so ungefähr ist meine Variante.*" (Frau Weber 00:35:51)

Frau Weber und ihr Mann haben aufgrund der Probleme mit Martin häufig Streit (vgl. Frau Weber 00:24:10). Martin beschreibt in diesem Zusammenhang, dass auch sein Vater von seiner Mutter „*beleidigt*" und „*runtergemacht*" werde (vgl. Martin 00:42:58).

Es wird sichtbar, dass durch die dominante Position von Frau Weber das Individuierungspotenzial für Martin stark eingeschränkt ist. Die Regeln werden autoritär aufgestellt und ihre Einhaltung konsequent eingefordert. Martin erlebt die Medienerziehung seiner Eltern als sehr streng und weitet diese Beschreibung auch auf weitere Erziehungsbereiche wie zum Beispiel die Pflege sozialer Kontakte aus (vgl. Martin 00:19:06). Er selbst sieht in dem autoritären Erziehungsstil seiner Mutter eine Ursache für die exzessive Mediennutzung:

*Martin:* „*#Und# ich sag' dir mal eins ganz genau, meine Meinung dazu ist halt auch, ohne Witz, dadurch, dass des für mich SO eingeschränkt war, gab's für mich dieses Verlangen immer mehr zu bekommen davon. [...] Also, wenn ich darüber nachdenke, das ist kein Witz jetzt, jetzt kann ich das mal ganz offen und ehrlich sagen, dadurch, dass meine ELTERN und ich das bei allen meinen Freunden gesehen habe, dass das anders lief, war das für mich SO WAS BEsonderes, dass ich 'ne halbe Stunde spielen kann, dass ich jede Minute da übertrieben ausgereizt habe.*" (Martin 00:11:46)

Durch die strenge Regulierung ist für Martin die Bedeutung des Onlinespiels gewachsen, es ist für ihn etwas Wertvollem und Besonderem geworden.

### Die Freiräume der Freunde als Vergleichsmaßstab

Mit 16 Jahren bekam Martin seinen eigenen Computer von seinem Vater geschenkt und war hiervon völlig überrascht:

*Martin:* „*Zum Geburtstag war das glaub' ich. Da war ich ja auch glücklich. Ich hab' das ja erst gar nicht geglaubt, weil meine Eltern öfter mal so Versprechungen gemacht haben, die sie nie gehalten haben und ich ja noch nie Wünsche erfüllt (LACHEND) bekommen habe seitdem ich denken kann. Und dann hatt' ich den auf einmal. *1*"* (Martin 00:35:13)

Trotz dieses Autonomiezuwachses war die Computernutzung weiterhin streng reguliert. Um die Einhaltung der Zeitbegrenzung zu sichern, installierten die Eltern auch zu diesem Zeitpunkt eine Software, die bewirkte, dass sich der Computer nach einer Stunde automatisch herunterfährt. Mit Martins Älterwerden wuchs sein Anspruch auf Selbstbestimmung. Die zunehmenden Autonomieansprüche resultierten unter anderem daraus, dass Martin durch das gemeinsame Spiel mit seinen Freunden deren Freiräume im Bereich der Computernutzung kennen lernte. Er nahm das Ausmaß an Freiheit seiner Freunde als Maßstab und in den Auseinandersetzungen mit seinen Eltern als Argument, um eigene Freiräume zu erkämpfen:

> **Martin:** *„Ich hatte am Anfang so 'n Programm drinne. Da wurd' ich mal auf 'ne LAN eingeladen. Das hat sich halt immer um null Uhr runtergefahren oder nach einer Stunde. Und da war ich halt auf 'ner LAN eingeladen mit meinem Computer und war halt da, und hab' mich dann übertrieben tierisch aufgeregt und bin dann nach Hause gefahren. Damals. Und hab' mich da übertrieben beschwert drüber, nachts. \*2\* Weil ich so übertrieben wütend und sauer war, weil alle auch meine anderen Freunde. Ich hab' immer damit argumentiert: 'Ja, aber alle meine Freunde dürfen spielen und ich nicht, was soll das?'"* (Martin 00:10:12)

### Unnachgiebigkeit – wachsendes Autonomiebestreben

Erklärungsansätze für den Verlauf der exzessiven Onlinespiele-Nutzung und die Intensität der Auseinandersetzungen lassen sich konkretisieren, wenn man die Diskussionskultur in der Familie genauer betrachtet:

> **Martin:** *„Und die ham halt IHRE SICHTweise und die is' so. (LACHT VERZWEIFELT). Braucht man gar nicht drüber reden, die ist einfach so. Das ist eben das Problem, die haben ihre Einstellung dazu, was weiß ich wo immer her, und geben halt allen die Schuld dazu und fertig."* (Martin 00:25:36)

Aus der Perspektive von Martin treten die Eltern in Diskussionen rigide, uneinsichtig und streng auf. Sie würden sich seiner Argumente und Sichtweisen nicht annehmen und beharrten auf ihrer Perspektive. Auch in den Aussagen der Mutter spiegelt sich diese unnachgiebige Haltung wider:

> **Frau Weber:** *„....[J]e je weniger man \*1\* ihnen [den Kindern] die Möglichkeit lässt, zu verhandeln, umso weniger verhandeln die auch. Ja?"* (Frau Weber 01:00:14)

Frau Weber beschreibt ihre geringe Verhandlungsbereitschaft als Erziehungsprinzip. Wenn Martin von Diskussionen berichtet, wird immer wieder deutlich, dass er versucht, seine Eltern mit Argumenten zu überzeugen und Kompromisslösungen zu suchen. In seinen Schilderungen rückt die Mutter aber nicht von ihren Positionen ab und ist nicht in der Lage, auf seine Belange einzugehen (vgl. Martin 00:15:22). Nicht nur in der Interaktion mit seiner Mutter, sondern auch in den Diskussionen mit seinem Vater sind die Fronten verhärtet. Martins Vater wähle zwar zunächst den Weg des Gesprächs, gehe auf Martins Argumente aber ebenso wenig ein:

> **Martin:** *„#...[W]eil [der Vater] halt einfach diese Art hat, die mich irgendwann ins Grab bringt. Er wiederholt alles. Er hört einem halt auch nicht richtig zu. Und ich meinte auch letztlich zu ihm: ‚Ey, wenn du's 100.000.000-mal sagst,*

*werd' ich es TROTZDEM (SCHLÄGT AUF DEN TISCH) nicht so machen wie du's willst.' Und dann sagt er so: ‚Ja, dann muss ich's halt 100.000.001-mal versuchen.' Und dann sag' ich halt: ‚Ey, das gibt's doch nicht, bitte lass es doch einfach!'"* (Martin 00:45:10)

Die Eltern bestehen auf ihren Argumentationen und Martin insistiert auf sein Recht auf mehr Freiräume, auf Autonomie und Anerkennung der eigenen Meinung.

**Martin:** *„Die nehmen mich ja noch nicht mal mehr ernst als Person, so. Ich sag' des jedes Mal, wenn ich mich mit denen streite, dass meiner Meinung nach selbst ein behinderter Mensch \*1\* ernster genommen wird als ich."* (Martin 00:52:27)

### Kampf um Autonomie und Hierarchie

Martin fühlt sich ungerecht behandelt und spürt die Strenge seiner Eltern. Das Gefühl, um seine Selbstbestimmungsrechte und Freiheiten beraubt zu sein, sowie der unerfüllte Wunsch, das begehrte Spiel zu spielen und dabei gleichberechtigter Teamplayer zu sein, wecken in Martin Aggressionen und Wut. Die Rebellion gegen seine Eltern endet vor diesem Hintergrund häufig in aggressionsgeladenen Grenzüberschreitungen. Insbesondere Konflikte zwischen Martin und seinem Vater eskalieren oft bis hin zu aggressiven Auseinandersetzungen (vgl. Martin 00:42:58).

**Frau Weber:** *„Und dann ham wir einfach hier die Tür zugemacht, mit dem Ergebnis, dass er dann die Tür eingetreten hat. Also da kam's zu richtigen WUTausbrüchen, also richtigen Exzessen. Und mein Mann ist auch sehr impulsiv. Also die nehmen sich da beide nichts. Das kam teilweise zu gefährlichen Situationen. Grenzwertigen Situationen, wo man an sich hätte damit rechnen müssen, dass entweder dem einen oder dem anderen was passiert. Also der hat etliche Sachen hier kaputt gemacht: Schränke, Gegenstände Glasspiegel."* (Frau Weber 00:41:21)

Die Autorität und Rigidität der Eltern, so kann interpretiert werden, engen den Handlungsspielraum von Martin so weit ein, dass er auf die Ebene aggressiver Auseinandersetzungen ausweichen muss, um seine Autonomieansprüche einzufordern. In ähnlicher Weise beschreibt auch Frau Weber:

**Frau Weber:** *„Also das war dann so sein Wehren und seine RElativ erfolgreiche Masche, seine Eltern kleinzukriegen und uns funktionieren zu lassen."* (Frau Weber 00:41:21)

Für eine kurze Zeit gelang es Martin aus der Perspektive seiner Mutter, seine Eltern *„funktionieren zu lassen"*. Die folgenden Reaktionen der Eltern sind jedoch nicht von Einsicht oder Nachgiebigkeit geprägt, sondern durch Autorität und Konsequenz. Unter anderem nutzten sie die spontane Wegnahme des Computers oder die Sperre des Internetzugangs, um das Nutzungsverhalten weiter zu begrenzen. Durch die Wegnahme des Computers demonstrierten die Eltern ein weiteres Mal ihre überlegene Position.

Martin nahm diese Eingriffe als Grenzüberschreitung wahr, sein Besitz werde verein-
nahmt. Sein Autonomiebereich scheint verletzt:

> **Martin:** *„Die ham alles Mögliche versucht, die ham mir ma' den PC für 'ne
> große Zeit weggenommen, was für mich unerträglich war, weil ich halt auch
> einfach mich da betrogen fühle, weil der gehört MIR, das ist mein eigener
> Computer und ich krieg den EINFACH so weggenommen, wegen 'ner Laune
> von meinen Eltern. Und das ist halt etwas, \*4\* was ich halt enorm schlimm
> find."* (Martin 00:32:34)

Martins Reaktionen auf die Sanktionen der Eltern weisen in zwei Richtungen, zunächst
verstärkten sie in ihm das Gefühl der Machtlosigkeit und weckten so Frust und Aggressionen:

> **Martin:** *„Und dann ham die mir den halt weggenommen=und immer so Sa-
> chen gemacht, was mich immer so gestresst hat. Dann so haste am Wochen-
> ende kein Internet mehr gehabt oder da kein Internet. Und immer solche
> dummen Einschränkungen, solche RICHTIG dummen, weil die machen dich
> einfach nur aggressiv und nerven dich. Das bringt auch keinen Menschen
> weiter, weil du bist dann in der Zeit nur gefrustet, abgefuckt und sitzt in dei-
> nem Zimmer und weißt nicht, was du tun sollst. (SCHNIEFEN) Und ja. Und
> anstatt dann was zu machen, ärgerst du dich halt viel lieber über deine Eltern
> oder über sonst 'was und find'st des halt sauunfair und sauungerecht und
> kannst es auch gar nicht nachvollziehen (KLATSCHEN) und keine Ahnung."*
> (Martin 00:34:32)

Neben der aggressiven Reaktion von Martin erhöht das autoritäre Auftreten der Eltern
den „Druck", den Computer nach eigenem Belieben nutzen zu müssen:

> **Martin:** *„.... weil meine Eltern auch immer diejenigen sind, die damit drohen:
> ,Oh wir nehmen's dir weg! Du kriegst es abgenommen.' Was ich halt so kom-
> plett nicht nachvollziehen kann, was es für mich dann auch so schlimm macht
> und was für mich dann auch so diesen Druck auslöst, das machen zu MÜSSen
> ..."* (Martin 00:13:38)

Mit zunehmendem Alter nimmt der Stress als Reaktion auf die Autonomieeinschränkung
zu:

> **Martin:** *„.... was ich auch schlimm find', ich bin jetzt 18 Jahre und die woll'n
> mich, also schon länger her 18, aber (LACHEND) so. Und die woll'n mich halt
> immer noch einschränken und so. Und d's das STRESST halt mich."* (Martin
> 00:14:17)

### Changierende Erziehungsstile – Grenzenlosigkeit

Die permanenten Konflikte münden bei Martins Eltern in Ungeduld und in Aktionismus.
So kommt es im Verlauf der Entwicklung zu inkonsistenten Erziehungsmethoden, als die
Mutter beispielsweise die Regeln zur zeitlichen Begrenzung der Computernutzung
zeitweise aufhob:

*Frau Weber: „Ich hab' mal 'ne Zeit lang geglaubt, wenn er so viel gespielt hat, dass ihm schwarz vor den Augen wird, wird er irgendwann mal genug davon haben. [...] Das scheint aber bei ihm nicht einzutreten." (Frau Weber 01:06:07)*

Auch im Alter von 18 Jahren erfuhr Martin noch einmal einen umfassenden Autonomiezuwachs – Martin erinnert sich nur noch vage:

*Martin: „... [I]ch weiß auch nicht mehr, wie das war. Es wurd' dann halt irgendwann aufgehoben, aber das ist nicht so lange her, sag' ich jetzt mal. Das muss, jetzt 18. Ja, mit 18 durfte ich so lang spielen, wie ich wollte." (Martin 00:12:26)*

Im Anschluss an eine rigide kontrollierte Computernutzung, die für Martin ein Zeichen des Begehrens und der Autonomie geworden ist, eröffneten sich unverhofft grenzenlose Freiräume. Ein selbstverantwortliches Mediennutzungsverhalten hatte Martin jedoch, in Anbetracht der direktiv vorgebenden medienerzieherischen Regeln, kaum entwickeln können und vertiefte sich weiter in die Welt der Spiele.

Gerade weil Martin seine Freiräume uneingeschränkt für das Spielen am Computer nutzte, kam es wieder zu neuen Begrenzungen und Konflikten mit den Eltern. Zum Zeitpunkt der Befragung besteht die Regel, dass Martin bis 24 Uhr spielen darf (vgl. Martin 00:14:36).[86]

Es wird deutlich, dass in Familie Weber die starke Asymmetrie in der Eltern-Kind-Beziehung und somit das rigide Auftreten der Eltern eine exzessive Onlinespiele-Nutzung begünstigt hat. Die Mediennutzung wird für Martin zu einem Symbolträger der Autonomie. Mit den Grenzüberschreitungen demonstriert er seinen Eltern seinen Anspruch auf Autonomie.

In der Adoleszenz sollte sich die Eltern-Kind-Beziehung in einem idealtypischen Verlauf hin zu einer individuierten Beziehung entwickeln, die unter anderem dadurch gekennzeichnet ist, dass beide Parteien in der Interaktion ihre Meinung äußern können. In den konfliktreichen Interaktionen der Familie Weber sind diesbezüglich durch die Unnachgiebigkeit der Eltern keine weiterführenden Ansätze zu erkennen. Eine Situation, die aus der Perspektive Martins weiteres Konfliktpotenzial schürt.

Eine individuierte Beziehung zeichnet sich andererseits dadurch aus, dass Eltern und

---

[86]Die Inkonsistenz in der Erziehung zeigt sich auch durch die Diskrepanzen des Vaters und der Mutter im Umgang mit der exzessiven Computernutzung. Nach einem Beratungsgespräch hat der Vater „ den PC einfach weggestellt. Er, mein Mann. Was ich ja auch sehr gut fand, weil es war jetzt auch mal was Neues, dass mein Mann handelt und das fand ich auch viel effektiver, weil ICH glaube, dass für einen JUNGEN ein Vater wichtig ist in diesem Fall' (Frau Weber 00:59:32). Nach einem nächsten Gespräch mit der Erziehungsberatung habe er sich dann aber für nicht mehr zuständig für das Problem erklärt und den Computer wieder in das Zimmer zurückgestellt (vgl. Frau Weber 00:59:32).

Kinder miteinander verbunden bleiben. Diesbezüglich sollen im nächsten Abschnitt Aussagen zur Beziehungsqualität dargestellt werden, um dann Konsequenzen für die mögliche Entwicklung der exzessiven Onlinespiele-Nutzung darzulegen.

### 9.1.4.  Verbundenheit und Verantwortung

**Konflikte und Abwertung**

Sowohl Frau Weber als auch ihr Sohn beschreiben, dass zwischen ihnen schon immer Konflikte und Probleme bestanden. *„Ich hatte ja IMMER den Stress"* (Martin 01:01:16). Die Mutter beschreibt, dass es von Martins Geburt an über die Zeit im Kindergarten, in der Schule bis heute Szenarien und Probleme mit ihrem Sohn gab, die sie als bedrückend empfand:

> **Frau Weber:** *„Also wenn ich da neben ihm gesessen hab', wenn er Hausaufgaben gemacht hat, um ihm was zu helfen, hat er dann (MACHT DIE BEWEGUNGEN NACH) mit 'm Füller rumgefuchtelt. Plötzlich war da nur 'n Füllerstift. Mich macht das so nervös, also es ist 'ne Strapaze, is' einfach FURCHTbar anstrengend, FURCHTbar anstrengend und und jede Hilfe, die man da jemandem zuteilwird, kostet einem selbst, ich bin auch nicht der Geduldigste."* (Frau Weber 00:33:34)

Frau Weber war angestrengt von den Aufgaben, die die Kindererziehung mit sich bringt, sie zerrten an ihrer Geduld und sie empfand die Zeit als *„GRÄSSlich"* und *„FURCHTbar"* (Frau Weber 00:24:10). Sie habe eigentlich *„noch nie so irgendwie so=n extremen KINDERwunsch"* empfunden (Frau Weber 00:24:48). In den Beschreibungen der Mutter ist zu lesen, dass sie sich in der Mutterrolle stark belastet fühlt. Immer wieder wird in ihren Beschreibungen erkennbar, dass Frau Weber ein starkes Bedürfnis nach Distanz und Ruhe hat, jedoch von erzieherischen Problemen und Komplikationen eingenommen war.[87] Dieser Zusammenhang lässt sich beispielsweise anhand der Wohnsituation demonstrieren. Frau Weber und ihr Mann bewohnen eine separate Wohnung im oberen Stockwerk des Einfamilienhauses. Zum einen veranschaulicht diese Raumaufteilung das Bedürfnis der Mutter, ihren eigenen und abgegrenzten Raum zu wahren und sich somit von ihren Kindern abzugrenzen. Zum anderen ist die Wohnsituation dadurch gekennzeichnet, dass beide Eltern im oberen Stockwerk ihre Büros eingerichtet haben. Martins Zimmer liegt unterhalb des Büros der Mutter. Direkt zu Beginn des Interviews mit Frau Weber beschwert sie sich über die ständigen Spielgeräusche des Computerspiels, die sie in ihrem Büro hört:

---

[87]Zu den Anstrengungen im erzieherischen Alltag komme hinzu, dass Martin auch ihren Mann in seiner Rolle als Vater beanspruchen würde, und somit auch die Beziehung zwischen Frau Weber und ihrem Mann durch die Erziehung von Martin belastet und eingeschränkt sei (vgl. Frau Weber 00:24:10).

*Frau Weber:* „*Jetzt hör'n Sie leider unten dieses Bumbum. (IN DER INTER-VIEWSITUATOIN KONNTE ICH DAS GERÄUSCH DES COMPUTERSPIELS NICHT WAHRNEHMEN.) Das ist jetzt schon wieder von seinem Computer. Das stört ein' halt auch. Also das heißt, diese Wohnsituation ist eigentlich ein zusätzlicher Konfliktpunkt unter Umständen, ja? Wenn man jetzt irgendwo arbeiten geht, dann ist man ja aus'm Haus draußen und hat einfach 'n ganz and'res Umfeld. Hier, hier ist man auch leichter zu greifen für, wir haben ja drei Kinder, man ist ja auch leichter ansprechbar, und das heißt, man muss sich mehr behaupten dann in seinem \*1\* in seiner Arbeits- oder in seinem privaten Umfeld.*" *(Frau Weber 00:05:50)*

Die Mutter äußert das Bedürfnis, sich sowohl in ihrem beruflichen, aber auch in ihrem privaten Umfeld von ihren Kindern abzugrenzen. In der Realität ist sie aber jeden Tag – sogar während der Arbeitszeiten – für ihre Kinder greifbar. Im Hinblick auf das exzessive Spielen ergibt sich im Vergleich zu anderen adoleszenten Bewältigungsstrategien die Besonderheit, dass dieses im häuslichen Kontext stattfindet. Die Mutter ist demnach mit diesem als problematisch bewerteten Verhalten unentwegt konfrontiert, kann die Geräusche und die Spielzeiten sogar während des Arbeitens wahrnehmen. Ihre Bedürfnisse nach Ruhe und Distanz bleiben somit stets unbefriedigt. Die Konfliktlage hat sich derart zugespitzt, dass die Mutter die Wohnsituation heute als „*in Anführungsstrichen Gefängnis*" wahrnimmt (Frau Weber 00:07:27).

Zu der Belastung durch die erzieherische Verantwortung kommt hinzu, dass ihr Sohn von Geburt an nicht ihren Vorstellungen entsprach:

*Frau Weber:* „*Ich hab' so eher mit Schlafmützen und Leuten, die langsam denken und laufen, eher Probleme und (LACHT) und das war eine ganz schwere Prüfung da für mich immer mit ihm. Ja gut also, dann hat er also immer da so sein Zeug verschlampert und in Heften rumgekritzelt und (IN GENERVTEM TON) aach GOTT.*" *(Frau Weber 00:33:34)*

In den Beschreibungen der Mutter sind solche abwertenden Kommentare und Verurteilungen an vielen Stellen zu finden:

*Frau Weber:* „*Also er macht offensichtlich NICHTS und ist auch zu BLÖD des zu vertuschen. Also für mich ist das eindeutig klar.*" *(Frau Weber 01:33:38)*

Auch vom Vater erfährt Martin ständig Zurechtweisungen:

*Martin:* „*Ich mein, wenn mein Vater hier sitzen würde, würde er die ganze Zeit sagen: 'Setz dich ma' grade hin, mach des ma' so und so. Mach ma' des und des.' Und das ist halt einfach viel zu viel für mich.*" *(Martin 00:36:05)*

In den zitierten Interviewpassagen wird die abwertende Haltung der Eltern gegenüber ihrem Sohn deutlich. Die Distanziertheit und Unzufriedenheit nimmt Martin in den täglichen Interaktionen wahr und empfindet das Verhalten als verletzend:

*Martin: „Ich wurde auch immer ziemlich selten gelobt von meinen Eltern, e-*
*her Kritik. Also in Kritik sind die gut. Und die ham halt auch so 'ne Arrrt, die*
*is' halt für mich nicht ganz richtig. Sag' ich mal, also ich find' die halt nicht so*
*passend. *2* Die können einen verletzen." (Martin 00:28:57)*

Ein förderliches Erziehungsverhalten wie Loben habe Martin kaum erfahren. In der
Eltern-Kind-Beziehung herrsche ein offenes Misstrauen:

*Martin: „#Ach, die vertrauen mir nicht.# Die vertrauen mir nicht, die denken*
*doch, ich mach' alles kaputt. Ich verbrenn' alles und keine Ahnung und*
*bring's zum Explodieren." (Martin 00:23:34)*

*Frau Weber: „Also ER ist mein Risikofaktor. Ich kann auch nicht in' Urlaub*
*fahren und den hierlassen. Der ist nicht in der Lage, Herdplatten auszuschal-*
*ten, Backöfen auszuschalten und so weiter." (Frau Weber 01:52:26)*

In den Interviewpassagen ist erkennbar, dass fehlendes Vertrauen und fehlende
Anerkennung in der Eltern-Kind-Beziehung schon vor den Problemen mit der exzessiven Computernutzung das Familienklima bestimmten. Die Konsequenzen dieser
Ausgangslage für die Genese und für den Verlauf der exzessiven Computernutzung
werden im nächsten Kapitel konkretisiert. Zunächst soll die Beziehungsqualität zwischen Mutter und Sohn weiter ausdifferenziert werden.

### Intensive pragmatische Unterstützung seitens der Mutter

Um das Bild der Beziehungsqualität zu vervollständigen, muss die Ambivalenz in dem
Verhalten der Mutter ergänzend dargestellt werden. Frau Weber empfindet die Erziehung von Martin als furchtbare Aufgabe (Frau Weber 00:33:34), die ihre Geduld in
hohem Maße fordert. Der Wunsch nach Distanz und Ruhe steht jedoch einem übermäßigen Engagement, Martin in seiner Entwicklung zu begleiten, gegenüber. Das Engagement von Frau Weber besteht darin, erstens in einem umfassendem Ausmaß externe
Unterstützung für die Familie zu organisieren, und zweitens, Martin durch pragmatische
Hilfen bei der Bewältigung von schulischen oder ausbildungsbedingten Aufgaben zu
unterstützen.

Martins Mutter nahm bereits sehr früh und über Jahre hinweg Erziehungsberatung in
Anspruch.

*Frau Weber: „Da hab' ich mit der Therapeutin da gesprochen und gesagt:*
*,Jetzt sagen Sie mal, mein Sohn möchte Fußball spielen. Was halten SIE denn*
*davon?' Und da hat die gesagt: ,Ich möchte Ihnen dringend abraten, dass Sie*
*den jetzt in 'nen Fußballverein geben, weil der wird nur schlechte Erfahrun-*
*gen haben. Weil er ist der Sache nicht gewachsen, seine Motorik und alles ist*
*nicht so, dass er dort Erfolgserlebnisse haben wird.' Ja? Also da haben Sie na-*
*türlich als Eltern auch immer das Gefühl, Sie kriegen immer auch von außen*
*praktisch wieder 'n Dämpfer. Sie sagen: ,Meinen Sie nicht, wir könnten jetzt*

*das mit ihm machen?' ‚Nee lassen Sie mal, warten Sie mal.' Ja."* (Frau Weber
01:39:15)

Die frühe Inanspruchnahme institutioneller Hilfe kann darauf zurückgeführt werden,
dass Martins Mutter in Fragen der Erziehung eine große Unsicherheit empfindet, die
gepaart ist mit großen Sorgen um die Entwicklung ihres Kindes (vgl. Kapitel 9.1.5). Die
Sorgen und die Unsicherheit wurden anscheinend von der Erziehungsberatung nicht
beschwichtigt, sondern noch forciert. Sie wurde angehalten, ihren Sohn mit besonderer
Vorsicht zu behandeln. Unsicherheit und Sorgen bestimmten weiter die erzieherischen
Entscheidungen von Frau Weber. Um Martin zu schützen, verwehrte sie ihm bestimmte
Entwicklungserfahrungen und war mit stärkenden Worten zurückhaltend:

*Frau Weber: „.... man gibt das [als Eltern] auch nicht so weiter: ‚Ja du schaffst
des. Du bist groß, du bist stark.' Sondern man hat als Eltern eher so diesen
Beschützer, dieses Beschützerfeeling und dieses Behüten ..."* (Frau Weber
01:39:15)

Die Besorgnisse der Mutter können auch in Zusammenhang mit dem rigiden Erziehungsstil gebracht werden. Um Martin vor negativen Erfahrungen und Gefahren zu
schützen, formuliert sie sehr konsequente und sehr strikte Regulierungen.

Die Inanspruchnahme externer Hilfe bleibt nicht auf den Bereich der Erziehungsberatung begrenzt, sondern betrifft auch zahlreiche Angebote, die sich direkt an Martin
richten. Die Hilfen begannen schon in der Kindheit und erstreckten sich im Verlauf der
Entwicklung von ergotherapeutischer und sozialpädagogischer Unterstützung über
therapeutische und psychotherapeutische Hilfen. Auffällig ist dabei, dass Frau Weber
sich immer sehr früh um institutionelle Unterstützung bemühte. Dies ist insbesondere
im Kontext der zeitintensiven Computernutzung folgenreich. Schon nach den ersten
Eskalationen wendete sie sich *„ganz früh an das Jugendamt"* (Frau Weber 00:41:21). Für
den Verlauf der exzessiven Computernutzung ist von Bedeutung, dass Frau Weber in der
fortlaufenden Entwicklung nicht davor zurückschreckte, das Verhalten ihres Sohnes zu
dramatisieren, um externe Hilfeleistung zu bekommen. Alarmierend ist in diesem
Zusammenhang insbesondere, dass sie Martins Computernutzung sogar pathologisierte,
um psychiatrische Hilfe für ihn zu organisieren:

*Frau Weber: „Also jedenfalls hatte ich dann mit der Klinik [Name der psychi-
atrischen Einrichtung] da Kontakt aufgenommen und da war dann 'ne ziemlich lange Warteliste. Und dann hab' ich das auch nur beschleunigt, indem ich
dann denen GESCHRIEBEN habe, dass das hier schon 'n bisschen gefährlicher
ist. Und das hab' ich auch nur aus Kalkül gemacht, weil *1* ich dachte wenn
die das schriftlich haben und dann hier was passiert und dann sind die dann
irgendwie auch 'n bisschen am Haken. Und siehe daaa, hat er auch relativ
schnell dann da 'n Platz bekommen." (Frau Weber 00:50:03)*

Die Pathologisierung des Spielverhaltens steht vermutlich im Zusammenhang mit der beschriebenen Unsicherheit im Erziehungshandeln und der resultierenden übermäßigen Vorsicht der Mutter. Die Inanspruchnahme externer Hilfe erschien Frau Weber vermutlich als sichere Lösung, der mütterlichen Verantwortung mit professioneller Unterstützung bestmöglich nachzukommen. Indirekt kann die institutionelle Unterstützung aber auch einen Weg darstellen, die Verantwortung für die Erziehung ihres Kindes professionellen PädagogInnen und PsychologInnen zu übergeben. Neben der psychiatrischen Hilfe verbrachte Martin einige Zeit im Internat. Diese Entscheidung der Eltern kann ebenfalls als Versuch gewertet werden, die Erziehung und Bildung außerhäuslich zu regeln und an professionelle PädagogInnen abzugeben. Die externe Unterbringung wurde aufgrund von Martins Drogenmissbrauch beendet und er musste wieder nach Hause zurückkehren. Frau Weber resümiert, die Hilfen seien stets erfolglos (Frau Weber 00:20:44). Sie antwortete auf subjektiv wahrgenommene Schwierigkeiten und Probleme mit ihrem Sohn weiter mit Aktionismus. Obwohl es einige Bemühungen kostet, organisierte Frau Weber direkt im Anschluss an den Internatsaufenthalt eine neue Schule für Martin, damit er seinen Realschulabschluss erreichen kann.

Diese und weitere Bemühungen der Mutter zeigen, dass ihr Engagement sich nicht auf die Organisation von externen Hilfeleistungen beschränkt, sondern ihr Verhalten insgesamt bestimmt. Frau Weber beschreibt sich selbst als *„sehr hilfsbereit, mütterlich und aufopfernd"* (Frau Weber 01:48:34).

> *Frau Weber: „Das heißt, ich komme mir vor wie jemand, der immer jemand auf einem goldenen Tablett einen goldenen, glitzernden Edelstein hinlegt und der wird jedes Mal auf 'n Boden geworfen, kaPUTT getreten und dann komm' ich wieder mit 'm nächsten Tablett. Und ich KANN des auf die Dauer nicht mehr." (Frau Weber 01:17:24)*

Frau Weber bemüht sich unentwegt, Martin zu unterstützen und ihn auf einen guten Weg zu bringen. Im Vordergrund stehen dabei neben den institutionellen Bemühungen pragmatische Unterstützungsleistungen wie die Fertigstellung einer Praktikumsarbeit oder die Vervollständigung von Bewerbungsunterlagen.

> *Frau Weber: „Die Krux ist DIE, dass ich gar keinen MUT mehr habe. Versteh'n Sie? Ich bin an einen Punkt gekommen. Ich habe SO viel GEBRACHT und gearbeitet für meinen Sohn und SO viel GEHOLFEN. Ich hab' sogar schon nachts, bis nachts um VIER seine Praktikumsarbeit in eine anständige Form gebracht und bin morgens um halb sieben wieder aufgestanden und selber arbeiten gegangen, während er gePENNT hat. Ja. solche Sachen habe ich gemacht. Ich bin ausgepowert, ich bin RATlos, ich habe alles angeleiert." (Frau Weber 01:12:25)*

Frau Weber sieht, dass ihre Hilfe nicht bei Martin ankommt, er weiterhin passiv bleibt, und ist nach Jahren des Bemühens erschöpft und verzweifelt. Trotz ihres Engagements verschärften sich die innerfamilialen Konflikte und Martins Entwicklung ist weiterhin geprägt von Abbrüchen und Schwierigkeiten.

### Nähe und Verständnis

Die umfassende und unablässige Unterstützung sowie die beschützende und besorgte Art von Martins Mutter symbolisieren zunächst ihre Verbundenheit und ein starkes mütterliches Gefühl der Verantwortung für ihren Sohn. Im Zeichen der Verbundenheit steht außerdem, dass Frau Weber neben den kritischen Bemerkungen auch positive Eigenschaften findet, um ihren Sohn zu beschreiben:

> *Frau Weber: „Also ich mein', er hat auch positive Charaktereigenschaften. Kann man gar nicht anders sagen. Ich würde ihn als WILLENSstark bezeichnen, als \*1\* pff HÖFlich, also mir gegenüber nicht, gell. Als freundlich, höflich, willensstark, redegewandt." (Frau Weber 01:23:05)*

Für die weitere Analyse ist besonders bemerkenswert, dass Frau Weber in einigen Passagen des Interviews auch Empathie für Martins Situation zeigt. Obwohl sie für die Erklärung der bestehenden Probleme vorrangig die zeitintensive Computernutzung von Martin heranzieht, hat sie auch ein Bewusstsein für die tatsächlichen Probleme ihres Sohnes entwickelt. So sagt sie explizit, dass der Computer nur ein Symptom für andere Probleme ist:

> *Frau Weber: „Fakt IST, dass der Computer mit Sicherheit nicht der Anfang ist von allem. Sondern es ist nur eine, wie soll ich das sagen, ein Symptom von diesen eigentlichen Problemen, die nicht aufgearbeitet werden." (Frau Weber 01:35:33)*

Als zentrales Erklärungsmuster für die exzessive Mediennutzung zieht sie Martins mangelndes Selbstwertgefühl heran und erkennt, dass es ihm aus diesem Grund schwerfalle, in die Öffentlichkeit zu treten, um nach einem Nebenjob oder einem Aushilfsjob zu suchen (vgl. Frau Weber 00:15:53). Sie vermutet, dass die aktuelle Situation seine *„Minderwertigkeitskomplexe"* verstärkt und er sich in einem *„Teufelskreis"* befindet (vgl. Frau Weber 01:10:04).

### Distanz – unpassende Unterstützung

Es stellt sich die Frage, warum es der Mutter trotz des hohen Engagements und auch eines gewissen Verständnisses für Martins Probleme nicht gelingt, seine Situation zu verbessern. Bei der Auswertung des Interviews fällt auf, dass ihre Verhaltensweisen nicht auf ihrer verständnisvollen Haltung aufbauen. Auf der einen Seite konzentriert sie ihre Hilfen auf die Bewältigung von schulischen und beruflichen Herausforderungen in

Martins Leben:

> **Frau Weber:** *„Und er hat NICHT die Kraft und die Möglichkeit, sich einen Ausbildungsplatz zu suchen. Und wenn ich jetzt den nehme und sach: ‚HAL- LO. Ich helfe dir heute noch mal. Komm wir stellen deine Bewerbungsunter- lagen noch mal ordentlich zusammen!' Und dann mach' ich das und wissen Sie, was damit passiert? Nichts. Wenn ich in einer Woche nachfrage, dann hat er noch KEINE Bewerbung verschickt und nichts."* (Frau Weber 02:13:12)

Auf der anderen Seite reagiert Frau Weber auf die aktuelle berufliche Situation ihres Sohnes mit Druck und Drohungen:

> **Frau Weber:** *„Hab' ihm gesagt, wenn ich bis dahin nicht seh', dass er [sich] ERNSTHAFT um einen Ausbildungs- oder Arbeitsplatz kümmert, dass ich dann nicht mehr bereit bin, ihn zu unterstützen. Eigentlich wollt' ich ihm dann ja den den Internetzugang kappen."* (Frau Weber 00:15:53)

Die Unterstützung der Mutter zielt demnach nicht auf die ursächlichen Probleme wie das mangelnde Selbstbewusstsein ab, sondern im Vordergrund steht die Sorge der Mutter um den schulischen und aktuell den beruflichen Werdegang ihres Sohnes. Ihre Unterstützungsleistungen sind demnach nicht auf Martins subtile Probleme, wie das geringe Selbstwertgefühl, ausgerichtet, sondern auf die Lösung der offen liegenden Probleme. Die Befriedigung emotionaler oder sozialer Bedürfnisse oder die Stärkung seines Selbstbewusstseins kommen für sie als Lösungsweg anscheinend nicht in Betracht. Ihr Beziehungsangebot reduziert sich auf pragmatische Unterstützungs- leistungen, ist durch eine emotionale Distanz und eine kritische Haltung ihrem Sohn gegenüber gekennzeichnet.

Im nächsten Punkt wird deutlich, welche Perspektive Martin in diesem Zusammenhang äußert.

### Vermisste Nähe – Eskalation

Die starke Asymmetrie sowie die Distanziertheit in der Eltern-Kind-Beziehung stellen sich als grundlegende Einflussfaktoren auf die Entwicklung der exzessiven Onlinespiele- Nutzung heraus. Aus dieser familialen Situation resultiert Martins starkes Bedürfnis nach mehr Verständnis und Nähe sowie nach einem symmetrischeren Verhältnis in der Eltern-Kind-Beziehung. Auf die Frage, was er bei der Erziehung seiner Kinder auf jeden Fall anders machen würde, antwortet er:

> **Martin:** *„Ich würd' dann halt auch versuchen 'n anderes Verhältnis [aufzu- bauen], so 'n so 'n bisschen freundschaftliches Verhältnis. [...] Ja. Ich würd' auf jeden Fall das Gefühl denen immer geben, dass ich den' zuhöre, weil das hab' ich nicht. Auch wenn die sagen: ‚Wir hör'n dir ja zu.' Und ich würde halt auch versuchen, das ma' aus der Sicht meines Sohnes oder meiner Tochter zu se- hen. Und das dann versuchen, irgendwie NACHvollziehen zu können oder es*

*zu VERSTEHEN. Weil die können's nicht nachvollziehen und geben sich da auch gar keine Mühe."* (Martin 00:49:55)

Gleichzeitig beruft er sich explizit auf die fehlende Nähe und emotionale Verbundenheit zu seinen Eltern:

**Martin:** *„Und ich würd' meinen Kindern auch immer zeigen, dass ich sie liebe. Das machen meine Eltern auch nicht. Also, die nehmen nie in' ARM oder halt sonst 'was, so in dem// um den Dreh."* (Martin 00:51:32)

Seine Schilderungen spiegeln sich in dem Bild, das er von seiner Mutter hat, wider: Auf individueller Ebene beschreibt er sie zwar als *„klug"*, *„zielstrebig"* und *„willensstark"*. Auf der Beziehungsebene fallen ihm aber nur negative Worte ein, sie sei *„angreifend"*, *„beleidigend"* und *„bestimmerisch"* (Martin 00:36:25). Liebevolle und verbindende Worte nennt er bei der Beschreibung ihres Charakters nicht. Lediglich den Anstand und das Benehmen, die ihm seine Eltern beibrachten, finde er gut (vgl. Martin 00:50:15).

Ein Beispiel zeigt, wie wenig es der Mutter tatsächlich gelingt, die emotionalen Bedürfnisse ihres Sohnes wahrzunehmen. Vor Kurzem fragte Martin, ob seine Familie zusammen nach Ägypten fahren könne. Die Reaktion der Mutter ist aufschlussreich:

**Frau Weber:** *„Und da denk' ich, hat der jetzt irgendwie Pilze gefuttert? Was ist denn jetzt mit ihm los? Also er schwankt zwischen rücksichtslosen Egoisten und irgend so=ne Art von Kleinkind, das mit Mama und Papa mal nach Ägypten will. Ich versteh' das alles nicht. Ich sach dann nur: ,Du kannst doch jederzeit nach Ägypten. Du brauchst bloß das Geld. Du bist 18 Jahre alt. Du brauchst 'nen Reisepass und fährst nach Ägypten. Brauchst du MICH doch gar nicht für.' *1* Das ist ganz verrückt. Manchmal bin ich etwas, wie soll ich das sagen, *1* etwas konfus wie überhaupt solche Ausdrucksweisen zustande kommen."* (Frau Weber 02:00:21)

Die Mutter kann seinen Wunsch weder einordnen, noch sieht sie, dass dahinter sein Bedürfnis nach Verbundenheit und Gemeinschaft verborgen ist. Ihre Reaktion ist niederschmetternd. Er solle alleine fahren, sei nun alt genug und brauche die Mutter hierfür nicht. Die Mutter ist in ihrer Distanziertheit, in ihrer Rigidität und mit ihrem Wunsch, für sich zu sein, trotz eines starken Engagements nicht in der Lage, ihre Handlungsstrategien an Martins Bedürfnissen auszurichten.

### 9.1.5. Autonomie, Verbundenheit und Verantwortung

*Eskalation und Distanzierung*

Die bemühte und beschützende Seite der Mutter ist gepaart mit einer Dominanz und einem Aktionismus. In Anbetracht ihres starken Wunsches nach Ruhe und durch ihre handlungsorientierte, autoritäre Art erweckt Frau Weber im Verlauf des Interviews den Eindruck, als ginge es bei den Maßnahmen zur Verbesserung der Situation nicht in erster Linie um Martin selbst, sondern um ihre Belange – dass Martin seine finanziellen und beruflichen Verpflichtungen erfüllt, einen Zuwachs an Selbstständigkeit gewinnt und sie aus den „*Gefängnissituationen*" (Frau Weber 01:48:34) entlassen wird. Auch Martin nimmt vor allem eine eingeschränkte Autonomie wahr, die kritische Haltung seiner Eltern und die fehlende Anerkennung und Nähe.

Martin sieht sich in den fortwährenden Konflikten immer wieder mit seinen unerfüllten Bedürfnissen konfrontiert und erfährt gleichzeitig seine Handlungsunfähigkeit:

> **Martin:** *„Ich frag' mich manchmal halt, oder hab' ich mich auch früher öfter gefragt, ob's halt überhaupt meine Mutter ist, weil so, wie die mich behandelt. Also, weil die hat halt NIE aufbauende Worte. Also, das ist halt auch, sag' ich mal ehrlich, was mir fehlt, so. Jemand, der einen bisschen versucht, zu verstehen und aufzubauen, das ham halt meine Eltern gar nicht. Mein Vater hat das 'n bisschen, aber so halt dieses Zuhör'n und versuchen, jemanden zu verstehen, das ham halt meine Eltern gar nicht. Und aus dem Grund rast' ich auch jedes Mal aus und schrei' übertrieben, wenn ich mit denen rede, weil ich's einfach nicht ertrage und nicht kann, weil sie einfach nicht versuchen, sich in die Lage von mir zu versetzen."* (Martin 00:37:32)

Die Streitigkeiten, so ist es seiner Beschreibung zu entnehmen, resultieren nicht in erster Linie daraus, dass er mehr Zeit für das Spielen erkämpfen möchte. Martin schreit danach, als individuelle Person mit eigenen Meinungen anerkannt zu werden. Er möchte Verständnis von seinen Eltern erfahren und möchte, dass sie ihm zuhören. Da jegliche Versuche, Kontakt aufzunehmen, Nähe und Verständnis herzustellen, scheitern, entwickeln sich in ihm Aggressionen und Konflikte eskalieren. Die Lösung der Konflikte sowie der ursprünglichen Probleme und die Reduktion der exzessiven Computernutzung rücken aufgrund der festgefahrenen Interaktionsmuster zwischen Eltern und Kind in die Ferne. Das belastete Familienklima, die bestehenden Verletzungen verschärfen die Art der Auseinandersetzung zwischen den Familienmitgliedern.

Infolge der Konflikte erfährt Martin noch mehr Kritik und ist weiterhin in seinem Selbstbewusstsein und in seiner Handlungsfähigkeit geschwächt. Trotz des Bedürfnisses nach Nähe entwickelt er eine Angst vor der ständigen Kritik und die Tendenz, sich zurückzuziehen und abzugrenzen:

> **Martin:** *„Weil ich fühl' mich ohne Witz verfolgt, ich hab' dann das Gefühl, da steht gleich einer wieder hinter mir und macht irgend 'ne Kritik und deshalb bin ich so selten in der Küche und ess' auch so wenig, weil ich ess' nur abends, wenn ich weiß meine Eltern geh'n jetzt ins Bett, dann fang ich an zu kochen oder zu essen oder halt beides. Wie gesagt."* (Martin 00:49:23)

Um den Konflikten aus dem Weg zu gehen, versucht Martin, seinen Eltern auszuweichen. Dabei wird deutlich, dass das Computerspielen in seinem Zimmer auf der einen Seite eine Rückzugsmöglichkeit darstellt:

> *Martin:* „*[W]enn ich mich streite, dann bin ich damals so geflohen. Da konnt'*
> *ich halt in mein Zimmer gehen und mich da zurückziehen und da hatt ich nun*
> *mal mein' Computer und damit konnt' man sich nun mal beschäftigen so als*
> *Jugendlicher. Und dann war das halt viel einfacher, wenn man dann halt ZU-*
> *macht und sich halt ABlenkt, so.*" (Martin 00:07:48)

Als Mittel der Distanzierung greift das Spielen am Computer in der Familie Weber besonders, da seine Eltern sich nicht mit den Spielen auskennen, sich nicht dafür interessieren und ihnen zudem ablehnend gegenüberstehen (vgl. Frau Weber 00:38:23, 01:07:23).

Durch das Spielen lernt Martin außerdem Gleichgesinnte kennen und hält Kontakt zu seinen Schulfreunden.

> *Martin:* „*Ich spiel' hauptsächlich nur Spiele im Internet, also im Moment spiel'*
> *ich Battlefield 3 und League of Legends mit Freunden. Also weil das halt ein*
> *ziemlich großer Freundeskreis von mir spielt. Dann skype ich mit denen und*
> *spiel halt so ein paar Runden.*" (Martin 00:01:02)

Die Erfahrung symmetrischer Beziehungen und spielbedingter Erfolge können bei Martin als Erklärungsansatz für die exzessive Computernutzung dienen. Die sozialen Kontakte in der virtuellen Welt scheinen einen Kontrapunkt zu den Interaktionen in der Eltern-Kind-Beziehung zu bilden und befriedigen somit ein adoleszenztypisches Bedürfnis. Versunken in den Computerspielen öffnet sich für ihn ein elternfreier – und somit konfliktfreier – Raum, in dem er in einem Team erfolgreich und selbstbewusst agieren kann. Die Erfolgsmöglichkeiten im Spiel stellen einen Kontrapunkt zu den kritischen Anmerkungen der Eltern dar.

> *Martin:* „*....[D]u denkst ja bei Computerspielen auch EXtrem viel nach, musst*
> *sauviel kombinieren, arbeitest als Team und freust dich extrem so.*" (Martin
> *00:21:12)*

Auf der anderen Seite ist der Distanzierungsversuch nur bedingt erfolgreich, denn Martins Eltern respektieren auch diesen Raum der Privatsphäre nicht und reizen Martin, indem sie ihn bis in sein Zimmer mit kritischen Bemerkungen verfolgen.

> *Martin:* „*Und das Problem ist halt auch, auch wenn sie's vielleicht erlauben,*
> *dass ich so viel spiel', wie ich will, kommen die trotzdem IMMER in mein*
> *Zimmer rein, hacken IMMER auf ein' rum und bringen immer halt so ihre*
> *Kommentare und darauf hab' ich halt übertrieben keine Lust, so.*" (Martin
> *00:14:17)*

Martin ist sozial integriert, geht mit Freunden aus und sucht sich alternative Wege, wie zum Beispiel Alkohol- und Drogenkonsum, um seine Frustration auszulassen, wenn der Computer nicht verfügbar ist. Seine primäre Copingstrategie stellt jedoch die exzessive Onlinespiele-Nutzung dar. Damit taucht die Frage auf, warum Martin – abgesehen von

den spielimmanenten Reizen – dieses Mittel wählt, denn gerade durch die Computernutzung ist er zu Hause sehr präsent und seine Eltern können ihn an seinem Rückzugsort ständig stören. Die exzessive Computernutzung kann zwar als externalisierendes Problemverhalten bezeichnet werden, da es im Vergleich zu internalisierendem
Problemverhalten nach außen sichtbar ist (vgl. Kapitel 3.2.2), gleichzeitig ist es aber
auch keine Flucht, da das Spielen im Haus der Eltern stattfindet. Vor diesem Hintergrund
kann vermutet werden, dass die Computernutzung für Martin auch ein Mittel darstellt,
um Aufmerksamkeit – wenn auch nicht in der gewünschten Form – von seinen Eltern zu
bekommen. So fordert Martin nicht nur eine emotionale Nähe, sondern weiterhin auch
die Unterstützung von seiner Mutter und zeigt Formen der Unselbstständigkeit:

> **Frau Weber:** „*1* ... *und das macht er einem dann immer auch zum Vorwurf*
> *(KLATSCHT IN DIE HÄNDE), DU hättest mir sagen müssen, dass ich dann*
> *gleich in einen C-Kurs komme, wenn ich nichts tue'." (Frau Weber 00:33:34)*

> **Martin:** „*Meine Mutter hat mich immer unterstützt, auch wenn ich halt immer*
> *versagt hab', sag ich ma' – wenn ich aus dem Internat (KLATSCHEN) dann ge-*
> *flogen bin oder so *2* und ja. Jetzt ist halt so, dass die mich fallen gelassen*
> *haben, sag' ich einfach mal so dazu. Einfach so aufgegeben, hat einfach so ge-*
> *sagt: ‚Ja okay, aus dem wird eh nix mehr.' So nach dem Motto. Und jetzt macht*
> *sie halt nichts anderes außer Vorwürfe einem entgegenwerfen und d's moti-*
> *viert einen auch nicht grade=und vor allem wenn's einem schlecht geht,*
> *dann drückt die einen immer schön (HAUT MIT DER FAUST IN DIE HAND)*
> *noch mal einen rein." (Martin 00:40:53)*

Martin kann zum Zeitpunkt der Erhebung trotz der Konflikte keine Unabhängigkeit von
seinen Eltern erreichen, denn er scheint immer noch um die Befriedigung seines tieferen
Bedürfnisses nach Nähe zu kämpfen. Dieser Aspekt und auch weitere Verhaltensweisen
führen zu dem Schluss, dass Martin zu diesem Zeitpunkt nicht in einer Überindividuation lebt, sondern in einer ambivalenten Individuation verstrickt ist und zwischen der
Suche nach Verbundenheit und Distanzierung pendelt.

### Verantwortungsabgabe – Verantwortungsübernahme

Unter Einbezug des starken Bedürfnisses der Mutter nach Distanz und Ruhe wird der
Wunsch nach Selbstständigkeit ihres Sohnes als zentrales Erklärungselement für das
Verhalten der Mutter erkennbar. An ihrer Antwort auf eine einleitende Frage im
Interview ist abzulesen, dass für sie das Erreichen von Unabhängigkeit und die Zunahme
von Selbstständigkeit ihres Sohnes ein zentrales Anliegen ist.

> **Frau Weber:** „*Ich seh' die Problematik darin, dass er schon längst hätte hier*
> *verschwinden sollen müssen. Dass er auf der einen Seite UNselbstständig ist,*
> *auf der anderen Seite aber doch mal eben schon 20 Jahre alt ist." (Frau We-*
> *ber 00:15:53)*

Hieran wird deutlich, dass Frau Weber sich den Prozess der Individuation eigentlich herbeisehnt. Das Verhalten der Mutter ist weiterhin gekennzeichnet durch eine emotionale Distanz sowie Rigidität und gleichzeitig durch die Sorge um ihren Sohn hinsichtlich seiner Zukunft. Früher standen die Sorgen um die schulische Laufbahn im Vordergrund, nun ist es die berufliche Orientierungslosigkeit, die sie nicht zur Ruhe kommen lässt. Sie betont explizit, dass er in seinem Alter schon unabhängig sein müsste und hätte „*verschwinden sollen müssen*" (Frau Weber 00:15:53). Tatsächlich beobachtet sie aber Tag für Tag, wie ihr Sohn seine Zeit am Computer „*verGEUDET*" (Frau Weber 00:15:53), keine Selbstständigkeit und Unabhängigkeit entwickelt und für seine berufliche Zukunft sowie seine finanziellen Bedürfnisse nicht sorgen kann:

> **Frau Weber:** „*Man weiß es halt wirklich und ich mein' er leidet da unten AUCH. Aber ich sehe, dass er \*1\* ich kann ihm nicht HELfen. Ich muss zuschauen, wie der da unten an seinem Computer verRECKT.*" (Frau Weber 02:10:29)

Frau Weber kann aufgrund der prekären Situation zu Hause ihre Bemühungen um ihren Sohn nicht unterlassen. Sie setzt verschiedene Strategien ein, um die Selbstständigkeit von Martin einzufordern. So bekommt er seit einiger Zeit kein Taschengeld mehr, sie versucht, ihre Tätigkeiten für ihn im Haushalt zu minimieren und ihn aufgrund seiner Abhängigkeit mit allen verfügbaren Mitteln unter Druck zu setzen:

> **Frau Weber:** „*Weil wir sind jetzt dahin gekommen, mein Mann und ich, dass wir sein Nichtstun und seine Faulheit nicht unterstützen, indem wir ihm Taschengeld noch zusätzlich geben.*" (Frau Weber 00:13:01)

Die mangelnde Unabhängigkeit ist für Frau Weber, trotz Martins Alter, die Grundlage, um das Einschränken seiner Autonomie und ihr autoritäres Auftreten zu rechtfertigen.

> **Frau Weber:** „*Ich sehe, dass hier unten Freiheit gewollt wird, aber dass auch nicht eine ALLERgeringste Anstrengung dafür unternommen wird, nicht die ALLERgeringste Anstrengung. Und ich hab' mich als 17-Jährige schon//. ICH bin zum Arbeitsamt gegangen als 17-jährige Schülerin und hab' gesagt: ,Hallo Leute, ich brauch 'n Job'.*" (Frau Weber 01:27:16)

Für sie endet ihre Erziehungsverpflichtung erst dann, wenn Martin die Verantwortung für seine Zukunft übernommen hat, und nicht, solange er Computer spielt und noch am „*Tropf*" seiner Eltern hängt (Frau Weber 00:13:01).

> **Frau Weber:** „*Aber ich seh' ja, dass ich mein Ziel als Eltern nicht erreichen KANN und WERde solange er so viel Computer spielt. Weil er NICHT ein selbstständiges Leben führen//, er entwickelt sich NICHT in Richtung eines selbstständigen Lebens, sondern im Gegenteil. Also ich glaube, dass er sogar von Monat zu Monat Unselbstständiger, UNfähiger wird, sich weniger zutraut, weniger dieser Realität sich stellen will und auch EIGENTlich darum WEISS, dass es so nicht okay ist.*" (Frau Weber 01:10:04)

Dass Frau Weber ihr Erziehungsziel, die Selbstständigkeit Martins, nicht erreichen kann, führt sie in erster Linie auf die exzessive Computernutzung zurück. Sie beobachtet bei ihm sogar eine wachsende Unselbstständigkeit. Wie erläutert, ist Martins Mutter zwar in der Lage, tiefer liegende Probleme ihres Sohnes zu erkennen, die differenzierteren Urteile sind für sie jedoch weiterhin nicht handlungsleitend. Und obwohl Frau Weber vermutet, dass ihr sachbezogenes Engagement eine Unselbstständigkeit als Konsequenz haben kann, gelingt es ihr zunächst nicht, ihre Handlungsstrategien entsprechend anzupassen. Ihre Bedürfnisse nach Ruhe und Distanz bleiben somit weiter unerfüllt. Das autoritäre Auftreten der Mutter ist, wie bereits beschrieben, Gegenstand der Konflikte. Ihre Entschlossenheit und Rigidität sowie ihre Verschlossenheit gegenüber den Meinungen und Aussagen von Martin verhindern die gemeinsame Suche nach konstruktiven Lösungen, die Entwicklung von Autonomie und Verantwortungsüber-nahme und somit den Prozess der Individuation.

### 9.1.6.  Zusammenfassung

In der Familie Weber konnten drei zentrale Merkmale der familialen Situation ausge-macht werden, die für den Individuationsprozess wegweisend sind und in Verbindung mit der exzessiven Mediennutzung stehen: der autoritäre Erziehungsstil und damit ein geringes Ausmaß an Autonomiegewährung, die ambivalente Beziehung zwischen Mutter und Sohn, die sowohl durch den Wunsch nach Distanz als auch dem Bedürfnis nach Nähe gekennzeichnet ist, sowie das Überengagement der Mutter, ihren Sohn in sachbe-zogenen Angelegenheiten zu unterstützen.

Aus den Schilderungen der Familie Weber geht hervor, dass ein autoritärer Erziehungs-stil in Verbindung mit einer von Distanz geprägten Eltern-Kind-Beziehung ein exzessi-ves Nutzungsverhalten des Sohnes forcieren kann. Zwei Begründungsmuster stehen hierfür im Vordergrund: Für Martin stellt die Computernutzung einen Bereich dar, den er – wie seine Freunde – autonomer bestimmen möchte. Er erkennt mit zunehmendem Alter die rigiden und autoritär durchgesetzten Grenzsetzungen der Eltern nicht mehr an, sondern lehnt sich impulsiv und fordernd gegen sie auf. Durch die strengen Begrenzun-gen, so formuliert Martin selbst, gewinnt die Nutzung der Onlinespiele für ihn an Wert. Er verspürt einen „*Druck*" (Martin 00:13:38), sich über die eng gesteckten Grenzen hinwegzusetzen und den Computer seinen Vorstellungen entsprechend zu nutzen. Der Jugendliche stößt dabei auf starken Widerstand bei den Eltern, sodass ein Kampf um die selbstbestimmte Onlinespiele-Nutzung entsteht. Dispute enden häufig in aggressiven Auseinandersetzungen.

Die Mutter-Kind-Beziehung, so geht es aus den Interviews mit Familie Weber hervor, ist ambivalent. Einerseits sind die Interaktionen zwischen Mutter und Sohn von einem distanzierten, abwertenden und kämpferischen Klima gekennzeichnet. Die Mutter berichtet mehrfach, dass sie sich Ruhe und Distanz wünscht, und begegnet Martin mit einer kritisierenden und maßregelnden Haltung. Andererseits zeigt Frau Weber ein übermäßiges Engagement, wenn es darum geht, Martin in seiner Entwicklung zu unterstützen. Diese Unterstützungsleistungen sind jedoch auf sachbezogene Themen und die Inanspruchnahme externer Hilfe begrenzt. Emotionale Unterstützung bekommt Martin nach eigenen Beschreibungen von seiner Mutter nicht. Den Aussagen Frau Webers ist zu entnehmen, dass sie auch eine empathische Haltung Martin gegenüber einnehmen kann. Sie erkennt seine Minderwertigkeitskomplexe und Schüchternheit. Diese Einsicht scheint für sie jedoch nicht handlungsleitend zu sein. Martin leidet unter dem unerfüllten Bedürfnis nach mehr Verständnis, emotionaler Sicherheit und Nähe. Aus diesem Grund, so kann vermutet werden, stellt die exzessive Computernutzung für Martin auch ein Mittel dar, um die Aufmerksamkeit und so eine Form der Zuwendung von seiner Mutter zu bekommen.

Die fehlende emotionale Unterstützung der Mutter kann auch als eine von mehreren Ursachen für die Entwicklung der exzessiven Computernutzung von Martin betrachtet werden. Das distanzierte und abwertende Verhalten der Mutter gegenüber ihrem Sohn wird schon in Erzählungen aus der frühen Kindheit deutlich. Für die Persönlichkeitsentwicklung von Martin bedeuten der stets kritische Blick der Eltern sowie die fehlenden anerkennenden und lobenden Worte, dass eine Stärkung des Selbstbewusstseins und des Selbstvertrauens ausgeblieben ist. Dieser Zusammenhang stellt einen Erklärungsansatz für Martins Angst in sozialen Situationen dar, die wiederum die eskapistische Computernutzung erklärt und aktuell seine berufliche Perspektivlosigkeit begründet. Das Onlinespiel stellt einen geschützten Raum für Anerkennung, Autonomie und Spaß und somit einen Kontrapunkt zu den familialen Erfahrungen dar.

Martin scheint zum Zeitpunkt der Befragung in einer ambivalenten Individuation verstrickt. Die Mutter-Kind-Beziehung ist gleichzeitig durch den Wunsch nach Distanz und nach Nähe geprägt. Eine individuierte Identitätsbildung, deren stabile Basis eine Verbundenheit und Anerkennung von engen Bezugspersonen ist, ist einerseits durch die mangelnde emotionale Unterstützung und andererseits durch die negativen Rückmeldungen der Eltern erschwert. Die Sehnsucht nach emotionalem Rückhalt unterbindet gleichzeitig eine Loslösung von den Eltern und erklärt das exzessive Nutzungsverhalten im häuslichen Kontext.

Nach mehreren konfliktreichen Jahren scheinen die Fronten zwischen Martin und seiner Mutter derart verhärtet, dass es zu einer Stagnation gekommen ist. Sowohl die Mutter als auch der Sohn beharren sehr stark auf ihren Positionen und generalisieren das Verhalten des jeweils anderen.[88] Laut Martin könne er sich aufgrund der Ausweglosigkeit den Konflikten nur noch entziehen, indem er einfach das Zimmer verlasse.

**Martin:** *„Ich mach da im Moment immer dicht. Also, weil das würd' mich sonst nur stressen, weil die wiederholen eh alles, das hat immer mit demselben zu tun so."* (Martin 00:27:15)

Die Mutter habe ihre Interaktionen auf das Ausüben von Druck beschränkt und ihre sonstige Unterstützung reduziert. In den Situationsbeschreibungen ist erkennbar, dass es weder Martin gelingt, zu seinen Eltern mehr Nähe herzustellen und Anerkennung zu gewinnen, noch der Mutter, die Selbstständigkeit von Martin zu stärken, um für sich mehr Freiräume und Unabhängigkeit zu sichern. Die Interaktionsmuster zwischen Eltern und Sohn scheinen derart manifest, dass eine Verbesserung ohne weitere externe Hilfe undenkbar erscheint.

### 9.1.7. Das Nachgespräch

Ein Jahr nach der Erhebung berichtet die Mutter im telefonischen Nachinterview, dass sie irgendwann keine Regeln mehr aufgestellt habe und auch im Haushalt für Martin keine Aufgaben mehr übernahm. Martin habe die Zeit bis September tagsüber mit *„spielen, spielen, spielen"*[89] verbracht und gehe nachts zu Freunden, um Cannabis zu rauchen. Dann schliefe er aus und spiele wieder.

Die Mutter berichtet von einigen Eklats zwischen Vater und Sohn, in denen Einrichtungsgegenstände etc. zerstört wurden. Martin nahm ein Jobangebot von der Arbeitsagentur an, ging diesem aber nur einen Tag nach. Im Herbst 2012 formulierte er gegenüber seinen Eltern dann eindeutig, dass er Hilfe brauche. Er könne nicht mehr schlafen und leide unter Depressionen. Daraufhin wurde er von September bis Dezember stationär in eine Psychiatrie mit dem Schwerpunkt Depression aufgenommen. In dieser Einrichtung arbeite er mit einer Therapeutin zusammen. Dieser Kontakt tue ihm sehr gut und er werde auch nach dem stationären Aufenthalt fortgeführt. Seit seiner Zeit in der Psychiatrie gehe er in eine Schule, die auf die Integration von Drogenabhängigen spezialisiert ist, und strebe es an, dort sein Abitur zu machen. Er spiele aber weiterhin und schwänze zeitweise den Unterricht. Die Mutter klingt am Telefon pessimistisch und macht sich wenig Hoffnung auf einen guten Abschluss von Martin: *„Das Ergebnis zählt."*

---

[88]Martins Mutter habe ihn *„nie in' Arm"* genommen (Martin 00:51:32), *„noch nie Wünsche erfüllt"* (Martin 00:35:13) und *„immer kritisier[t]"* (Martin 00:08:04), *„immer so Druck"* ausgeübt (Martin 00:09:11), und Frau Weber beschreibt die Zeit mit Martin als *„immer" „GRÄSSlich"* (Frau Weber 00:24:10) etc.
[89]Die Zitate aus den Nachgesprächen wurden während des Telefonats notiert. Es liegen keine vollständigen Transkriptionen der Telefonbefragungen vor.

Für sie seien die *„Erziehungsgeschichten [...] abgeschlossen.*" Und auch Martin sage deutlich, dass seine Eltern sich nicht mehr um ihn kümmern sollen. Die Mutter streite daher nicht mehr mit ihm. *„Dann soll er liegen blieben, sonst gehen nur Dinge kaputt.*" Beide Eltern sind inzwischen in therapeutischer Behandlung.

Nach der Phase der Stagnation scheint die Distanz zwischen Eltern und Kind noch einmal zugenommen zu haben. Die Beschreibungen aus der Perspektive der Mutter deuten nach einem Jahr nicht mehr eine ambivalente Individuation, sondern eine Überindividuation an.

## 9.2.  Falldarstellung – Familie Böhm

Die exzessive Onlinespiele-Nutzung ist in der Familie Böhm mit drei zentralen Merkmalen in Zusammenhang zu bringen: der permissive Erziehungsstil der Mutter, ihr Wunsch nach Harmonie und Nähe sowie mit einen fundamentalen Bruch in der Mutter-Kind-Beziehung.

**Tabelle 5: Steckbrief Familie Böhm**

| Interviewte | |
|---|---|
| Name des Sohnes | Michael Böhm |
| Name der Mutter | Frau Böhm |
| Alter des Sohnes | 18 Jahre |
| Alter der Mutter | 45 Jahre |

| Angaben zur Familie | |
|---|---|
| Familienform | Mutterfamilie |
| Geschwister | Schwester, 24 Jahre; Halbschwester, 8 Jahre |
| Nationalität | deutsch |
| Ortsgröße | Vorort einer Großstadt |
| Wohnraum | Wohnung, im Haushalt leben neben Mutter und Sohn der Lebensgefährte der Mutter und die Halbschwester |

| Bildungshintergrund | |
|---|---|
| Besuchte Schulform des Sohnes | Hauptschulabschluss |
| Ausbildungs-/Berufswunsch des Sohnes | Praktikumssuche im Bereich Maler und Lackierer oder Fachlogistik |
| Bildungsabschluss der Mutter | Hauptschulabschluss, Ausbildung |
| Bildungsabschluss des Vaters | unbekannt |
| Beruf der Mutter (Erwerbsstatus) | arbeitslos |
| Beruf des Vaters (Erwerbsstatus) | Personen- und Objektschutz (Vollzeit) |

| Beschreibung der exzessiven Computerspielenutzung | |
| --- | --- |
| Dauer der exzessiven Phase | seit ca. sechs Jahren (andauernd) |
| Hauptaktivität am Computer | *RuneScape*[90] |
| Einstiegsalter Computer-spiele allgemein | mit fünf Jahren |
| Beginn der exzessiven Phase | mit ca. 12/13 Jahren |
| Inanspruchnahme externer Hilfe | Therapie, Beratung |

| Angaben zur Erhebung | |
| --- | --- |
| Dauer des Interviews mit dem Sohn | 63 min. |
| Dauer des Interviews mit der Mutter | 62 min. |
| Ort der Erhebung | Beratungsstelle |
| Zeitpunkt der Erhebung | Juni 2012 |

## 9.2.1.  Kontaktaufnahme, erste Eindrücke und Interviewsituation

Der Kontakt zu Familie Böhm wird über einen Jugendsuchtberater hergestellt. Er übernimmt die Terminkoordination und bietet mir die Möglichkeit an, das Interview mit Michael und seiner Mutter in der Beratungsstelle durchzuführen. Der Erstkontakt kommt daher erst zum Interviewzeitpunkt zustande. Michael kommt alleine zur Beratungsstelle. Wir werden in einen Gruppenraum geführt, in dem die Interviews stattfinden. In einer gemütlichen Sitzecke läuft das Interview in einer ungestörten Atmosphäre ab. Michael ist 18 Jahre, sieht für sein Alter aber sehr jung aus. Sein Kleidungsstil ist modisch. Gleich zu Beginn des Interviews erzählt er sehr viel und schnell. Durch sein hohes Sprechtempo wirkt er oft unsicher und er vermeidet direkten Blickkontakt. Dennoch antwortet er auch auf tiefer gehende Fragen direkt und umfassend. Er habe sich auf das Interview vorbereitet, weil er Angst habe, sich zu blamieren (vgl. Michael 01:02:46). Die Hände hat er meistens im Schoß und er sitzt sehr ruhig auf dem Sofa. Er ist stets freundlich. Am Ende des Interviews holt er seine Mutter, die inzwischen in der Beratungsstelle eingetroffen ist, in den Interviewraum. Michael hat anschließend eine Sitzung mit seinem Berater.

---

[90] *RuneScape* ist ein *Massively Multiplayer Online Role-Playing Game* (MMORPG), das in der Welt Gielinor, einer mittelalterlichen Fantasywelt, spielt. Das Spiel ist eines der beliebtesten Onlinespiele und zählte im Jahr 2012 ca. 3,1 Millionen Mitglieder weltweit. Es wurde ursprünglich als kostenfreies Browsergame zur Verfügung gestellt. Inzwischen änderte sich das Geschäftsmodell: Einige Ausrüstungsgegenstände und Fertigkeiten sind Mitgliedern vorbehalten oder können gegen Zahlung erworben werden. Mit Erscheinen der Version *RuneScape 3*, nach dem Zeitpunkt der Interviewerhebung, wurden zahlreiche Anwendungen und das Interface überarbeitet (vgl. *Jagex Games Studio 2015*).

Frau Böhm wirkt zu Beginn des Interviews etwas aufgeregt und angespannt. Sie fragt eingangs nach dem Zweck des Interviews und interessiert sich für das Dissertationsvorhaben. Nachdem wir einen Einstieg in das Interview gefunden haben, legt sich die Aufregung der Mutter. Ihre Hände liegen stets ordentlich im Schoss, wie bei ihrem Sohn. Sie sieht sehr gepflegt und entspannt aus. Teilweise bleibt sie mit ihren Erzählungen an der Oberfläche. Sie wirkt, als wäre sie in die Problematik nur am Rande involviert. Kurz vor Ende des Interviews ruft die ältere Schwester von Michael an, wohl mit der Intention, etwas über das Interview zu erfahren. Die Mutter will sie gleich zurück-rufen. Wir kommen zum Ende und verabschieden uns.

### 9.2.2.  Beschreibung des Jugendlichen und der Problemwahrnehmung

Michael besitzt seit er zwölf Jahre alt ist seinen eigenen Computer und nutzt ihn seit dieser Zeit, seit sechs Jahren, intensiv (vgl. Michael 00:57:32). Zu Beginn der exzessiven Nutzungsphase stand der Chat *Knuddels* im Vordergrund, seit viereinhalb Jahren konzentriert er sich auf das Spiel *RuneScape*. Seine Nutzungszeiten belaufen sich auf zehn bis zwölf Stunden am Tag (vgl. Michael 00:01:32). Als er noch zur Schule ging, spielte er teils die Nächte durch. In dieser Zeit wechselte er von einer Gesamtschule auf eine Haupt- und Realschule und schaffte dort – obwohl er zu besseren Leistungen fähig gewesen wäre, so er selbst und seine Mutter – nur mit Mühe den Hauptschulabschluss. Nach seinem Schulabschluss begann er ein Praktikum, das er aber nur wenige Tage besuchte, und beendete eine berufsvorbereitende Maßnahme mit hohen Fehlzeiten. Seit einem Dreivierteljahr verfolgt er keine beruflichen Bildungsmaßnahmen mehr, sondern spielt vorrangig *RuneScape*.

> *Michael: „Ich mach' ja auch nichts. Es kommt kein Sonnenlicht rein, immer Jalousien unten, ich bin fast immer nur im Dunkeln, hab' meine Lampe an, wo draußen das Sonnenlicht ist und, ja, bin auch sonst nicht an der frischen Luft. Es gibt wirklich Tage, da bin ich vier, drei, vier, fünf Tage zu Hause und so. Das ist für mich keine Seltenheit, wo ich dann ja, nur dann zu meinen Gesprächen dann 'rausgehe, hol' dann mein Eistee von Aldi und das war's." (Michael 00:43:40)*

Die Mutter beschreibt ebenfalls, dass Michaels Alltag seit Jahren konstant ist, „dass sein Tag oftmals wirklich aus Schlafen, Essen und Spielen bestimmt wird. Und oftmals auch am liebsten dann noch Essen direkt vorm PC ..." (Frau Böhm 00:16:16).

Frau Böhm beobachtete das Verhalten ihres Sohnes über mehrere Jahre und griff stellenweise reglementierend ein. Als sie vor einem Jahr wahrnimmt, dass Michael große Schwierigkeiten hat, die Anforderungen einer berufsvorbereitenden Maßnahme zu erfüllen, sucht sie externe Hilfe und nimmt Kontakt mit einer Jugendberatungsstelle auf (vgl. Frau Böhm 00:10:07). Durch die Beratung, so beschreibt Michael selbst, habe er sein Suchtverhalten erkannt (vgl. Michael 00:07:01) und wisse jetzt, dass er von den Computerspielen „*ziemlich schnell abhängig*" wurde (Michael 00:26:45). Der Jugendliche setzt sich intensiv mit seinen Problemen und mit den Ursachen seiner „*Sucht*" (Michael 00:02:24) auseinander. Er besucht derzeit nicht nur einmal wöchentlich die Jugendberatung, sondern auch eine Beratung der Agentur für Arbeit und hat zudem einen Therapieplatz in einer Ambulanz für Jugendliche mit Suchtproblemen. Die professionelle Hilfe sei ihm sehr wichtig und er verpasse keinen Termin. Zur Zeit des Interviews intensiviert er gerade die Suche nach einem Ausbildungs- oder Praktikumsplatz. Interesse zeigt er an dem Ausbildungsberuf Maler und Lackierer. Zur Realisierung seiner Pläne findet er Unterstützung im Kompetenzzentrum der Arbeitsagentur und durch seinen Jugendberater.

Zugang zu den Internetangeboten fand Michael zunächst über seine sechs Jahre ältere Schwester, die ebenfalls den Chat *Knuddels* nutzte, und über seinen besten Freund, der für ihn einen Account auf *RuneScape* anlegte.

Früher sei Michael integriert gewesen, habe immer draußen gespielt und schnell Kontakt zu Gleichaltrigen geknüpft. Ein „*lebenslustiger Mensch*" (Michael 00:06:30) sei er gewesen. In seiner Biografie ist auffällig, dass die Familie mehrfach umgezogen ist. Trotz der vielen Schulwechsel habe er dennoch leicht Kontakt zu Schulfreunden knüpfen können und sich nachmittags mit ihnen verabredet. Mit den ansteigenden Computerspielezeiten habe er den Kontakt zu Gleichaltrigen aber drastisch reduziert (vgl. Michael 00:06:30). Neben seiner älteren Schwester, die seine engste Bezugsperson ist, hat er noch einen besten Freund, mit dem er den Kontakt pflegt. Dieser spiele ebenfalls *RuneScape*, gehe aber trotzdem zur Schule und habe sich nicht so „*total aufgegeben*" (Michael 00:05:08).

Michaels Online-Kontakte reduzieren sich auf einen festen Kreis von drei bis vier Personen (vgl. Michael 00:08:39). Die Motive für sein exzessives Nutzungsverhalten liegen nach eigenen Beschreibungen nicht in erster Linie im sozialem Austausch, sondern im strategischen Denken, in der Herausforderung und in den Spielerfolgen (vgl. Michael 00:04:32). Auch die hohen Spielzeiten bereiten ihm einen „*Kick*" (Michael 00:01:34).

Neben den Reizen des Computerspiels haben die Qualität der Mutter-Sohn-Beziehung, der erzieherische Umgang der Mutter mit der Mediennutzung sowie Michaels Persönlichkeitseigenschaften Erklärungskraft für die zeitintensive Computernutzung des Heranwachsenden. Anhand der Kategorien Autonomie, Verantwortung und Verbundenheit werden im Folgenden diesbezüglich verschiedene Zusammenhänge aufgezeigt.

9.2.3.   Autonomie und Verantwortung

*Soziale Ängste und Idealbild*

Dass Michael Schwierigkeiten hat, einer Ausbildung nachzugehen und Kontakt nach
außen zu suchen, führt er selbst auf sein mangelndes Selbstbewusstsein zurück. Er
verstecke sich lieber zu Hause und sei *„realitätsfremd"* (Michael 00:05:33). Verschiedene Interviewpassagen deuten darauf hin, dass dieser Rückzug mit einer großen Angst
vor Zurückweisungen und Kritik zusammenhängt. Seine MitschülerInnen wüssten
nichts von seinem *„PC-Problem"* (Michael 00:06:30). Im Gegenteil: Michael tue oft so, als
habe er *„gar keine Ahnung [...], was überhaupt ein PC ist."* Denn seine MitschülerInnen
könnten sein Verhalten als *„Schwäche"* deuten und ihn *„aufziehen"*. Er habe sich deshalb
immer *„als jemand ganz ANDEREN"* dargestellt (Michael 00:06:30) und habe *„vielleicht"*
große Angst, verletzt zu werden (vgl. Michael 00:16:11). Michael gelingt es demnach
nicht, in sozialen Situationen authentisch zu bleiben. Um unangenehme Situationen zu
vermeiden, entzieht er sich dem sozialen Leben weitgehend. Die Onlinespiele-Nutzung
erscheint in diesem Zusammenhang zunächst als Rückzugs- und als Beschäftigungsmög-
lichkeit mit Erfolgserlebnissen.[91]

Einher geht diese Angst vor Kritik und Blamage mit einem ausgeprägten Bedürfnis, ein
positives Bild nach außen abzugeben. Dieses Bedürfnis steht im Zusammenhang mit
einem perfektionistischen Idealbild:

> *Michael: „.... ganz ehrlich gesagt, würd' ich lieber ein Mensch sein, der so ÜBER*
> *dem Durchschnitt geht, so. Ich bin nicht unter//, ich will nicht unterm//, ich*
> *will nicht Durchschnitt sein, sondern ich will ÜBER dem Durchschnitt sein.*
> *(KLOPFEN)." (Michael 00:40:48)*

Die hohen Ansprüche an die eigene Person stehen seinem geringen Selbstbewusstsein
konträr gegenüber. Michael ist bewusst, dass seine selbst gesteckten Entwicklungsziele
durch die exzessive Onlinespiele-Nutzung in weiter Ferne liegen. Dennoch hält er an
seinem Idealbild und an dem Glauben an seine Exklusivität fest:

> *Michael: „Jetzt momentan bin ich zwar der, der noch nichts tut und so, aber*
> *ich denke, WENN jemals meine Zeit kommen wird, dann wird sie so kommen,*
> *dann wird sie genauso ablaufen wie ich das jetzt, wie ich mir das vorstelle."*
> *(Michael 00:59:29)*

Michael versucht so gut wie möglich, ein positives Bild seiner Person in der Öffentlichkeit aufrechtzuerhalten und seine präsentierte Identität zu schützen. Schwerwiegende
Fehltritte, wie zum Beispiel eine Kündigung seitens seines Arbeitgebers in der berufs-
bildenden Maßnahme, weiß er zum Schutz seiner Identität zu verhindern:

---

[91]Auf das Interview habe er sich vorbereitet, da er Situationen gerne kontrollieren möchte, um mehr
Selbstsicherheit zu gewinnen – auch hier habe er Angst, sich zu blamieren (vgl. Michael 1:02:46).

*Michael: „Dann hab' ich den Leuten gesagt, ne 'n bisschen so, ja betütelt und so. [...] Und deswegen so, auf [Michaels] Art lösen, so nicht hingehen, aber trotzdem nicht gefeuert werden oder so. Weil das wär' für mich irgendwie so 'n Rückschlag: Ich würde gefeuert, weil ich einfach nichts tauge und so. Und das kann ich nicht auf mir sitzen lassen." (Michael 00:35:11)*

Mit dem Älterwerden, so zeigen es seine Erzählungen, steigt der Druck, seine ich-bezogenen Ansprüche zu verwirklichen. Er selbst habe für sich Ziele formuliert, die er vor Erreichen seiner Volljährigkeit realisieren möchte. Bislang sei er jedoch *„gescheitert"* (Michael 00:40:48). Mit der Unterstützung seines Beraters, seines Therapeuten und der Kompetenzagentur versuche er nun, *„VOLLgas"* zu geben (Michael 00:39:47) und seine Ziele konsequent zu verfolgen. Aktuell stünden bei ihm der Kontrollgewinn über seine Computernutzung im Vordergrund sowie die Suche nach einem Praktikums- oder Ausbildungsplatz. Langfristig formuliert er das Ziel, an Selbstständigkeit zu gewinnen (vgl. Michael 00:52:54).

Michael setzt sich infolge der problematischen Onlinespiele-Nutzung in therapeutischen Kontexten intensiv mit seiner Person und seiner Biografie auseinander und weist ein hohes Reflexionsniveau auf:

*Michael: „Ich bin halt sehr nachdenklich und ich denke: ‚Wieso ist das so?' Und ja, einfach wichtig und so. Ich meine das, das bin ICH und ist doch schön, sich selber auch zu erforschen, aber auch so richtig erforschen. Die Leute denken immer, die kennen sich und so, aber dabei die meisten kennen sich, glaub' ich, gar nicht wirklich. Durch die Therapie hab' ich auch ganz andere//, wie ich ticke und so, und das, das find ich spannend." (Michael 01:03:43)*

Mit der Unterstützung der ExpertInnen habe er in dem letzten halben Jahr viel für sich erreicht (vgl. Michael 00:47:01). Die Ergebnisse dieser intensiven Identitätsarbeit geben Aufschluss über den Verlauf des Individuationsprozesses und dessen Zusammenhänge mit der exzessiven Computernutzung. Chronologisch soll aufgezeigt werden, welche Rolle die familialen Bedingungen bei der Genese und der Manifestation des exzessiven Verhaltens gespielt haben.

*Überfordernde Autonomie – Dyssymmetrie*

Schaut man sich den Entwicklungsverlauf von Michaels Mediennutzung an, wird erkennbar, dass er sehr früh einen Zugang zu Computerspielen bekam. Der Vater ließ Michael mit fünf Jahren *Resident Evil*, ein Spiel mit einer empfohlenen Altersfreigabe von 16 bzw. 18 Jahren, spielen. Darüber hinaus ist bezeichnend, dass der Vater nicht nur seine (medien-)erzieherische Pflichten versäumte, sondern seinen Sohn in seinen Fähigkeiten am Computer noch bestärkte, um selbst davon zu profitieren:

*Michael: „Mein Vater hat mich auch schon mit FÜNF Jahren Resident Evil spielen lassen und hat gesagt: ‚Hier mein Junge, ich komm' da nicht weiter, die ganzen Zombies fressen mich immer auf, (LACHEND) eh, mach ma' bitte für mich.' Da hab' ich schon mit fünf Jahren, hab' ich ihm dann immer geholfen und das ja, wurd' mir 'n bisschen schon irgendwie in die Wiege gelegt, das alles – mit so Spielen und all so was. Ja." (Michael 00:58:15)*

Das Spielen am Computer, so kann vermutet werden, erhält für Michael infolge dieser bestärkenden Situationen von Beginn an eine positive Konnotation. In den Interviews ist zudem erkennbar, dass Medienerziehung in der Familie Böhm nicht als eigener Erziehungsbereich definiert ist. Es bestehen zu keiner Zeit feste Regeln bezüglich der altersgemäßen Nutzung von Computerspielen und der Nutzungszeiten. Begrenzt wurde die Nutzung zu Beginn lediglich durch die Zugangsmöglichkeiten, da Michael in seiner Kindheit den Computer mit den anderen Familienmitgliedern teilen muss. In der frühen Pubertät – Michaels Eltern hatten sich zu der Zeit schon getrennt – entfiel diese Einschränkung. Der Junge erhielt mit zwölf Jahren seinen eigenen Computer und konnte in seinem Zimmer frei über die Nutzungszeiten bestimmen. Sogar nachts konnte er ohne große Einschränkungen weiterspielen.

*Frau Böhm: „Er war ein sehr lebhafter Junge, der auch viel draußen gespielt hat als er kleiner war und dann, ich würd' ma' sagen in der Pubertät ungefähr, fing das dann an. Und er hatte seinen eigenen Computer bekommen, muss ich auch noch sagen, in seinem Zimmer. Und das fand er natürlich (GRINSEND) superklasse und das war aber, glaub' ich, (LACHT) schon 'n Fehler, weil er den natürlich dann SEHR oft genutzt hat. [...] Also klar, da hat man natürlich Zeit, auch ma' die Nächte eventuell durchzumachen." (Frau Böhm 00:02:12)*

Frau Böhm vermutet selbst, dass die hohe Selbstbestimmung im Bereich der Mediennutzung zu Beginn der Pubertät ein Fehler war. Die Durchsetzung von Regeln umging sie jedoch, um Auseinandersetzungen zu vermeiden.

*Frau Böhm: „#Also, am Anfang hab' ich [auf die Mediennutzung] geachtet# und irgendwann hab' ich dann gesagt: ‚Ja, okay'. Um// ehrlich gesagt, um Streit zu vermeiden, (SCHNELL) [...] Ich war vielleicht auch etwas bequem. Hab dann gesagt: ‚Na ja gut, dann lass ihn halt, und Hauptsache er steht dann am nächsten Morgen auf, geht zur Schule.' Und ja, hätt' ich wahrscheinlich härter, härter durchgreifen müssen, ne, also konsequenter sein." (Frau Böhm 00:02:48)*

Um ein konfliktfreies Zusammenleben zu ermöglich, verzichtete die Mutter darauf, die exzessive Mediennutzung ihres Sohnes zu regulieren. Sie schreckte vor den anstrengenden, diskussionsreichen Aushandlungen der Begrenzungen zurück und zog das bequemere Gewährenlassen vor. Die einzige Grenze, die Frau Böhm formulierte, bestand darin, dass Michael am nächsten Morgen in die Schule gehen solle. Aber auch hier berichtet sie von Inkonsequenzen:

> *Frau Böhm: „[Er] hatte immer schon mal paar Tage, wo er dann einfach: 'Ahhh, ich hab' heute absolut keine Lust, mir geht's nicht so gut.' Und dann hab' ich gesagt: 'Ja, dann bleib ma' zu Hause.' Ja." (Frau Böhm 00:45:00)*

Generell beschreibt sich Frau Böhm als *„lockere Mutter"*...:

> *Frau Böhm: „... ich würd' sagen alle Kinder der Nachbarschaft fühlen sich immer wohl (LACHEND) bei mir. Weil meine Kinder dürfen eigentlich alles, ham auch alles und ja." (Frau Böhm 00:25:03)*

Wenn Frau Böhm Versuche unternahm, die Computernutzung zu begrenzen, waren diese gepaart mit Nachgiebigkeit und Inkonsequenz.

> *Lena Rosenkranz (L. R.): „Hat [deine Mutter] denn irgendwas anderes gemacht, dass sie auch so gesagt hat, du darfst nur zwei Stunden am Tag spielen oder irgendwie so #Regeln auf//?#" (L. R. 00:24:54)*
>
> *Michael: „#Ehm, vielleicht hat sie# das so gesagt, also ich kann mich nicht erinnern, dass sie das ma' gesagt hat. Wenn sie das gesagt hat, hat sie's aber auch nie durchgezogen." (Michael 00:25:11)*

Das permissive Erziehungsverhalten der Mutter geht mit einem unbalancierten Hierarchieverhältnis in der Mutter-Sohn-Beziehung einher:

> *Michael: „PC hat sie mir nie weggenommen, hat zwar mal gesagt, aus WUT oder so, weil ich weiß nicht, da kam's zu Situationen, wo sie dann irgendwie unzufrieden war, weil sie da gesagt hat, ja: 'Jetzt komm da ma mit', oder irgendwie so 'was oder: 'Mach ma' dies; bring den Müll runter.' Und dann hab' ich wirklich konsequent gesagt: 'Nein.' Und dann war sie wütend und hat gesagt: 'Ja, dann nehm' ich dein Stromkabel mit.' [...] Hat sie aber letztendlich nie gemacht." (Michael 00:24:48)*

Michael habe in Konfliktsituationen seine Freiheiten eingefordert, indem er *„FRECH"* und *„LAUT"* (Frau Böhm 00:03:15) geworden sei. Er trat mit seinen Forderungen – im Gegensatz zu seiner Mutter – so konsequent auf, dass er sich mit seinen Meinungen und Autonomieansprüchen gegenüber seiner Mutter ohne großen Widerstand durchsetzen konnte: *„... im Endeffekt hab' ich nicht viel sagen müssen und die Dinge sind trotzdem so geblieben."* (Michael 00:25:11)

Neben dem Bedürfnis der Mutter nach Ruhe und Konfliktlosigkeit begründet sie ihr permissives Verhalten mit einer hohen Akzeptanz gegenüber den Vorlieben ihres Sohnes. Sie nimmt die subjektive Wichtigkeit des Onlinespiels für Michael wahr und reagiert mit einer akzeptierenden, verstehenden Position: *„... er braucht sein' Computer"* (Frau Böhm 00:03:15). Obwohl sie selbst die Faszination nicht teilt, gönne sie es ihm eigentlich, wenn er *„mal just for fun"* spiele (vgl. Frau Böhm 00:10:07).

Frau Böhm akzeptierte in den ersten Jahren der exzessiven Computernutzung das Verhalten ihres Sohnes und war mit Reglementierungen und Zurechtweisungen zurückhaltend. Dieser Zustand des Gewährenlassens und der fehlenden Grenzen verfestigte sich über Jahre hinweg. Michael gewöhnt sich an diese Freiheiten und fordert sie bei Streitigkeiten mit der Mutter ein, ohne dabei auf großen Widerstand zu stoßen. Die Konstellation zwischen Frau Böhm und ihrem Sohn gleicht weder einer typischen asymmetrischen Eltern-Kind-Beziehung, noch kann sie als symmetrisch bezeichnet werden. Da der Sohn sich gegenüber seiner Mutter leicht durchsetzen kann, zeichnet sich die Mutter-Kind-Beziehung in der Familie Böhm vielmehr durch eine atypische Asymmetrie, hier bezeichnet als Dyssymmetrie, aus. Michael und sein Vater haben nur selten Kontakt. Gespräche, so Michael, seien zudem sehr oberflächlich. Bezeichnend ist der Umstand, dass Michaels Vater über die exzessive Computernutzung seines Sohnes gar nicht informiert ist. Dies unterstreicht seine Abwesenheit und somit seine fehlende Unterstützung in Bezug auf die exzessive Onlinespiele-Nutzung. Frau Böhm ist unter diesen Umständen die einzige Person, die Grenzen setzen und ihre Einhaltung einfordern könnte.

### Erlernte Unselbstständigkeit – bestehende Abhängigkeit

Wenn Michael die eingefahrenen Muster nach viereinhalb Jahren exzessiver Computernutzung beschreibt, wird ein weiteres ungünstiges Verhaltensmuster der Mutter erkennbar:

> **Michael:** *„Weil das irgendwie schon so Alltag ist, ich sitz' da am PC und, das nimmt sie, weiß ich nicht, wie sie das dann wahrnimmt so, ich denke, dass es für sie so als ob ich Schularbeiten oder so mache, bin ich einfach am PC, so ganz ganz normale Sache und so geht sie da rein, bringt mir vielleicht Wäsche oder irgendwie so was, und ja."* (Michael 00:30:46)

Frau Böhm übernimmt sämtliche Pflichten im Haushalt. Sie wäscht für Michael, geht einkaufen, kocht und räumt sein Zimmer auf. Ihr Engagement gipfelt darin, ihm regelmäßig das Essen an den Computer zu bringen.

> **L.R.:** *„Und mit dem Essen das bringen Sie ihm dann auch an den PC oder #muss er sich das holen#?"* (Interviewerin 00:16:48)

> **Frau Böhm:** *„(LACHT) Jaaa, das bring' ich dann auch oftmals direkt an den (LACHT) PC."* (Frau Böhm 00:16:55)

Als Ausgangspunkt für ihr Verhalten steht wieder eine akzeptierende Haltung gegenüber dem Computerspiel. Muss Michael noch sein Spiel beenden und das Essen ist bereits fertig, wird sie aktiv:

> **Frau Böhm:** *„„Ja, dann ist das [Essen] doch kalt.' [...] Und dann sag' ich na ja: ,Soll ich dir das dann bringen?' ,JAA, mach das, Mama.' Ja, dann bring ich ihm das dann dahin, dass er dann wenigstens was isst."* (Frau Böhm 00:17:33)

Michael genießt diese Bequemlichkeit, ist sich ihrer bewusst und fordert sie von seiner Mutter ein:

> **Michael:** „... dann sag' ich hier: ,Mudder, bitte bring mir ma' irgendwie was zu essen!' [...] ,Bring mir ma', ja weiß nicht, 'n Burger mit oder so.' Und das macht sie dann auch meistens und so ja, ist das ziemlich leicht dann einfach auch viele Stunden am Tag zu sitzen, weil man einfach keine Pflichten hat und so ist das eigentlich ganz entspannt so." (Michael 00:09:33)

Wieder bemerkt die Mutter in der Interviewsituation selbst, dass sie ihren Sohn „verwöhnt" hat und dies „wahrscheinlich" als ungünstig zu bewerten sei (vgl. Frau Böhm 00:16:46).

> **Frau Böhm:** „Vielleicht hab' ich ihn auch 'n bisschen zu sehr, also zu UNSELBSTSTÄNDIG gemacht. Kann auch sein." (Frau Böhm 00:16:45)

Frau Böhm hofft, dass das Verhalten von Michael „sich [...] dann mal wieder ändert" (Frau Böhm 00:17:33). Eine Modifikation ihres Verhaltens zieht sie zur Initiierung oder Unterstützung dieses Veränderungsprozesses nicht in Betracht.

In Bezug auf den Individuationsprozess ist anzumerken, dass das fürsorgliche Verhalten der Mutter das Erlernen von Selbstverantwortung und Versorgungsautonomie hemmt. Die Erziehung zur Selbstständigkeit scheint in dieser Familie kein zentrales Erziehungsziel darzustellen. Dies bestätigt sich auch in den folgenden Ausführungen. Frau Böhm unterbindet mit ihrem Verhalten aber nicht nur einen Zugewinn an Unabhängigkeit und Selbstständigkeit, sie begünstigt gleichzeitig die Manifestation der exzessiven Onlinespiele-Nutzung ihres Sohnes.

Analysiert man die Ausprägung von Verbundenheit und Distanz in der Beziehung zwischen Frau Böhm und ihrem Sohn, können die Beweggründe der Mutter für ihr Verhalten präzisiert werden.

### 9.2.4.  Verbundenheit und Verantwortung

*Mütterliches Bedürfnis nach Nähe – vermisste Nähe*

Frau Böhm spricht sehr positiv über ihren Sohn. Er sei „freundlich", „nett" und eigentlich „zuverlässig ", habe „so viel Potenzial" (Frau Böhm 01:00:28) und „gute Umgangsformen" (Frau Böhm 00:28:22). Die Mutter-Kind-Beziehung scheint aus der Perspektive der Mutter intakt zu sein. Neben dem übermäßigen Engagement bei der häuslichen Versorgung ihrer Kinder ist bei Frau Böhm der starke Wunsch zu erkennen, ihre Kinder in ihrer Nähe zu wissen. Sie selbst beschreibt, dass sie „gerne weiß, wo ihre Kinder sind", sie sie „auch nie viel [...] woanders übernachten lassen" wollte (Frau Böhm 00:07:46). Michael sitze zu „HAUSE in seinem Zimmer am Computer" und gehe nicht nach draußen, um zu „*kiffen*", zu „*saufen*" oder um Autos aufzubrechen. Dies sei für sie auch eine „*BeruHIGUNG, weil ich vielleicht auch so 'n bisschen gluckenhaft bin*" (Frau Böhm 00:07:46). Das Bedürfnis nach Nähe und das „*Häusliche*" (Frau Böhm 00:30:04) beschreibt sie als verbindendes Merkmal zwischen sich und ihrem Sohn.[92]

Die Perspektive der Mutter, sie würde ihre Kinder verwöhnen und sei „*gluckenhaft*", steht den Beschreibungen von Michael konträr gegenüber. Seine Mutter kümmere sich nicht „*wirklich*" um ihn (vgl. Michael 00:26:56) und behandle ihn wie Luft (vgl. 00:11:09). Er vermisse die Zuneigung seiner Mutter und, dass sie sich „*mütterlich*" ihm gegenüber verhält (Michael 00:11:09). Das verspürte Defizit an Zuwendung hänge mit einer Umbruchsituation in den Familienstrukturen zusammen: Zwei Jahre nach der Trennung seiner Eltern, vor ca. neun Jahren, zog der neue Partner der Mutter in die Wohnung der Familie ein. Michael verknüpft mit seinem Auftreten eine abrupte Veränderung in der Mutter-Sohn-Beziehung (vgl. Michael 00:11:09).

*Michael:* „*Früher hat sie sich auch noch mehr um mich gekümmert, sind wir auch ma' ins Kino gegangen und so. Daran kann ich mich noch ganz gut erinnern und irgendwie seit ER da ist und so, nicht mehr so.*" *(Michael 00:11:58)*

Vorher habe er viel Zeit mit seiner Mutter verbracht und sie habe ihm einfach „*Liebe gegeben*". Er sei ein „*Mutterkind*" gewesen, ihr „*kleiner Prinz*". „*Und ja, dann auf einmal hat das aufgehört, das war ein ziemlicher Schlag für mich.*" (Michael 00:29:29)

Hinter diesem Verlangen nach emotionaler Nähe steckt ein zentrales Erklärungselement für die exzessive Onlinespiele-Nutzung von Michael. Von einer innigen, vertrauensvollen Beziehung veränderte sich die Beziehung zur Mutter aus der Sicht des Sohnes zu einem distanzierten Zusammenleben. Der neue Lebensgefährte der Mutter löst bei Michael Antipathie aus. Diese Antipathie erkennt Frau Böhm (vgl. Frau Böhm 00:34:11; 00:47:36) und auch Michaels Tendenz, sich zurückzuziehen. Weniger erkennt sie sein wahrgenommenes Defizit an emotionaler Zuwendung ihrerseits. Der neue Partner der Mutter fordere von ihr aufgrund seiner Alkoholsucht viel Aufmerksamkeit. Später habe die gemeinsame Tochter, seine Halbschwester, ihre Aufmerksamkeit beansprucht. Michael bekam durch diese Veränderungen in der Familienkonstellation weitaus weniger Aufmerksamkeit zu als vorher.

Durch diese Veränderung erlebte Michael eine abrupte Individuation. Es handelte sich nicht um eine selbst gewählte und sukzessiv zunehmende Distanz, sondern der Jugendliche wurde, ohne das adoleszenztypische Bedürfnis nach Distanz entwickelt zu haben, plötzlich gezwungen, ohne die bislang übermäßige Nähe seiner Mutter auszukommen.

---

[92]Auch diese Beschreibungen bestätigen noch einmal, dass das Bedürfnis der Mutter nach Nähe und Harmonie das Erziehungsziel der Selbstständigkeit und Verantwortungsübernahme überwiegt.

*Provokation und Kontaktversuche*

Michael kämpfte ausdauernd um die Aufmerksamkeit seiner Mutter und wollte, *„dass es wieder wird wie früher"* (Michael 00:29:29).

Die Situation der Familie ist in folgendem Interviewausschnitt erkennbar:

> *Frau Böhm: „#Ja, ja im Prinzip ja#. Hab' ich dann nachher nachgegeben, um meine Ruhe zu haben. Oder er hat dann zum Beispiel die kleine Schwester gerne geärgert, (LACHT) in dem Moment hat er das dann an ihr quasi dann auch ausgelassen. Er wusste auch schon, dann bin ich richtig genervt (LACHT). Und hab' ihn dann gesagt: ,Na ja gut, dann geh in dein Zimmer, mach die Tür zu.' So war das dann. So, dann ist er natürlich auch in sein Zimmer und dann konnte er schön weiterspielen. Ja, ich hatte dann meine Ruhe, konnte mich dann um [Name der Schwester] kümmern. Ja. Und so war es, also einfach dem Stress aus'm Weg gegangen (LACHT)."* (Frau Böhm 00:03:56)

Der provozierte Konflikt mit seiner Halbschwester erscheint als Mittel, um die Aufmerksamkeit der Mutter zurückzugewinnen. Doch Michaels Handlungsstrategie verfehlte sein Ziel, die Mutter ist nachgiebig und schickt ihn in sein Zimmer. Als Grund für ihre Nachgiebigkeit zieht sie zum einen weiterhin die Stressvermeidung heran und zum anderen die Bedürfnisse der jüngeren Halbschwester. Sie stärkte damit das neue Familiensystem entgegen Michaels Intention und bekräftigte seine unerfüllten Bedürfnisse.[93] Michael provozierte nicht nur Konflikte mit der jüngeren Halbschwester, sondern auch über die exzessive Onlinespiele-Nutzung (vgl. Michael 00:22:53). Diese Provokationen können ebenfalls als Versuch gewertet werden, die mütterliche Aufmerksamkeit zu erregen und Zuwendung zu erhalten. Frau Böhm reagierte, wie bereits beschrieben, jedoch mit Nachgiebigkeit und Distanz, um ihre Ruhe zu haben und sich ihrer neuen Familie widmen zu können. Ihr permissives Erziehungsverhalten vermittelte Michael den Eindruck, als wäre ihr die Computernutzung *„egal"* (Michael 00:09:33). Die Passivität der Mutter gegenüber Michaels exzessiver Onlinespiele-Nutzung, ihr permissives Erziehungsverhalten und ihre Nachgiebigkeit verstärkten Michaels Gefühl der unzureichenden mütterlichen Zuwendung.[94] Dem Heranwachsenden gelang es über mehrere Jahre nicht, die Aufmerksamkeit seiner Mutter zurückzubekommen, er habe *„noch so lange versucht, dass es wieder so wird wie früher und so, das hat nicht geklappt und daran bin ich einfach auch verzweifelt"* (Michael 00:29:29).

---

[93]Deutlich zeigt sich das distanzierte Verhältnis von Michael zu seiner Halbschwester und zu seiner „neuen Familie": Michael: „Und so ist das auch, sie ist wirklich meine Halbschwester und das seh' ich so an, sie ist nicht//. Ich HAB' meine Schwester, meine volle hundertprozentige Schwester, meine große Schwester, und sie ist meine Halbschwester und das steht bei mir auch so fest und so. Und, erkenn' ich gar nicht anders an." (Michael 00:26:51)

[94]Vor dem Hintergrund der räumlichen Trennung von seinem Vater ist bemerkenswert, dass die Vater-Sohn-Beziehung ebenfalls durch einen Mangel an Nähe gekennzeichnet ist, Michael sich mehr Nähe wünscht, diese aber aus *„Angst vor der Abweisung"* nicht einfordert (Michael 01:01:24).

Frau Böhm bemerkt Michaels Rückzug aus dem Familienleben:

> *Frau Böhm: „** Das heißt, dass er wirklich viel spielt, dass er wenig Anteil nimmt am Familienleben oder sonst auch irgendwie am öffentlichen Leben und dass sein Tag oftmals wirklich aus Schlafen, Essen und Spielen bestimmt wird." (Frau Böhm 00:10:07)*

Wenn seine Mutter versuchte, Kontakt zu ihrem Sohn aufzubauen, schlug sie meist gemeinsame Aktivitäten mit der ganzen Familie oder seinen Schwestern vor (vgl. Frau Böhm 00:32:21; 00:02:12, Michael 00:20:30) oder rief Michael dazu auf, an dem gemeinsamen Familienessen teilzunehmen. Die vorgeschlagenen Freizeitaktivitäten zielten stets auf Unternehmungen mit der ganzen Familie ab. Generell spricht sie im Interview die meiste Zeit von „*wir*" oder „*uns*" und meint damit ihren Lebensgefährten, sich selbst und ihre gemeinsame Tochter. Damit betont sie die Präsenz und Wichtigkeit ihrer „neuen" Familie. Michael will sich von dieser Familie jedoch abgrenzen und wünscht sich vielmehr die ungeteilte Aufmerksamkeit seiner Mutter. Die Kontaktversuche der Mutter scheitern, weil sie auf dieses Bedürfnis ihres Sohnes nicht abgestimmt sind. Individuelle Aufmerksamkeit schenkte sie ihm trotz seiner Probleme anscheinend nur selten.

### Das Onlinespiel als Rückzugsort und Stütze

Die erfolglosen Versuche, die frühere Beziehungsqualität zwischen Mutter und Sohn wiederherzustellen, hatten zur Folge, dass Michael sich immer weiter in die virtuelle Welt zurückzog. „*[E]r wurde ja auch nachher immer eigenbrötlerischer*" (Frau Böhm 00:10:07), beobachtete die Mutter. Sein Computer und sein Fernseher dienten ihm in dieser Zeit als Ablenkung und als Rückzugsmöglichkeit.

> *Michael: (GRINSEND) „... ich sag' immer das ist meine kleine Festung, wo ich mich dann immer zurückziehe und da hab' ich ALLES und da hab' ich mein' PC, da hab ich mein' Fernseher und die meiste Zeit halt ich mich in meinem Zimmer auf. Und wenn sonst auch Verwandten kommen, zeig' ich nicht wirklich viel Interesse und so. Und (ATMET TIEF EIN) ja, halt' mich am liebsten dann immer in meiner Festung auf, ja. Hab' ich mir dann richtig so aufgebaut und ja." (Michael 00:29:59)*

In Bezug auf die abrupte Distanzierung der Mutter-Kind-Beziehung und die abgelehnten familialen Veränderungen wird der Computer nicht nur zu einem Rückzugsort, sondern auch zu einer emotionalen Stütze:

> *Michael: „... und dann war irgendwann der PC da und der hat mich dann irgendwie gestützt, da konnt' ich dann irgendwie Freude empfinden und all dies das. Das war 'ne schlimme Zeit für mich." (Michael 00:29:29)*

Später ergänzt er, „*und hab' ich zu dem 'ne Bindung aufgebaut*" (Michael 00:49:18). Michaels emotionale Bindung zu seinem Computer erweckt den Eindruck, als stelle dieser nicht nur eine Rückzugsmöglichkeit und Stütze dar, sondern zudem einen Ersatz für die fehlende Nähe der Mutter. An mehreren Stellen wird deutlich, dass Michael große Angst vor Kontaktabbrüchen hat. Die selbst gewählte permanente Verfügbarkeit des Onlinespiels stellt hierzu einen Kontrapunkt dar. Es kann als verlässlicher Partner fungieren. [95] Mit dem Rückzug in die virtuelle Welt begibt sich Michael in ein weiteres Abhängigkeitsverhältnis. Der Jugendliche vertieft sich immer mehr in die Welt des Onlinespiels, parallel mehren sich die Probleme auf seinem Bildungsweg und seine Handlungsfähigkeit ist in sozialen Kontexten zunehmend eingeschränkt. Der Verlust von Kontrolle und Autonomie verstärkt sich durch die zunehmende Abhängigkeit von seinem Computer.

### 9.2.5. Autonomie, Verbundenheit und Verantwortung

*Ablehnung und Autoritätsverlust*

Neben dem Rückzug aus dem familialen und sozialen Leben führen die unerfüllten Bedürfnisse sowie die erfolglosen Kontaktversuche bei Michael zu einer starken Ablehnung seiner Mutter. Er fühle sich von ihr schnell angegriffen und könne ihre Nähe nicht ertragen, sie nicht mehr angucken (vgl. Michael 00:22:53). Das „*Verlogene*" (Michael 00:22:53), ein Begriff, der auf seine Enttäuschung hinweist, die er durch die plötzliche Veränderung in der Mutter-Sohn-Beziehung erlebt hat, sehe er ihr an. Mehrfach assoziiert er in dem Interview mit ihr Eigenschaften wie „*kalt, auch unzuverlässig. Sehr sehr unzuverlässig. Egoistisch.*" (Michael 00:52:57) Er kritisiert den Lebensstil seiner Mutter und grenzt sich eindeutig von ihr ab:

> **Michael:** *„Sie versucht sich DURCHzuschleichen so durch jedes Loch, was sie da sieht. Nö, so bin ich gar nicht. [...] Meine Mutter ist einfach, die lebt vom Staat auch, kriegt Hartz IV und \* ja tut nichts und so, tut nur, was ihr Spaß macht und so. Passt sich gar nicht der Gesellschaft an und so was kann ich irgendwie gar nicht ab."* (Michael 00:59:29)

Michael deutet das permissive Erziehungsverhalten seiner Mutter als mangelnde

---

[95]Für den Individuationsprozess ist nicht nur von Bedeutung, dass die Qualität der Mutter-Kind-Beziehung in der Zeit der exzessiven Computernutzung sich stark verschlechtert hat, auch die Auswirkungen auf Michaels Sozialverhalten und sein mangelndes Selbstbewusstsein sind zu erinnern. Er selbst begründet, sein sozialer Rückzug resultiere aus der Angst vor Zurückweisung: Michael: „*Und ich bin ein Mensch irgendwie, bei mir muss ein Mensch immer zwei Schritte machen, bevor ich erst einen gehe, weil irgendwie, weiß ich nicht, vielleicht, weil ich Angst hab' wieder verletzt zu werden oder so. Und deswegen will ich nicht gleich immer Leuten alles GEBEN. Und dann ist der Fall nachher noch tiefer und so.*" (Michael 00:16:11) Die fundamentale Veränderung der familialen Situation sowie der Mutter-Kind-Beziehung – so kann vermutet werden – haben sein Vertrauen in soziale Beziehungen erschüttert.

(emotionale) Zuwendung. Verstärkt wird das Gefühl, vernachlässigt zu werden, durch ihr Verhalten während der familialen Neustrukturierung, das Michael als enttäuschend wahrnimmt. Er entwickelt ein negatives Bild von seiner Mutter, das einem Gefühl der Verbundenheit entgegensteht. Infolge der erfolglosen Versuche der Kontaktaufnahme verliert die Mutter ihre (vorher schon eingeschränkte) Autorität:

> *Michael: „Ich kam mir einfach zu STOLZ vor, um mir das anzuhören, was sie mir gesagt hat ..." (Michael 00:22:53)*

Durch diese Veränderungen der Mutter-Sohn-Beziehung gerät das dyssymmetrische Hierarchieverhältnis noch weiter ins Ungleichgewicht. Michael akzeptiert seine Mutter nicht mehr als Autoritätsperson. Durch die Abwesenheit des Vaters gibt es für Michael niemanden mehr, dessen Grenzen und Erziehungsmaßnahmen er anerkennt.

### Erfolglose Eingriffe der Mutter – Verantwortungsabgabe

Bislang zeigte Frau Böhm auch hinsichtlich schulischer Angelegenheiten ein permissives Verhalten und forderte ihren Sohn nur bedingt auf, seine schulischen Verpflichtungen konsequent zu verfolgen (vgl. Kapitel 9.2.3). Vor den anstrengenden Herausforderungen im Erziehungshandeln, zum Beispiel in Form potenzieller Konflikte, schreckt sie auch in diesem Bereich zurück und erwartet zunächst keine Verantwortungsübernahme von Michael. Folgen eines permissiven Erziehungshandelns können ein geringes Durchhaltevermögen sowie ein Mangel an Selbstständigkeit sein (vgl. Kapitel 4.3). Die Schwierigkeiten von Michael in der Schule und auf dem Weg in den Beruf zeugen gerade von einem geringen Durchhaltevermögen, das er auch schon vor der exzessiven Computernutzung zeigte, wie die Mutter mehrfach beschreibt:

> *Frau Böhm: „Er hat immer auch eigentlich ganz gute Ausgangspunkte gehabt und hat aber irgendwie nie dann draus was gemacht oder hat sich dann krankschreiben lassen oder hat einfach irgendwas dann nicht durchgezogen, was für ihn wichtig gewesen wäre." (Frau Böhm 00:44:37)*

Nach Jahren bemerkt die Mutter, dass Michael nur noch zu Hause ist und keinen Einstieg in das berufliche Leben findet. Sie organisiert ihm ein Praktikum, das er aber nicht wahrnimmt.

> *Frau Böhm: „... erst fand er das ganz toll, aber als es dann losgehen sollte, dann fiel es ihm dann irgendwie schon so SCHWER sich da von zu Hause loszueisen und dann noch diesen langen WEG in Kauf zu nehmen. Er musste dann fast 'ne Stunde fahr'n mit Bus und Bahn, dass er das auch leider überhaupt nicht durchgezogen hat, er hat's abgebrochen." (Frau Böhm 00:10:07)*

Für Frau Böhm ist es alarmierend, dass ihr Sohn den Anforderungen seines Praktikums nicht nachgekommen ist. Ihr diesbezügliches Engagement wird offenbar auch durch seinen vollständigen Rückzug aus dem Familienleben geweckt:

> *Frau Böhm: „.... wenn ich dann ma' gesagt hab': ,So [Michael], du bist aufge-*
> *standen, hast noch nicht mal ,Guten Morgen' gesagt, hast noch nicht gefrüh-*
> *stückt. Sitzt hier am PC, ne und geh' jetzt ma' duschen und MACH mal was.'*
> *Ne und und: ,Ne', und: ,Gleich', oder auch wenn die Kleine dann ma' reinwoll-*
> *te, seine Schwester: ,Raus! Mein Zimmer.' Also er ist einfach abweisend, ge-*
> *nervt, er will von uns dann gar nicht gestört werden, (WÖRTER EINZELN*
> *BETONT) er will in Ruhe sein Spiel spielen. Und dann ist er wirklich un-*
> *freundlich und abweisend. Er nimmt nicht am Familienleben teil, ne. Und das*
> *ist das, was mir dann immer mehr Sorge gemacht hat und deswegen bin ich*
> *dann letztes Jahr hier zu Herrn [Name des Jugendberaters] gegangen." (Frau*
> *Böhm 00:10:07)*

Durch ihren Autoritätsverlust und die festgefahrenen Interaktionsstrukturen gelingt es Frau Böhm trotz ihrer Problemeinsicht und folgender Interventionsversuche nicht mehr, Michael Grenzen aufzuzeigen, ihn zur Wahrnehmung seiner Pflichten zu motivieren und ihn vom Spielen am Computer abzubringen. Nach ca. fünf Jahren exzessiver Computernutzung arrangiert Frau Böhm für ihren Sohn externe Hilfe. Seither sei sie nun ganz entspannt (vgl. Frau Böhm 00:57:53). Sie wisse nun: *„Okay, er ist hier in guten Händen und er wird früher oder später was machen."* (Frau Böhm 00:41:17). Frau Böhm gibt die Verantwortung für Michaels Zukunft an den Berater ab und kehrt wieder zu ihrer erzieherischen Passivität zurück. Sie nehme sich auf Anraten des Beraters zurück:

> *Frau Böhm: „.... also ich mach' überhaupt kein Druck, wenn er was gut macht*
> *also, dann lob ich ihn und ansonsten hat Michael seinen eigenen Rhythmus*
> *und darauf nehm' ich jetzt Rücksicht und mach' kein' Druck (LACHT)." (Frau*
> *Böhm 00:15:11)*

### *Loslösung und übermäßige Abgrenzung*

Michael besucht seitdem wöchentlich eine Jugendberatung und nimmt Therapiesitzungen wahr. Durch die Beratung habe er sehr schnell eine Problemeinsicht erarbeitet und unterschiedliche Problemfelder für sich aufgedeckt (vgl. Michael 00:07:01). Die Problemeinsicht löste einen Handlungsimpuls aus: *„Und ja dann wurde mir hier klar, dass das doch 'ne Sucht ist. Und ja, dann hab' ich das akzeptiert und ja, geh' jetzt dagegen an (KLOPFEN)"* (Michael 00:07:01). Insgesamt, so sagt er, verspüre er langsam das Bedürfnis, auch wieder anderen Beschäftigungen nachzugehen (vgl. Michael 00:01:32).

Durch die Beratungs- und Therapiestunden wurde für Michael die emotionale Distanzierung von seiner Mutter möglich. Nachdem er *„viele Jahre vergebens gewartet"* habe, dass seine Mutter ihr Verhalten noch einmal ändert, habe er die Veränderung akzeptiert und sie würden nun *„getrennte Wege"* gehen (Michael 00:27:55). Er habe sich *„daran gekettet, dass sie sich vielleicht doch noch mal ändert"*, heute sei er aber an einer *„freundschaftlichen Basis"* interessiert (Michael 00:11:09).

Der Loslösungsprozess von der Mutter hat durch die Vorgeschichte jedoch eine sehr starke Dynamik entwickelt. Die Aussagen im Interview zeigen, dass die abrupte Individuation sowie der aussichtslose Kampf um Nähe zu einer übermäßigen Individuation geführt haben. Es sind nicht nur die negativen Attribute wie „kalt" und „egoistisch" (Michael 00:52:27), mit denen er seine Mutter beschreibt, sondern auch die klare Abgrenzung gegenüber ihrem Lebensstil, die eine übermäßige Individuation symbolisieren:

**Michael:** „... ich will das komplette Gegenteil werden wie sie." (Michael 00:59:29)

Mit dieser übermäßigen Distanz gelingt es ihm jedoch, sich aus den festgefahrenen Strukturen zu lösen, der exzessiven Computernutzung weniger Wert zu verleihen und eine Motivation für andere Beschäftigungsmöglichkeiten zu entwickeln. Die emotionale Distanzierung von der Mutter geht einher mit der Loslösung vom Onlinespielen.[96] Dieser Schritt stellt einen zentralen Entwicklungsschritt in seinem Individuationsprozess dar (siehe auch Nachgespräch).

### 9.2.6.  Zusammenfassung

Bei Familie Böhm lassen sich drei zentrale Einflussfaktoren auf die exzessive Onlinespiele-Nutzung von Michael zusammenfassen: der permissive Erziehungsstil der Mutter, ihr starkes Bedürfnis nach Nähe und Harmonie sowie die abrupte Veränderung in der Qualität der Mutter-Kind-Beziehung.

Sowohl in Bezug auf die Mediennutzung als auch im Bereich schulischer und häuslicher Verpflichtungen weist Frau Böhms Verhalten Merkmale eines permissiven Erziehungsstils auf. Schon zu Beginn der Mediennutzung bestehen für Michael ausgesprochen große Freiräume in Bezug auf die inhaltliche und zeitliche Nutzung von Computerspielen. Spätere Versuche der Mutter, die Nutzung einzuschränken, sind mit Nachgiebigkeit und Inkonsequenz gepaart. Die Mutter-Kind-Beziehung ist vor diesem Hintergrund durch eine Dyssymmetrie gekennzeichnet. Michael setzt seine Wünsche gegenüber seiner Mutter durch und bestimmt die Grenzen. Für den Jugendlichen bedeutet die

---

[96]Damit es zu einer Zunahme von Autonomie und Handlungsfähigkeit kommen kann, scheint die verlässliche Unterstützung des Beraters und Therapeuten von zentraler Bedeutung. Michael selbst lässt keinen Termin ausfallen und die Beratung bedeute für ihn „alles" (Michael 00:43:40). Auch in dieser Beziehung habe er Angst vor Zurückweisung und vor einem drohenden Kontaktabbruch: Michael: „Ich dachte immer [der Berater] hat so Erwartungen an mich und//. Ich hab' Angst, dass er nachher das abbricht und so, weil er keinen Sinn in mich sieht und so. Und da hat er gesagt: ‚Nein', hat mir auch Mut gemacht, gesagt: ‚Wir machen das, wir gehen das ruhig an.' Er hat gesagt: ‚Wenn du nicht bereit bist, ist okay.' Dann so. Und er sagt dann: ‚Ja, treffen wir uns weiterhin und das sehen wir einfach immer weiter und so.' Ja, das stärkt mich auch weiter und jetzt ja, merk' ich langsam, wie es wieder laaangsam bergauf geht." (Michael 00:39:47). Auch hier kann von einer Verlagerung der Abhängigkeit gesprochen werden.

Grenzenlosigkeit zunächst eine überfordernde Autonomie, die die Entwicklung eines selbstverantwortlichen Verhaltens verhindert und die Manifestation einer exzessiven Computernutzung begünstigt.

Frau Böhm weist zusätzlich einen verwöhnenden Erziehungsstil in Bezug auf die Pflichten im Haushalt auf, der das Abhängigkeitsverhältnis zwischen ihr und ihrem Sohn verstärkt. Michael genießt die Bequemlichkeit zu Hause. Er muss sich nicht an der Hausarbeit beteiligen, bekommt sein Essen an den Computer gebracht und hat ein aufgeräumtes Zimmer. Seine Autonomieentwicklung und sein Verantwortungsgefühl werden somit auch in Hinsicht auf die eigene Lebensbewältigung geschwächt.

In den Beschreibungen wird deutlich, dass das permissive und verwöhnende Erziehungshandeln der Mutter durch ihr Bedürfnis nach Nähe und Harmonie zu erklären ist. Um Nähe und Harmonie zu bewahren, vermeidet sie Zurechtweisungen und Auseinandersetzungen mit Michael und macht es ihrem Sohn zu Hause gemütlich. Diesem Bedürfnis kommt es entgegen, dass ihr Sohn überwiegend zu Hause am Computer spielt und keine Tendenzen aufweist, sich nach außen und somit weg von der Familie zu orientieren.

Kennzeichen eines permissiven Erziehungsstils ist es auch, dass dieser als Mangel an Aufmerksamkeit und emotionaler Zuwendung sowie als Lieblosigkeit empfunden werden kann (vgl. Kapitel 4.3). Dies bestätigt sich in den Interviewaussagen. Michael vermisst, trotz des verwöhnenden Verhaltens seiner Mutter, ihre emotionale Zuwendung und Aufmerksamkeit. Dieser Umstand resultiert zusätzlich aus einem fundamentalen Wandel in der Mutter-Kind-Beziehung. Die Familienkonstellation veränderte sich durch den Einzug des neuen Lebensgefährten der Mutter. Die Mutter-Kind-Beziehung war zuvor durch eine nahezu symbiotische Bindung gekennzeichnet. Die Integration des neuen Partners in die Familie gelingt nicht. Michael begegnet ihm ablehnend und fühlt sich von seiner Mutter verlassen und zurückgestellt. Die exzessive Onlinespiele-Nutzung erscheint vor diesem Hintergrund als Kontrapunkt zu den familialen Erfahrungen: Der Computer wird von Michael erstens als (emotionale) Stütze wahrgenommen. Zweitens dient das Spielen am Computer für ihn als Mittel der Distanzierung und als Rückzugsort von der als misslich wahrgenommenen Familiensituation. Drittens dient die grenzenlose Onlinespiele-Nutzung als Provokation, um die Aufmerksamkeit der Mutter zu wecken. Michael erfährt trotz seines problematischen und teils provokanten Verhaltens jedoch weiterhin Zurückweisungen und Frau Böhm verharrt über-wiegend in ihrer Passivität. Die Sehnsucht nach mütterlicher Nähe bleibt dauerhaft unbefriedigt. So kommt es zu einer übermäßigen Abgrenzung des Jugendlichen von seiner Mutter, die sich in den extrem negativen Beschreibungen ihrer Person und einem umfassenden Autoritätsverlust zeigt. Das über Jahre andauernde exzessive Nutzungsverhalten führte zu einer brüchigen Bildungsbiografie sowie zu einem Rückzug aus dem sozialen Leben. Erst durch die Inanspruchnahme externer Hilfe erarbeitet Michael eine Problemeinsicht, beginnt sich aus der unbefriedigenden Beziehung zu seiner Mutter zu lösen und entwickelt eine Motivation, seine Situation zu verbessern. Im Nachgespräch wird von Fortschritten berichtet, die nicht nur einen Kontrollgewinn über das Onlinespielen, sondern auch die berufliche Laufbahn des Jugendlichen betreffen.

## 9.2.7.  Das Nachgespräch

In dem telefonischen Nachgespräch ein Jahr später wird deutlich, dass Michael durch die verlässliche Unterstützung des Therapeuten an Verantwortungsbewusstsein und Handlungsfähigkeit gewonnen hat.[97] Michael habe nach einem Jahr sein favorisiertes Spiel aufgegeben. Er besitze zwar noch seinen Avatar, nutze ihn aber nicht mehr, so sein Berater. Michael spiele nur noch an seiner PlayStation, versuche seinen Konsum zu kontrollieren und die Spielzeiten auf einem niedrigen Niveau zu halten. Die Aufgabe seines Onlinespiels ging einher mit einem erfolgreich absolvierten Praktikum als Maler und Lackierer im Rahmen eines Qualifizierungsangebots der Beratungsstelle. Michael begann das Praktikum Anfang 2013 und absolvierte es mit hohem Engagement und ohne Fehlzeiten. Die Erfolge in dem Betrieb stärkten ihn und führten zu einer erfolgreichen Bewerbung um einen Ausbildungsplatz im Bereich Maler und Lackierer. Die Wartezeit bis zum Ausbildungsbeginn stelle eine Belastungsprobe dar. Bisher gelinge es ihm aber, seinen Spielkonsum auf einem niedrigen Niveau zu halten, berichtet sein Berater.

Durch die Verbesserung seiner Situation nach einem Jahr wird erkennbar, wie wichtig einerseits die emotionale Distanzierung von seiner Mutter war, um die Loslösung vom Computerspiel zu wagen. Andererseits ist ersichtlich, wie dringend Michael auf die Unterstützung eines Erwachsenen angewiesen war/ist. Mit der emotionalen und praktischen Hilfe seines Beraters gewinnt Michael sukzessiv seine Handlungsfähigkeit zurück und kann verpasste Entwicklungsschritte nachholen. Diese Unterstützung ist die Ausgangslage für Michaels wachsende Selbstverantwortung. Auch im Nachgespräch wird die Passivität der Mutter im Verbesserungsprozess sichtbar. Michaels Berater beschreibt im Nachgespräch, sie sei an den Erfolgen von Michael nicht direkt beteiligt gewesen. Im Gegenteil würde sie seine Ambitionen im Bereich der Ausbildung gar

---

[97]Das Nachgespräch über die Situation von Michael und seiner Mutter findet nicht mit der Familie selbst statt, sondern mit dem Jugendberater, der vor einem Jahr den Kontakt auch herstellte. Michael gab sein Einverständnis über den telefonischen Kontakt mit dem Berater.

bremsen und ihn bitten, familiale Verpflichtungen zu übernehmen, anstatt seinen beruflichen Aufgaben nachzugehen. Im Hinblick auf ihr Bedürfnis nach Nähe bestätigt sich durch diese Beschreibung noch einmal die Annahme, dass sie die Autonomiebestrebungen ihres Sohnes verhindern möchte, um ihre eigenen Bedürfnisse zu befriedigen.

Insgesamt berichtet der Berater, dass sich das Verhältnis zwischen Mutter und Sohn trotzdem verbessere und es Michael gelinge, sich ausreichend zu distanzieren. Dennoch stelle die familiale Situation, das Zusammenleben mit seiner Mutter, ihrem Lebensgefährten und seiner Halbschwester, weiterhin eine Belastung für den Heranwachsenden da. Für September 2014, nach Beginn seiner Ausbildung, ist daher sein Auszug geplant. Er wolle mit seiner älteren Schwester zusammenziehen.

## 9.3. Falldarstellung – Familie Franke

Familie Franke berichtet rückblickend über die Zeit der problematischen Internetnutzung. Die Interaktionen über die exzessive Onlinespiele-Nutzung waren in Familie Franke durch Merkmale eines autoritativen Erziehungsstils sowie durch ein hohes Autonomiebestreben des Sohnes gekennzeichnet. Die Eltern begegneten der Vorliebe ihres Sohnes für Computerspiele mit einer akzeptierenden Haltung. Gleichzeitig formulierten sie zeitliche Begrenzungen, denen gemeinsam ausgehandelte Maßstäbe zugrunde lagen. Diese Regelungen wurden jedoch von Simon missachtet und die Familie führte über Jahre wiederkehrende Aushandlungen über die Computerspiele-nutzung. Durch die autoritative Haltung der Eltern konnte eine vierjährige Phase der zeitintensiven Onlinespiele-Nutzung bei Simon zwar nicht vermieden werden, sie endete jedoch selbstbestimmt und ohne die Beziehung zwischen Eltern und Kind grundlegend zu bedrohen.

**Tabelle 6: Steckbrief Familie Franke**

| Interviewte | |
|---|---|
| Name des Sohnes | Simon Franke |
| Name der Mutter | Frau Franke |
| Alter des Sohnes | 18 Jahre |
| Alter der Mutter | 54 Jahre |

| Angaben zur Familie | |
|---|---|
| Familienform | Moderne Kleinfamilie |
| Geschwister | Schwester, ca. 12 Jahre; zwei Brüder, 22 und 24 Jahre |
| Nationalität | deutsch |
| Ortsgröße | Vorort einer Großstadt |
| Wohnraum | Einfamilienhaus |

| Bildungshintergrund | |
|---|---|
| Besuchte Schulform des Sohnes | Gymnasium (erfolgreich abgeschlossen) |
| Ausbildungs-/Berufswunsch des Sohnes | Rechtswissenschaft, Integrierte Europastudien |
| Bildungsabschluss der Mutter | Hochschulabschluss |
| Bildungsabschluss des Vaters | Hochschulabschluss, Promotion |
| Beruf der Mutter (Erwerbsstatus) | Wissenschaftliche Angestellte (Vollzeit) |
| Beruf des Vaters (Erwerbsstatus) | Wissenschaftliche Tätigkeit (Vollzeit) |

| Beschreibung der exzessiven Computerspielenutzung | |
|---|---|
| Dauer der exzessiven Phase | seit ca. vier Jahren (beendet) |
| Hauptaktivität am Computer | *Star Wars Battlefront*[98] |
| Einstiegsalter Computer- spiele allgemein | ca. 5. Klasse |
| Beginn der exzessiven Phase | mit ca. zwölf / 13 Jahren |
| Ende der exzessive Phase | mit ca. 16 / 17 Jahren |
| Inanspruchnahme externer Hilfe | keine |

| Angaben zur Erhebung | |
|---|---|
| Dauer des Interviews mit Simon | 84 min. |
| Dauer des Interviews mit Frau Franke | 63 min. |
| Ort der Erhebung | Büroraum |
| Zeitpunkt der Erhebung | Juli 2012 |

### 9.3.1. Kontaktaufnahme, erste Eindrücke und Interviewsituation

Familie Franke ist eine der beiden befragten Familien, die über die Zeit der problemati-schen Onlinespiele-Nutzung rückblickend berichtet. Der Kontakt zur Familie kam über eine Ausschreibung zustande, die in verschiedenen Fachkreisen veröffentlicht wurde. Frau Franke hatte ihrem Sohn Simon die Ausschreibung, auf die sie im Kontext ihrer Arbeit als wissenschaftliche Angestellte gestoßen ist, gezeigt. Den Erstkontakt stellte Simon per E-Mail her und nach einem kurzen Telefongespräch ließ sich innerhalb von einer Woche ein Interviewtermin vereinbaren. Die Interviews mit Mutter und Sohn fanden aus organisatorischen Gründen an zwei unterschiedlichen Tagen statt. Zuerst wurde das Gespräch mit Simon aufgezeichnet und zwei Tage später folgte der Interview-termin mit Frau Franke. Auf Wunsch der Familie wurde die Erhebung nicht im Haus der Familie, sondern in einem Büroraum durchgeführt.[99]

Der 18-jährige Simon lebt mit seinem Vater, seiner Mutter und seiner sechs Jahre jüngeren Schwester in der Nähe einer Großstadt in einem Einfamilienhaus. Die beiden älteren Brüder sind bereits ausgezogen. Aktuell wohnt Simon in einer Wohnung, die im oberen Stockwerk des Einfamilienhauses eingerichtet ist. Zur Zeit der exzessiven Computernutzung lebte Simon noch gemeinsam mit seinen Eltern auf demselben

---

[98]Bei *Star Wars Battlefront* handelt es sich um einen Multiplayer-Shooter mit dem Ziel, in organisierten Gruppen die Schlachten aus den Star-Wars-Filmen nachzuspielen. Es kann sowohl aus der Ego-Perspektive als auch aus der Third-Person-Perspektive gespielt werden (*vgl. Electronic Arts 2015b*).

[99]Die Beschreibung der Wohnsituation ist daher lediglich auf die Informationen aus den Interviews zurückzuführen.

Stockwerk und hatte dort sein eigenes Zimmer.

Simon kommt zehn Minuten vor dem Termin am vereinbarten Ort an und wir finden über seine anstehende Studienwahl leicht einen Einstieg ins Gespräch. Da Simon über die Phase der exzessiven Nutzung rückblickend erzählt, wird zudem vereinbart, dass für das Interview vorrangig die Erlebnisse dieser Phase relevant sind, aber auch die aktuelle Situation und das derzeitige Verhältnis zu seinen Eltern miteinbezogen werden sollen. Simon hat eine sportliche Figur und ist modisch gekleidet. Von Beginn des Interviews an wirkt er kaum aufgeregt und selbstsicher. Die Gesprächsatmosphäre ist angenehm. Simon hat Lust, von sich, seiner Vergangenheit und der jetzigen Situation zu sprechen. Er ist eloquent und braucht meist nur ein paar Stichworte, um Situationen mit eigenen inhaltlichen Schwerpunkten nachvollziehbar zu beschreiben. Bei einigen Fragen, die sich auf seine Familie beziehen, wirkt er etwas zögerlich, als habe er über die Aspekte noch nie nachgedacht. Andere Themen – wie seine Berufswahl oder seine Freizeitgestaltung – reflektiert er umfassend und kann seine diesbezüglichen Entscheidungen ausführlich begründen. Bei Fragen zur Qualität der Familienbeziehung oder in Erinnerung an schwierige Phasen in der Schule blickt er zu Boden, spricht leiser und scheint etwas nervös. Er erweckt den Eindruck, als schrecke er vor der Erinnerung an schwierige Phasen zurück und als habe er eine große Distanz zu den damaligen Schwierigkeiten. Gerade in Bezug auf eine erste intensive Zeit der Computernutzung beschreibt er: *„Das nehm' ich gar nicht so richtig als ICH wahr, sondern wie so jemand anders, so unterschiedlich"* (Simon 00:58:25). Es deutet sich an, dass Simon bis zum Alter von 18 Jahren vielfältige adoleszenztypische Entwicklungsphasen durchlaufen hat. Die verschiedenen Phasen lassen sich anhand der Entwicklung seiner Computerspielenutzung – hierzu zählt auch die Reduktion der Spielzeit – nachzeichnen.

Zwei Tage später führe ich das Interview mit Simons Mutter. Sie kommt etwa 20 Minuten zu spät, ruft aber um die verabredete Zeit an, um ihre Verspätung anzukündigen. Sie trägt eine blaue Bluse, Schmuck und ist nicht geschminkt. Eingangs stellt sie Fragen zu meinem wissenschaftlichen Hintergrund und über mein Vorhaben. In der Interviewsituation wirkt sie sehr aufgeräumt und antwortet auf meine Fragen sehr strukturiert. Häufig unterteilt sie ihre Schilderungen in erstens, zweitens und drittens und versucht, alle wesentlichen Aspekte strukturiert darzustellen. Während ihres Redens betont sie die einzelnen Punkte, indem sie mit einer Handbewegung den „Takt" ihrer Auflistungen und Erzählungen begleitet. Sie lacht nur selten und wirkt im Gegensatz zu ihrem Sohn wesentlich distanzierter. Bei Fragen, deren Sinn sie nicht gleich einordnen kann, antwortet sie teils zögerlich oder nur knapp. Am Ende des Interviews betont sie, dass ihr durch das Gespräch noch einmal Dinge bewusster geworden sind und sie einige Fragen nun besser einordnen kann. Obwohl stets eine gewisse Distanz und Objektivität bestehen bleibt, beantwortet sie die meisten Fragen unbefangen, ausführlich und teils nachdenklich. Die Interviewatmosphäre ist angenehm.

### 9.3.2. Beschreibung des Jugendlichen und der Problemwahrnehmung

Simon ist zur Zeit der Interviewerhebung 18 Jahre alt, hat gerade sein Abitur erfolgreich bestanden und ist auf der Suche nach einem Studienfach bzw. -platz. Er berichtet von einer exzessiven Phase des Spielens, die ungefähr mit zwölf oder 13 Jahren begann und im Alter von 16 Jahren schleichend zu Ende ging. Damals spielte er vorrangig *Star Wars Battlefront*. In seinen intensivsten Spielphasen kam Simon nach eigener Einschätzung auf Spielzeiten von bis zu 70 Stunden in der Woche. Als Motive benennt er den Spiel-spaß, den *„ADRENALINkick"*, die *„Erfolgserlebnisse"* (Simon 00:06:18), aber auch Gründe wie *„Peer-Pressure"* und die Ziele, *„ich will irgendwie cool sein"* (Simon 00:10:42) und im Wettbewerb der Beste (vgl. Simon 00:16:30). Seine schulischen Leistungen waren stets gut, er spielte nebenbei auch noch Fußball. Er habe trotzdem noch viel freie Zeit gehabt und zieht auch Langeweile als Motiv heran.

Simon nimmt die Zeit des exzessiven Spielens weder damals noch heute als Suchtverhal-ten wahr. Er beschreibt zwar einen Kontrollverlust – *„Also klar, ich konnte schon nicht anders. Ich war da schon irgendwie genau dem vielleicht 'n Stück weit ausgesetzt oder musste das irgendwie tun"* –, ordnet den Drang zu spielen aber dem Bedürfnis nach sozialer Teilhabe zu, zieht Parallelen zu exzessivem Alkoholkonsum und beschreibt das adoleszenztypische Bedürfnis nach Grenzüberschreitung (vgl. Simon 00:36:23).

Die rückblickenden Schilderungen der Problematik aus der Perspektive der Mutter sowie aus der des Sohnes erweisen sich als sehr aufschlussreich. Bezeichnend sind unter anderem Simons Beweggründe für die Teilnahme am Interview. Er möchte die Debatte zum Thema Computersucht entschärfen und zeigen, dass auch ein zeitintensives Spielen keine Sucht sein muss und der Entwicklung der Spielenden auch nicht notwendiger-weise schadet. Eine Therapie oder eine Beratung seien für ihn nicht nötig gewesen (vgl. Simon 00:36:23) und die intensive Phase habe, bis auf die Auseinandersetzungen in der Familie in dieser Zeit, keine negativen Konsequenzen mit sich gebracht (vgl. Simon 00:27:33): *„Also es hat mir nicht geschadet. Auf gar keinen Fall"* (Simon 00:27:33). Auch Simons Mutter empfindet sein Verhalten nicht als *„Sucht gleich behandlungsbedürftig, krankhaft"* (Frau Franke 00:31:26), sondern führt es auf die Herausforderungen der Pubertät sowie auf die Persönlichkeit von Simon zurück.

*Frau Franke: „Ne Beratung wäre, glaube ich, weder ihm als Person noch uns leicht gerecht geworden. (LACHT) Das wäre schon, das hätt' ich als super-künstlich empfunden." (Frau Franke 00:31:26)*

Ähnlich wie in anderen Fallbeispielen besteht bei Simon ein Zusammenhang zwischen dem Beginn der exzessiven Onlinespiele-Nutzung und sozialen Schwierigkeiten mit Gleichaltrigen sowie mit einer Lehrkraft. Am Anfang der Pubertät (mit ca. elf Jahren) berichtet er von einem geringen *„sozialen Selbstbewusstsein"* (Simon 00:57:25) und von Hänseleien. Mit dem Wechsel von der Grundschule auf das Gymnasium kam es zu Ängsten vor MitschülerInnen.

*Simon: „Ich hab' da ja genau zum Teil einfach Angst davor gehabt, in die Schu-le zu gehen, weil da Kids waren, ja, vor den' ich Angst hatte." (Simon 00:03:24)*

In dieser Phase nutzte Simon den Computer erstmals intensiv und entfloh so seiner Einsamkeit (vgl. Simon 00:03:24). Er berichtet außerdem von einer Lehrerin, mit der er nicht zurechtkam. Ihretwegen – und nicht wegen des Spiels – schwänzte er über längere Zeit den Latein-Unterricht:

*Simon: „Wie ich dann zum Beispiel Latein mal manuell abgewählt hab so 'n halbes Jahr, also einfach nicht da war, aber das hatte, glaub' ich, gar nicht, so wie ich's jetzt wahrnehm', nicht unbedingt mit dem Spielen was zu tun, son-dern einfach, dass ich die Lehrerin doof fand. Das Gefühl hatte, ich krieg' da nur irgendwie aufs Maul und dann (LACHEND) lieber einfach nicht hinge-gangen bin. Also 'ne soziale Angst war da schon vorhanden. Aber nicht jetzt unbedingt nur wegen dem Spielen oder so. Einfach so." (Simon 00:13:37)*

Nach eineinhalb Jahren wechselte Simon die Schule und fand auf dem neuen Gymnasium nun leichter Anschluss.

### 9.3.3.  Autonomie und Verantwortung

*Beziehungsarbeit und kontrollierbare Identitätsarbeit*

Bei Simon fungierte das Computerspiel zu Beginn der exzessiven Nutzungsphase als Schutz vor Einsamkeit sowie als Kontrapunkt zu seinen sozialen Misserfolgen in der Schule. Mit dem erneuten Schulwechsel veränderte sich die Funktion des Spiels und es wurde für ihn zum Mittel, um Beziehungen zu den MitschülerInnen zu knüpfen und diese dauerhaft zu gestalten. Mit seinen Klassenkameraden spielte er ungefähr ab dem Alter von 13 Jahren gemeinsam online, sie entwickelten Strategien, maßen sich gegen-seitig anhand ihrer Erfolge und veranstalteten LAN-Partys.

*Simon: „Dann ham wir uns dann die HIERARCHIE ausgeDACHT und Zettel gemacht und getroffen und so. Also hat das sozusagen auch real stattgefun-den, das war nicht nur so 'ne reine Online-Kiste mit Leuten, die ich nicht kannte. Später dann schon."* (Simon 00:03:30)

Die Onlinespiele wurden zum zentralen Element seiner Beziehungs- und Freizeitgestaltung. Später verloren die Freunde die Lust am Spiel. Bei Simon hingegen verstärkte sich das Interesse.

**Simon:** *„Also ich würd' sagen, das ist mit 13 losgegangen, 14, 15 war dann so die Hochphase und irgendwann hab' ich dann, weil die ander'n da auch gar kein Bock mehr drauf hatten (LACHT), glaub' ich, weil das denen ziemlich langweilig geworden ist, hab' ich das dann nur noch alleine gespielt und dann auch richtig mit Ehrgeiz."* (Simon 00:03:30)

Obwohl der Kontakt zu den Schulfreunden weiter bestehen blieb, rückte das Onlinespiel in den Communitys ins Zentrum und nahm einen hohen Stellenwert in Simons Leben ein.

Die Frage liegt nahe, warum Simon nicht wie seine Schulkameraden das Interesse am Spielen verlor, sondern sich stattdessen mehr und mehr in die virtuelle Welt vertiefte. Der Jugendliche benennt selbst, dass er durch die spielerischen und gleichzeitig sozialen Erfolge in den Onlinespielen die unangenehmen sozialen Erlebnisse zu Beginn der Pubertät sowie im Alter von 13 bis15 Jahren verarbeitete:

**Simon:** *„Vielleicht lag das auch noch 'n bisschen dieses Einsamkeit- und 'eigentlich-bin-ich-gar-nicht-so-toll-Ding', was ich vorher auf jeden Fall ERLEBT hab, ne. Das war'n ja dann nur ein, zwei Jahre dazwischen, dann noch so 'n bisschen tiefer so begraben, dass das dann doch sich da noch mal durchgefressen hat und ich mich dann sozusagen ganz gern da drin' ergeben hab', da einfach allein dann da am Daddeln zu sein."* (Simon 00:59:10)

Der Jugendliche bringt die Phase des exzessiven Spielens explizit mit dem Prozess der *„Identitätsfindung"* (Simon 00:24:30) zusammen. Zum Beispiel beschreibt er das hohe Identifikationspotenzial mit seinem Clan (vgl. Simon 00:02:15). Gerade eine hohe Identifikation kann es ermöglichen, über die gemeinsamen Erfolge sowie die sozialen Erlebnisse in den Spielen ein positives Selbstbild auszubilden. Er schaffte sich, wie beschrieben, damit ein Gegengewicht zu den fehlenden sozialen Erfolgen in der Schule und zu dem negativen Selbstbild im Alter von ca. elf Jahren.

**Simon:** *„Dass das einfach mir irgendwie mir mehr Spaß gemacht hat. Das war auch immer irgendwie wieder 'n ADRENALINkick und das war 'n Erfolgserlebnisse und so, die normalerweise ich jetzt in der irgendwie Schule oder so nicht unbedingt hatte."* (Simon 00:06:18)

Simon formuliert den für ihn entscheidenden Unterschied zwischen der realen und virtuellen Interaktion, der in Bezug auf die sozialen Hemmungen von Bedeutung war:

**Simon:** *„Das [Onlinespiel] ist eine sehr sichere Art und Weise irgendwie sich zu beschäftigen, eigentlich. Man geht ja kein Risiko ein."* (Simon 00:59:23)

Mit den Onlinespielen kann der adoleszenztypische Aufbau von sozialen Kontakten in einem als sicher empfundenen Kontext geschehen. Die Spiele stellen gerade für Jugendliche mit sozialen Hemmungen also eine reizvolle Alternative dar, indem sie einen sicheren Raum zur Identitätsbildung bieten.

Über die sozialen Hemmungen hinaus scheinen Dispositionen in der Persönlichkeit von Simon eine intensive Nutzung der Onlinespiele zu begünstigen. Dem Heranwachsenden sind ein ausgeprägter Ehrgeiz, ein hohes Bedürfnis nach Anerkennung und Erfolgen zuzuschreiben (vgl. Simon 00:40:48). Somit passen die spielimmanenten Reize – wie zum Beispiel Wettkampf, Herausforderung, die hohe Dichte an Erfolgserlebnissen – im besonderen Maß zu Simons Bedürfnissen.

> **Simon:** *„Das hat eigentlich nicht von irgend 'nen INHALT oder so gelebt. Das ist halt nur, man entwickelt sich weiter und taucht dann in 'nem Highscore auf, auf dem viele andere Leute (LACHT) unter einem sind."* (Simon 00:16:30)[100]

Das erhöhte Bedürfnis nach Erfolg und Wettkampf beschränkt sich nicht auf die Herausforderungen im Spiel, sondern findet sich in zahlreichen Lebensbereichen, wie beispielsweise im Kontakt mit seinen Freunden wieder:

> **Simon:** *„AUCH in dieser Jungskonstellation 'n bisschen, also das war auch 'ne Jungsgruppe, wo ich das immer cool fand, der Beste in dem Spiel zu sein. [...] Und ich fand das immer cool, da dann irgendwie dann der Beste zu sein."* (Simon 00:10:00)

Simon macht explizit deutlich, wie wichtig ihm sein *„Selbstbild"* (Simon 00:10:00) ist. Seinen Aussagen ist abzulesen, dass er dieses im erhöhten Maß in Abhängigkeit von seinem Verhalten und im sozialen Konkurrenzkampf (vgl. Simon 01:00:35) konstruiert. Er vergleicht sich stetig mit anderen (vgl. Simon 00:56:30) und hat gleichzeitig das starke Bedürfnis, Teil einer Gruppe zu sein (vgl. Simon 01:00:35, 00:36:23).

Simon fand in den Onlinespielen eine Welt, in der er sein Selbstbewusstsein stärken, sich selbst erproben und seine Vorlieben ausleben konnte. Darüber hinaus motivierten ihn weitere Anreize des Spielerlebens, wie im Folgenden bei der Betrachtung der Eltern-Kind-Beziehung zu sehen ist.

### Computerspiele als Mittel zur Abgrenzung – Distanz gewähren

Auf der Beziehungsebene fungierte die zeitintensive Onlinespiele-Nutzung für Simon als Mittel der Distanzierung von seinen Eltern.

> **Frau Franke:** *„Und hätte es das nicht gegeben, wär's was anderes gewesen, um diesen RÜCKZUG, um dieser inneren Entwicklung sozusagen die Tür nach*

---

[100]Hier geht es um das Onlinespiel *Pennergame*, das er zu einer bestimmten Zeit ebenfalls spielte.

*außen zuzumachen und sich abzugrenzen. Vielleicht warn's früher, ganz frü-*
*her, die Zinnsoldaten oder war's dann Sammeln von Schmetterlingen oder es*
*klingt jetzt superaltmodisch, aber so jeder, glaub' ich, macht das auf seine*
*Weise. Bei ihm war das einfach 'ne Tür, um sich abzugrenzen." (Frau Franke*
*01:06:13)*

Die Beschreibung der Onlinespiele-Nutzung ihres Sohnes ist seitens der Mutter von
Empathie gekennzeichnet. Sie verurteilt seinen Weg des Rückzugs nicht, sondern
akzeptiert seine mediale Vorliebe. Sie bezieht die Funktion des Spiels in ihre Bewertung
mit ein und versteht die Computernutzung als Mittel einer entwicklungsgerechten
Abgrenzung und Distanzierung:

> *Frau Franke: „Ich hab es als Frust und auch als Krawall, sozusagen als Kon-*
> *frontation, als Abgrenzung zu uns erlebt." (Frau Franke 00:31:26)*

Frau Franke beschreibt, dass Freundschaften und soziale Kontakte, auch solche, die
übers Internet gepflegt werden, einen Autonomiebereich ihres Sohnes darstellten – *„da*
*hatten wir nichts mit zu tun"* (Frau Franke 00:33:32).[101] Auch Simon definierte die
Computerspielenutzung als selbstbestimmten Bereich und beschreibt implizit den
subjektiv wichtigen Raum zur Abgrenzung:

> *Simon: „Und das war mir da auch immer wichtig, dass mir da keiner über die*
> *Schulter schaut ..." (Simon 01:02:09)*

Frau Franke brachte den Autonomiebestrebungen ihres Sohnes Verständnis entgegen
und verhinderte sie nicht. Somit stellte das Onlinespiel für Simon einen Raum zur
individuierten Identitätsbildung dar sowie die Möglichkeit, eine individuierte Beziehung
zu seinen Eltern zu entwickeln.

Mutter und Sohn stimmen in der Definition der Autonomiebereiche zunächst überein.
Die grundlegende Übereinstimmung kam jedoch durch die zeitintensive Nutzung des
Onlinespiels ins Wanken. Frau Franke beschreibt das Besondere der problematischen
Computernutzung.

> *Frau Franke: „Wenn Sie so den Vergleich ziehen, ja, das hatte wirklich was*
> *ANDERES. Hat vielleicht schlichtweg damit zu tun, dass das 'n Problem ist,*
> *was so NAH ist, das ist IM HAUS. Ne, diese Rauchexperimente, auch das mit*
> *dem Bierchen und dem Wodka so viel, das läuft nicht im eigenen Zimmer o-*
> *der zu Hause. Ne, also von daher ist einem das auf die Nase gebunden und*
> *das andere ist das Rumhängen und Bier und Rauchen ausprobiert hat damit*
> *zu tun, dass sie auch mit Freunden zusammen sind. Das ist eindeutig CLIQUE*
> *und WEG SEIN." (Frau Franke 00:20:28)*

---

[101]Insgesamt gelingt es der Mutter auch heute, zu den Lebensbereichen von Simon eine Distanz zu
wahren, deutlich wird dies zum Beispiel in Bezug auf seinen Freundeskreis oder seine beruflichen
Entscheidungen (vgl. Frau Franke 00:38:25).

Im Vergleich zu anderen jugendtypischen Verhaltensweisen finde das Spielen am Computer im Haus der Familie statt und könne daher sehr viel leichter und häufiger von der Familie beobachtet werden. Die Eltern waren mit Simons Grenzüberschreitungen kontinuierlich konfrontiert und ihr erzieherisches Verantwortungsbewusstsein wurde geweckt. Vor diesem Hintergrund wird in den folgenden Abschnitten das (medien-)erzieherische Handeln der Eltern Franke vor und nach der exzessiven Mediennutzung näher beschrieben.

### Freierer Zugang zum Computer

Die Eltern verfügen nach eigenen Angaben und nach den Informationen von Simon über Medienkompetenz. Vor diesem Hintergrund existierte in der Familie Franke seit Beginn der Mediennutzung ein Bewusstsein für den Bereich der Medienerziehung. Um die Mediennutzung ihrer Kinder zu begleiten, formulierten die Eltern von Beginn an Regeln diesbezüglich und entschieden sich bewusst gegen die Anschaffung verschiedener Geräte (zum Beispiel Playstation). Vor der Phase der exzessiven Nutzung von Simon mussten die Geschwister sich einen Computer teilen – was ebenfalls als bewusster Teil der Medienerziehung der Eltern deklariert wird (vgl. Frau Franke 00:02:49). Als Teil des Medienerziehungskonzepts der Eltern stand der Computer außerdem nicht in den Zimmern der Kinder, sondern war in einem einsehbaren Arbeitszimmer untergebracht. Die Computer spielenden Kinder sollten für die Eltern auf dem *„Präsentier-teller"* (Frau Franke 00:05:53) sein.

Parallel zu den auftauchenden Bedürfnissen nach positiven sozialen Erlebnissen und Foren für die Identitätsentwicklung kam es bei Simon zu Beginn der zeitintensiven Nutzungsphase zu einem Autonomiezuwachs durch einen freieren Zugang zum Computer: Mit dem Auszug der älteren Brüder musste er das Gerät nicht mehr mit diesen teilen oder seine Spielzeiten erkämpfen. Dass dieser freiere Zugang den Stellenwert des Computers erhöhte, erwähnt Simon gleich zu Beginn des Interviews:

> **Simon:** *„Und als der [Bruder] dann ausgezogen ist, hatt' ich dann da sozusagen eigentlich keine Beschränkungen mehr, weil meine Eltern den nicht genutzt haben und das zwar auch nicht in meinen Zimmer stand, wie das bei vielen anderen ist, aber faktisch ich dann doch ziemlich frei mich da eigentlich bedienen konnte und dadurch dann halt sozusagen, da glaub ich 'n bisschen in so 'ne Routine gekommen bin, dass ich nach Hause gekommen bin, mein' Rucksack in die Ecke geschmissen hab' und dann im Prinzip angefangen hab', zu spielen."* (Simon 00:01:03)

Der Autonomiezuwachs bekommt für den Verlauf der exzessiven Onlinespiele-Nutzung durch die berufliche Situation der Eltern eine besondere Bedeutung. Obwohl die Eltern ihren Auftrag zur Medienerziehung wahrnahmen, nutzte Simon die unbeaufsichtigten

Zeiten, die durch die Berufstätigkeit beider Eltern entstanden, um sein Zeitkontingent zum Spielen auszuweiten (vgl. Simon 00:15:01). Beide Eltern arbeiteten in Vollzeit und engagierten bis Simon ca. 15 Jahre alt war stets eine externe Betreuung für ihre Kinder (Kindertagesstätte, Hortbetreuung und Tagesmutter im eigenen Haus). Bedingt durch ihre berufliche Situation fehlte den Eltern die Möglichkeit zum Monitoring. Und auch den Tagesmüttern gelang es nicht, das Ausmaß der exzessiven Nutzung richtig einzuschätzen. Simon standen infolgedessen trotz der medienerzieherischen Regeln unkontrollierte Freiräume offen und somit ein höheres Ausmaß an Autonomie. Bei den Eltern blieb das Ausmaß der Computernutzung aus diesem Grund für längere Zeit unerkannt. *„Ich glaub * das hat 'n bisschen gedauert, bis da irgendwie ihre Wahrnehmung geschärft war"* (Simon 00:20:55). In dieser Zeit war es für Simon möglich, seiner Spiellust zu frönen. Die exzessive Mediennutzung konnte sich als Copingstrategie manifestieren und wurde zu einem zentralen Bestandteil in Simons Leben.

### Re-Intensivierung der (Medien-)Erziehung

*Frau Franke: „Und als wir merkten, dass die Zeiten da immer länger wurden und er weniger ansprechbar war, denk' ich, ham wir schlichtweg über Zeitbegrenzungen diskutiert." (Frau Franke 00:05:53)*

Als die Eltern die ausufernde Computernutzung bemerkten, intensivierten sie ihre medienerzieherischen Bemühungen und reagierten zunächst mit zeitlichen Begrenzungen. Die Art der Grenzsetzung war durch einen autoritativen Erziehungsstil gekennzeichnet. In den Diskussionen über die Zeitbegrenzung der Computernutzung wurden Kompromisslösungen gesucht. Die Meinungen der Eltern sowie die Argumente von Simon flossen in die Regelausgestaltung ein:

*Frau Franke: „JETZT machen wir Problemgespräch. Sehr unbeliebt, aber jetzt setzen wir uns zu dritt hin, Vater, Mutter, Sohn, und sagen noch mal hier, was sind eigentlich die Grenzen, was setzen// was denkt er, was 'n guter Zeitraum ist, der auch ausreichen müsste, und was denken wir. Und wo finden wir uns da und was machen wir ab." (Frau Franke 00:10:43)*

*Simon: „Also es waren immer sehr sehr zähe Verhandlungen um diese halbe Stunde am Tag oder was auch immer." (Simon 00:23:19)*

Da Simon die Regeln missachtete und sich weiterhin in seiner Computerwelt abschottete, mussten die Eltern immer wieder erneut auf die Regeleinhaltung pochen. Durch die Grenzüberschreitung des Sohnes wurde die erzieherische Verantwortung der Eltern im besonderen Maße herausgefordert. Trotzdem versuchten sie weiterhin, Regeln gemeinsam auszuhandeln und gleichzeitig ihre tolerante, akzeptierende Haltung zu bewahren. Die Eltern wiesen in ihren Diskussionen immer wieder auf die gemeinsamen Aushandlungen hin und appellierten an das Verantwortungsbewusstsein ihres Sohnes.

*Frau Franke:* „*Man gibt 'n bisschen nach und dann guckt man einfach, ob es sich auch OHNE strenge Einhaltung der Regeln wieder einspielt oder ob man noch wieder nachsetzen müsste. Batsch (GLEICHZEITIG EIN SCHLAGEN), noch ma' von vorne. (IN STRENGEM TON) ‚DAS war abgemacht, DU hältst dich nicht da dran. 'Und das seh' ich so rückblickend als Anforderung, die Konfrontationen einzugehen. Weil es gibt konkurrierende Themen und Geschwister und anderes und da \* 'ne Mischung aus Toleranz und nicht konfliktmüde zu sein. Das find ich 'ne anspruchsvolle Aufgabe (LACHT LEICHT).*"
*(Frau Franke 00:12:07)*

Obwohl Simon bei der Ausgestaltung der Regeln miteinbezogen wurde, blieb in der Familie Franke eine beziehungstypische Asymmetrie zwischen Eltern und Kind bestehen. So setzten die Eltern auch unbeliebte Entscheidungen durch und wiesen in bestimmten Situationen Konsequenz und Strenge auf:

*Frau Franke:* „*Wir ham wirklich dann mal bildschirmfreie TAGE verkündet. Ich glaub', es war dienstags und donnerstags (LACHT), wo er sich auf Teufel komm raus irgendwas anderes ausdenken musste und es waren auch immer wieder einfach Zeitbegrenzungen – nicht mehr als drei Stunden am Tag oder nicht mehr als vier Stunden am Tag, am Wochenende mehr, aber \* ja.*" *(Frau Franke 00:10:43)*

*Simon:* „*Also, dass sie dann die Abende so 'n bisschen, weil sie grade auch dann da waren, \* reglementiert haben, dass ich halt irgendwie dann auch mal bewusst das nicht machen durfte. Und da MUSST ich mich dann auch dran halten ...*" *(Simon 00:19:50)*

Wurden Freiräume missbraucht, zögerten die Eltern nicht, diese auch wieder einzuschränken (Re-Intensivierung der [Medien-]Erziehung):

*Frau Franke:* „*... es gab mit Simon noch mal eine Phase, wo er, das hab' ich jetzt fast vergessen, das war, dass er gerne den Rechner, auch weil er damit Musik hörte, in seinem Zimmer haben wollte. Ich glaube das war mit 16. Und das war gegen die Gewohnheit über diese räumliche Anordnung mit dem Arbeitszimmer, was ich Ihnen erzählt hatte. Dann nach viel Diskussion//. Das hat er uns abgerungen. Ich weiß nicht, wie lang das gedauert hat, ob's zwei Wochen, eine Woche oder drei Wochen war, auf jeden Fall, dann musste der arme Kerl alles wieder zurückräumen. Weil er hat dann einfach nur gesessen und nonstop geguckt. Ich glaub', er hat nicht gespielt, sondern Filme geguckt.*" *L. R.:* „*Dann musste er wieder zurück?*" *Frau Franke:* „*Ja, dann musste er wieder zurück. Und er war stinkig und wir waren stinkig.*" *(Frau Franke 00:55:50)*

Trotz der Konsequenz und teils direktiven Regelformulierung hielten die Eltern hinsichtlich ihrer erzieherischen Maßnahmen bestimmte Grenzen ein, denn die Wegnahme oder das komplette Verbot der Computernutzung wären trotz der extremen Auseinandersetzungen nicht denkbar gewesen:

*Simon:* „*JA, auf jeden Fall. Also meine Eltern hätten mir das auch nie ganz*

*verboten. Deswegen halt auch nicht dieses Wegnehmen und so. [...] Das glaub'*
*ich, ja, war ihnen dann doch 'n bisschen zu platt. Also da wollten sie, glaub'*
*ich, lieber die Einsicht von MIR haben, das war ihnen dann mehr wert, als*
*jetzt mich da zu bestrafen." (Simon 00:19:15)*

Den Eltern gelang es, trotz der Konflikte und Grenzüberschreitungen, den Autonomiebereich ihres Sohnes nicht vollends einzuschränken, ihn weder zu entmündigen, noch ihn
durch die Wegnahme des Computers eines zentralen Lebensinhalts zu berauben. Über
Jahre befanden sie sich dennoch im Kreislauf von Grenzen diskutieren, Grenzen setzen,
Verständnis aufbauen, die Nichteinhaltung beobachten und ggf. eingreifen. Dabei
nahmen in der Familie Franke beide Elternteile ihre Erziehungsverantwortung wahr.
Sowohl der Vater als auch die Mutter versuchten, gemeinsam mit Simon die Diskrepanzen auszuräumen, sein Verhalten zu beobachten und den Kontakt zu halten.

*Frau Franke: „Das war schon, würd' ich sagen, fifty-fifty also schlichtweg, weil*
*meine Zeiten so war'n, dass ich früher nach Hause kam, ne, hab' ich eher da*
*noch mal 'n bisschen mehr mitgekriegt, weil er andere Arbeitszeiten hatte.*
*Aber das Drumkümmern und dieses Aufmerksamsein würd' ich fast auch*
*sechzig vierzig, also mein Mann fast noch mehr als ich. Doch, da war bei ihm*
*deutlich noch 'ne größere Sensibilität und Aufmerksamkeit." (Frau Franke*
*00:23:33)*

In dem Verhalten der Eltern spiegeln sich die Prinzipien eines autoritativen Erziehungsstils wider, der gerade für den Individuationsprozess als förderlich betrachtet werden
kann. Beiden Seiten ist es möglich, die eigene Meinung zu äußern, sodass trotz der
Konfliktpunkte gegenseitige Anerkennung bestehen bleibt. Die Eltern zeigen gegenüber
ihrem Kind eine akzeptierende, sensible und verstehende Haltung. Die individuellen
Vorlieben des Sohnes werden respektiert. Gleichzeitig werden Verhaltensregeln von den
Eltern erklärt, eingesetzt und diese auch konsequent eingefordert. In der Beziehung
zwischen Simon und seinen Eltern gelingt es somit, trotz der gravierenden Probleme
und Diskrepanzen, den Prozess der Individuation nicht einzuschränken, sondern durch
die autoritative Haltung der Eltern die Autonomie des Sohnes und seine Selbstverantwortung zu stärken.

### Autonomiebestrebungen – Grenzüberschreitungen

Trotz der fairen Diskussionsbasis und der Suche nach Kompromisslösungen setzte
Simon sich über die Regulierungen seiner Eltern hinweg.

*Simon: „Über die ich mich auch, ganz ehrlich gesagt, im Endeffekt ja dann*
*doch hinweggesetzt hab', wenn ich konnte. Also das war wirklich so, die*
*Kompromisse ham mich dann schon eingeschränkt, aber halt auch nur in der*
*Zeit, wo die da war'n. Ich war da eigentlich kein fairer Verhandlungspartner."*
*(Simon 00:23:19)*

Nimmt man die Perspektive von Simon ein, wird es nachvollziehbar, wie er seine Grenzüberschreitung subjektiv begründete und welche Strategien er einsetzte, um seiner Vorliebe nachzugehen: Die Bewertung der exzessiven Mediennutzung fiel bei Simon und seinen Eltern unterschiedlich aus. Simon hat das *„viele Spielen überhaupt nicht als was Negatives wahrgenommen"* (Simon 00:19:25), für ihn stand der Spaß im Vordergrund und er sah keine negativen Konsequenzen für seine Entwicklung (vgl. Simon 00:19:50). Er bewertete daher die Regelungen mit seinen Eltern als *„bescheuert"* (vgl. Simon 00:19:20).

Der Jugendliche entwickelte Strategien, wie er den Computer weiterhin intensiv nutzen kann, ohne dass seine Eltern dies bemerken. Er nutzte zum Beispiel die unkontrollierten Zeiten tagsüber oder schwänzte die Schule.

> **Simon:** *„.... dass ich halt sozusagen nach Hause kommen konnte und dann bis 18 Uhr spielen sozusagen. Ohne, dass das jemand so unbedingt spitzkriegt. Dann sozusagen den Rechner eben auf Stand-by machen und nur den Bildschirm ausmachen. Nach oben gehen und dann, wenn dann meine Eltern nach Hause kommen, runtergehen so ungefähr ‚Hausaufgaben fertig'. Mich an Rechner setzen (LACHT LAUT) und dann noch ma' weiterspielen. Das hat immer ganz gut geklappt." (Simon 00:15:01)*[102]

Simon sprach sich mehr Zeiträume für die Computernutzung zu, als seine Eltern dies taten, und realisierte seine Ansprüche durch heimliche Grenzüberschreitungen. Die Befriedigung seiner Bedürfnisse, die eigenen Meinungen und Relevanzsetzungen nahm Simon sehr ernst und fand somit eine Grundlage, um seine Übertritte zu rechtfertigen. Ihm ist ein hohes Autonomiebestreben zuzuschreiben.

Die Frage nach dem Individuationsprozess wurde bislang auf den Aspekt der Autonomie beschränkt. Im Folgenden soll analysiert werden, wie die Basis der Verbundenheit in der Familie beschaffen ist.

### 9.3.4.  Verbundenheit und Verantwortung

*Verständnis und Verbundenheit*

Für den Umgang mit der exzessiven Computernutzung in der Familie Franke ist die empathische Haltung der Mutter ausschlaggebend. Sie konnte sich in die adoleszenztypischen Entwicklungsphasen und -fragen hineinversetzen, zeigte mit diesem Wissen ein

---

[102]Auch in anderen Bereichen entwickelte er Strategien, um sich Freiräume zu verschaffen: Simon: „Ich bin auch mit 14, 15 in [Name einer Disko] gefahren, weil das der einzige Laden war, wo man reinkam, das war auch verboten bestimmt. Ich musste um zehn zu Hause sein und hab mich um zwölf rausgeschlichen. Aber nicht, weil ich süchtig war, sondern weil das einfach dazugehörte, weil man sich darüber irgendwie, weil man dann mit den anderen da losziehen konnte. Und das war auch einfach wichtig und so würd' ich das auch sehen" (Simon 00:36:23).

tolerantes und einfühlsames Verhalten und brachte Geduld auf. Im Rückblick betont sie mehrmals den Zusammenhang zwischen den Entwicklungsprozessen und Simons Bedürfnis, sich zurückzuziehen:

> *Frau Franke: „Also mir ist sozusagen durch das Gespräch mit Ihnen, durch die Fragen eher noch klar geworden, wie er das auf SEINE WEISE durchgezogen hat, auf seine ganz persönliche Weise, dass das 'n sehr persönlicher Ausdruck war, die Verpuppung mit Computerspiel zu überstehen. [...] Wirklich dieses, was schlummert in mir, was ist auf einmal komisch, warum fühl' ich mich nicht mehr wohl in der Haut und \* bin ich drin oder bin ich draußen? Mögen die mich? Mögen die mich nicht? Mag ich mich? Wirklich diese Identitätsfindung, was bin ich für einer, das würd' ich sagen, ist die Verpuppungsphase, die er damit verknüpft hat (LACHT)."* (Frau Franke 01:03:50)

Aufgrund ihrer verständnisvollen Haltung gelang es der Mutter nicht nur, die inneren Prozesse von Simon zu erkennen, sondern auch in der Beziehung zu ihrem Sohn einen Zuwachs an Distanz zuzulassen.

Neben den regelbasierten Maßnahmen und einer verständnisvollen Haltung versuchte Frau Franke, die Verbundenheit und den Kontakt zu ihrem Sohn zu bewahren. *„Gebetsmühlenartig"* fragte die Mutter:

> *Frau Franke: „„Kommst du dann gleich mal hoch?', oder: ‚Dann trinken wir aber zusammen 'ne Tasse Kaffee, Tee, essen Keks'?' Also immer wieder das Gucken, wo steckst du, wo bist du da so lange, was hast du sonst noch vor, ne. Lass mich REIN (SCHLAG)."* (Frau Franke 00:05:53)

Mit dem letzten Ausdruck wird deutlich, wie die Mutter mit Nachdruck versuchte, den Kontakt zu ihrem Sohn nicht zu verlieren und die bislang gute Beziehung aufrechtzuerhalten. Die Mutter beschreibt ihren Sohn als *„Traumbaby"* (Frau Franke 00:39:42): *„Simon war in dieser Familie total aufgehoben und war ein Sunnyboy-Baby schlechthin"* (Frau Franke 00:39:42). Auch aus der Perspektive des Sohnes wird eine gute Beziehungsqualität beschrieben, die durch gegenseitige Akzeptanz gekennzeichnet ist und Zeichen dauerhafter Verbundenheit aufweist (vgl. zum Beispiel Frau Franke 00:52:10). Dies wird anhand folgender Interviewpassagen deutlich.

### Anerkennung der Grenzen – Beziehungsqualität

Simon schwankte zwischen dem Streben nach Autonomie und der respektvollen Verbundenheit zu seinen Eltern. Er empfand die Situation in der Familie als *„belastend"* (vgl. Simon 00:23:05), versuchte, Konflikte zu vermeiden, und war interessiert daran, ein gutes Verhältnis zu seinen Eltern zu bewahren.

> *Simon: „Und die Konflikte taten mir dann auch immer leid. \*\* Also ich wollte das schon eigentlich nicht so richtig."* (Simon 00:28:18)

Obwohl Simon bewusst Regeln überschritt, gab es für ihn in der damaligen Zeit dabei auch klare Grenzen:

> **Simon:** *„Und dann gab's wie gesagt halt doch Regeln, die ich auch eingehalten hab'. Wobei mir jetzt nicht mehr so richtig die Druckmittel da einfallen würden, ich glaub' einfach, weil sie dann so sauer waren, dass ich das dann auch nicht gemacht hab."* (Simon 00:20:55)

Simon selbst meint, er könne kein konkretes Druckmittel der Eltern in diesem Zusammenhang benennen. Es kann jedoch angenommen werden, dass die Verbundenheit, das respektvolle Miteinander und das faire Verhalten der Eltern zu dem schlechten Gewissen bei einer Regelüberschreitung sowie zum Einhalten gewisser Grenzen führen kann. Bemerkenswert ist, dass das Erziehungshandeln der Eltern, wie beschrieben, als Grenzsetzung mit Grenzen zu betrachten ist. Die Eltern formulierten in bestimmten Situationen zwar auch direktiv Regeln, schränken ihren Sohn jedoch nie durch die Wegnahme des Computers oder Komplettverbote gänzlich ein. Komplementär zur Grenzsetzung mit Grenzen ist das Missachten der Grenzen von Simon als Grenzüberschreitung mit Grenzen zu verstehen. Der Jugendliche setzte sich zwar über die gemeinsam erstellten Regeln hinweg, er tat dies aber nicht wahllos, sondern nur bis zu einem für ihn selbst noch vertretbaren Punkt. Dieses Verhalten signalisiert ein gewisses Maß an Selbstverantwortung, das Simon auch im Hinblick auf seine schulischen Verpflichtungen dauerhaft beweist.

Trotz der Verbundenheit werden Facetten der Distanz zwischen Eltern und Kind in den Interviews benannt (vgl. Simon 00:46:12; 01:00:15). Simon kritisiert im Nachhinein die Distanz seiner Eltern zu seinen sozialen Bedürfnissen (vgl. Simon 00:45:10). Die Auseinandersetzungen hätten die Beziehung aus beider Perspektive sehr belastet (Frau Franke 00:49:41; Simon 00:27:33). Die eigentlich gute Beziehung zum Vater habe ebenso unter den Streitigkeiten gelitten und wäre auch heute noch in der *„Regenerationsphase"* (Frau Franke 00:41:26).

Am Ende der langjährigen Phase der exzessiven Onlinespiele-Nutzung war das Verhältnis zwischen Simon und seinen Eltern zwar durch Verbundenheit, aber auch durch Distanz gekennzeichnet. Im Folgenden wird der Ausklang der exzessiven Spielphase von Simon beschrieben, wobei ein Wechselspiel zwischen Autonomie, Verantwortung und Verbundenheit deutlich wird.

### 9.3.5. Autonomie, Verbundenheit und Verantwortung

*Selbstbestimmung und Verbundenheit*

Mit 15 oder 16 Jahren nahm bei Simon das Interesse an der Onlinespiele-Nutzung ab. Beim Ausklang der exzessiven Phase fällt auf, dass die für ihn subjektiv bedeutsamen Kategorien von Erfolg und Anerkennung in Verbindung mit einem positiven Selbstbild den Ausschlag hierfür gaben.

> *Simon: „ * Und dann mit 15, 16 konnte man halt irgendwie nichts mehr reißen [mit dem Erfolg im Spiel] (LACHEND), für sich selber auch, im Selbstbild, wenn man der Beste im Spiel war. Da wollte man lieber der Erste sein, der irgendwie mit der aus der Parallelklasse geknutscht hat oder so (LACHT LAUT), aber nicht mehr irgendwie der beste Star-Wars-Battlefront-Spieler."* (Simon 00:10:00)

Der Erfolg im Spiel verlor aus Simons Perspektive in sozialen Kontexten an Ansehen und somit für Simon seine Funktion, ein positives Selbstbild zu erhalten. Weiterhin ist dem Jugendlichen der Vergleich zu seinen Freunden wichtig, wobei nun andere Messeinheiten zentral sind – Kontakte zu Mädchen, Alkohol oder Rauchen gewannen an Bedeutung (vgl. Simon 00:10:06). Dem zeitintensiven Spielen am Computer schrieb Simon dann sogar ein negatives Prestige zu. Auch hier nimmt der Vergleich mit anderen – diesmal in umgekehrter Richtung – für Simon eine handlungsleitende Rolle ein:

> *Simon: „Man macht das ja auch immer viel im Vergleich mit ander'n und ich hatte dann halt noch ein' Typ in meiner Klasse, der sich genau da nicht von gelöst hat und darüber dann auch immer noch mal den Kontakt mit mir gesucht hat. Und das war für mich auch so 'n Fixpunkt, wo ich dann halt gesagt hab' im Vergleich so ungefähr: ‚Ich kann mich davon lösen und der nicht und ich bin jetzt älter und der nicht.' Das war irgendwie auch dann, glaub' ich, wichtig so 'n bisschen fürs Selbstverständnis."* (Simon 00:56:36)

Das Selbstbild und die einhergehenden Handlungen mussten aus der Perspektive von Simon altersgerecht sein. Dies galt für das erfolgreiche Onlinespielen ab einem gewissen Punkt nicht mehr.

Neben dem Aspekt des sozialen Vergleichs spielte in dieser Zeit die Zunahme der Selbstbestimmung, die sich in einem Kontrollgewinn gegenüber dem Computerspiel ausdrückte, eine Rolle.

> *Simon: „Und dieser Prozess, also ich war da schon STOLZ darauf dann auch. Vielleicht ist das wieder so 'n bisschen dieses Entwicklungsding, wo es dann doch nicht nur 'n * sozusagen aus den Umständen heraus entstanden, sondern wo ich's auch dann gemerkt, dass ich's auch GUT fand sozusagen, das nicht zu wollen. Dass ich mir da auch 'n bisschen was drauf eingebildet hab, dann sagen zu können: ‚Nö, lass ma' stecken. Bin ich rausgewachsen.'"* (Simon 00:56:15)

Simon stellt damit ein gutes Beispiel dar, wie stark die exzessive Onlinespiele-Nutzung an bestimmte Entwicklungsphasen gebunden ist. Werden die Entwicklungsaufgaben gelöst, verschwindet auch die entsprechende Funktion des Onlinespiels. Simon entschied sich mit ca. 16 Jahren selbstbestimmt gegen das exzessive Spielen am Computer. Diese Selbstbestimmung machte ihn stolz, was wiederrum die Loslösung von seiner Leidenschaft forcierte. Die Entscheidung, die Computerspielzeiten zu reduzieren, war intrinsisch motiviert und resultierte nur indirekt aus den Vorgaben und Zurechtweisungen der Eltern. Durch ihre emotionale Präsenz sowie die Stärkung der Verbundenheit ist es den Eltern aber gelungen, dass Simon bestimmte Grenzen nicht maßlos und rebellierend überschreiten wollte. Sie haben daher eine Verschlimmerung der Lage verhindert und es gleichzeitig nicht versäumt, die Autonomie und das Verantwortungsgefühl von Simon zu stärken, und somit langfristig zur Lösung des Problems beigetragen.

Der junge Erwachsene drückt auch heute noch eine Verbundenheit zu seinen Eltern aus, beschreibt, dass er einen Großteil von seinem *„moralischen Kompass auf jeden Fall von denen übernommen"* hat (Simon 00:46:12), und spricht seinen Eltern für ihre Erziehungsprinzipien Anerkennung aus (vgl. Simon 00:24:38). Heute gestaltet Simon sein Leben weitgehend selbstbestimmt. Seine Eltern lassen ihm hinsichtlich der Freizeitgestaltung und der Wahl seiner beruflichen Zukunft sämtliche Freiheiten. Das Verhältnis ist sowohl von Distanz als auch von Verbundenheit geprägt.

### 9.3.6. Zusammenfassung

Um sich zu individuieren, bauen Jugendliche vermehrt den Kontakt zu Gleichaltrigen auf und schaffen sich „elternfreie", selbstbestimmte Räume. Da der Beziehungsaufbau zu Gleichaltrigen bei Simon durch seine soziale Ängstlichkeit gehemmt ist, sucht er sich alternative Wege: Das Onlinespiel bietet ihm ein risikoarmes, geschütztes und elternunabhängiges Forum, um Kontakte zu knüpfen und Identitätsarbeit zu leisten. Infolge der spielbezogenen Erfolgserlebnisse kann Simon sein Selbstbewusstsein stärken.

Die verstehende Haltung der Mutter gegenüber der Entwicklungsphase ihres Sohnes ist eines der zentralen Merkmale der Familie im Umgang mit der exzessiven Mediennutzung. Frau Franke gesteht ihrem Sohn Bereiche der Autonomie zu und wirkt einer adoleszenztypischen Distanzierung trotz der Konflikte nicht entgegen. Aufgrund der ausufernden Onlinespiele-Nutzung kommt es dennoch zu einer Re-Intensivierung der Medienerziehung. Die Eltern reduzieren zugestandene Freiheiten wieder und kontrollieren die Mediennutzung. In dieser Familie besteht eine Besonderheit darin, dass es den Eltern gelingt, Simons Autonomie nur bereichsweise einzuschränken, sie nicht vollends abzusprechen und seine Vorliebe, die einen identitätsrelevanten Status für Simon eingenommen hat, weiterhin anzuerkennen. Die Verhaltensweisen der Eltern basieren auf den Prinzipen autoritativer Erziehung. Sie versuchen, mit Simon gemeinsam Regeln auszuhandeln; das heißt, seine Belange und Argumentationen werden in die Regelgestaltung einbezogen. Gleichzeitig bleibt in dieser Familie eine Asymmetrie bestehen. Gepaart mit einer toleranten Haltung legen die Eltern bestimmte Grenzen fest und fordern ihre Einhaltung konsequent ein. Erkennbar wird, dass das Gewähren von Autonomie in dieser Familie an das Verhältnis von Selbstverantwortung gekoppelt ist. Autonomie wird von den Eltern zunehmend gewährt, wenn die Freiräume aufseiten des Jugendlichen auch selbstverantwortlich ausgefüllt werden. Nutzt Simon die Freiräume aus der Perspektive der Eltern unverantwortlich aus, reduzieren sie die Autonomie wieder. Zu Diskrepanzen kommt es in der Familie Franke, weil sich die Definitionen von selbstverantwortlichem Verhalten unterscheiden. Die Eltern bewerten das Mediennutzungsverhalten als exzessiv und intensivieren ihre erzieherischen Bemühungen. Simon fühlt sich trotz der verhandlungsbasierten Regelgestaltung in seiner Autonomie ungerechtfertigt eingeschränkt, teilt die Einschätzung seiner Eltern nicht und nimmt sich aus diesem Grund unkontrollierte Freiräume, um seine Computernutzung nach seinen Vorstellungen zu gestalten. Es kann vermutet werden, dass dieser hohe Anspruch auf Autonomie Ergebnis des autoritativen Erziehungsstils der Eltern ist. Denn Simon hat in den Interaktionen mit seinen Eltern gelernt, seine eigene Meinung gegenüber seinen Eltern zu vertreten und Autonomie zu beanspruchen. Von entscheidender Bedeutung ist in diesem Zusammenhang, dass Simons selbstbestimmte Entscheidung gegen das Spiel letztlich den Ausschlag zur Beendigung des exzessiven Verhaltens gibt.

Auch in Familien mit intakter Eltern-Kind-Beziehung und einem günstigen Erziehungsstil – wie an Familie Franke sehr gut deutlich wird – kann es zu einer problematischen Onlinespiele-Nutzung kommen, die über Jahre die (konfliktreiche) Interaktion zwischen Eltern und Heranwachsendem bestimmt. Durch ein balanciertes Verhältnis von Autonomiegewährung und Direktion aufseiten der Eltern sowie eine stabile Basis emotionaler Verbundenheit kann eine intensive Phase des Spielens jedoch so gelöst werden, dass sie rückblickend sowohl von der Mutter als auch vom Sohn als notwendiger Teil der Entwicklung begriffen wird. Herausragendes Merkmal in der Familie Franke ist, dass die Eltern eine hohe Adaptabilität aufweisen und es ihnen gelingt, ihre erzieherischen Maßnahmen an die altersbedingten Veränderungen anzupassen. Ihr Durchhaltevermögen und ihre Erziehungsprinzipien verhinderten eine Intensivierung des Problems und machten eine Lösung möglich.[103] Über die Aushandlungsprozesse wird langfristig eine neue, symmetrischere Ausrichtung in der Eltern-Kind-Beziehung eingeübt, die Verbundenheit zwischen Eltern und Kind scheint – entgegen der elterlichen Befürchtungen – nicht bedroht (vgl. Kapitel 10.6).

---

[103]Da die Phase der exzessiven Onlinespiele-Nutzung von Simon bereits vergangen war, fand mit dieser Familie kein späteres Telefoninterview statt.

## 9.4. Falldarstellung – Familie Janson

Die Erziehung in der Familie Janson ist durch einen sowohl fürsorglichen als auch direktiven Stil gekennzeichnet. Im Gegensatz zu anderen Jugendlichen zeigt Klaas eine akzeptierende Haltung gegenüber den Zurechtweisungen der Mutter, wenn es darum geht, seine Computernutzung einzuschränken. Sein Verhalten kann als angepasst und devot beschrieben werden. Letztlich wird für Klaas die exzessive Onlinespiele-Nutzung aber zum Auslöser, seine Autonomie zu vergrößern.

**Tabelle 7: Steckbrief Familie Janson**

| Interviewte | |
|---|---|
| Name des Sohnes | Klaas Janson |
| Name der Mutter | Frau Janson |
| Alter des Sohnes | 17 Jahre |
| Alter der Mutter | 56 Jahre |

| Angaben zur Familie | |
|---|---|
| Familienform | moderne Kleinfamilie |
| Geschwister | Schwester, ca. 20 Jahre |
| Nationalität | deutsch |
| Ortsgröße | ca. 1000 Einwohner |
| Wohnraum | Einfamilienhaus mit großem Garten |

| Bildungshintergrund | |
|---|---|
| Besuchte Schulform des Sohnes | Gymnasium, Wiederholung der 10. Klasse |
| Ausbildungs-/Berufswunsch des Sohnes | Studium: Grafikdesign oder Kunststudium |
| Bildungsabschluss der Mutter | Promotion |
| Bildungsabschluss des Vaters | Hochschulabschluss |
| Beruf der Mutter (Erwerbsstatus) | Verwaltung SeniorInnenpflegeheim (halbe Stelle) |
| Beruf des Vaters (Erwerbsstatus) | EDV-Abteilung, zuständig für Datensicherheit in einem großen Unternehmen (Vollzeit) |

| Beschreibung der exzessiven Computerspielenutzung | |
| --- | --- |
| Dauer der exzessiven Phase | seit ca. drei Jahren (andauernd) |
| Hauptaktivität am Computer | *Runes of Magic*[104]*; League of Legends* |
| Einstiegsalter Computer-spiele allgemein | unbekannt |
| Beginn der exzessiven Phase | ca. mit 14 Jahren |
| Inanspruchnahme externer Hilfe | Gruppenangebot |

| Angaben zur Erhebung | |
| --- | --- |
| Dauer des Interviews mit dem Sohn | 58 min. |
| Dauer des Interviews mit der Mutter | 62 min. |
| Ort der Erhebung | Wohnhaus der Familie |
| Zeitpunkt der Erhebung | Juli 2012 |

### 9.4.1. Kontaktaufnahme, erste Eindrücke und Interviewsituation

Der Kontakt zu Familie Janson wird über ein Gruppenprogramm für Jugendliche mit problematischem Computergebrauch hergestellt. Nach einem ersten Telefongespräch mit der Mutter wird ein Interviewtermin vereinbart. Das Interview findet im Haus der Familie Janson statt.

Der 17-jährige Klaas lebt mit seinem Vater und seiner Mutter in einem ruhigen Dorf in einem Einfamilienhaus mit großem Garten. Die ältere Schwester von Klaas ist vor einem halben Jahr ausgezogen. Das Haus wurde von den Eltern gebaut und sie verbrachten viele Wochenenden mit dem Ausbau und der Gestaltung der großzügigen Gartenanlage. Klaas bewohnt derzeit das obere Stockwerk alleine. Das Interview findet im Wohn-/Esszimmer an einem runden Tisch statt. Es stehen Bilder von der Familie auf einem Klavier, es gibt einen Kamin und der Blick in den Wohnbereich mit Büchern und einem Fernseher ist sehr offen. Viel Licht und Grün scheinen aus dem Garten in den Raum.

Zunächst wird das Interview mit Klaas geführt. Er wirkt während des ganzen Interviewverlaufs unsicher und schüchtern. Er stellt kaum Nachfragen, greift meine Fragen

---

[104]*Runes of Magic* ist ein MMORPG, das sich durch ein multiples Klassensystem auszeichnet. Die Avatare werden nicht wie üblich durch eine Klasse (Menschen, Elfen, Zwerge) charakterisiert, sondern im Spielverlauf werden weitere Charakterklassen (zum Beispiel KriegerInnen, MagierInnen oder PriesterInnen) hinzugewonnen. In der Spielwelt Taborea sollen die Charaktere durch das Bewältigen von Aufgaben (Quests) in kleineren oder größeren Teams von bis zu 36 Spielenden weiterentwickelt werden. Für das anhaltende Spielvergnügen in der Fantasiewelt Taborea werden immer wieder neue Erweiterungspakete veröffentlicht (vgl. http://de.runesofmagic.gameforge.com/news/index).

jedoch immer auf und antwortet stets sehr höflich. Er nuschelt ein wenig. Den Blickkontakt hält er nicht lange, schaut eher in den Raum oder auf den Boden. Er ist auffällig ruhig in seiner Art. Nur wenn er über Aktivitäten mit seiner Schwester spricht, wirkt er freudig und lebendig.

Direkt im Anschluss führe ich das Interview mit Klaas' Mutter. Sie zeugt ebenfalls von einem ruhigen Gemüt, formuliert ihre Gedanken sehr überlegt und spricht sehr deutlich. Dabei lässt sie sich mit ihren Antworten Zeit, antwortet meist sehr ausführlich und setzt eigene inhaltliche Schwerpunkte. Sie ist zierlich und adrett gekleidet. Frau Janson selbst betont, ihr Aussehen ist Pflichterfüllung im schulischen Bereich ihr sehr wichtig. Sie hat promoviert, sich dann der Erziehung ihrer Kinder gewidmet. Parallel arbeitete sie auf 400-Euro-Basis im Sekretariat eines SeniorInnenpflegeheims, wo sie vor Kurzem in die Verwaltung wechselte und nun halbtags angestellt ist.

### 9.4.2. Beschreibung des Jugendlichen und der Problemwahrnehmung

Klaas hat, nachdem er die zehnte Klasse auf dem Gymnasium einmal wiederholt hat, nun gerade noch die Versetzung in die Oberstufe geschafft. Seit ungefähr drei Jahren – seit er 14 Jahre alt ist – spielt er intensiv Computerspiele. Neben dem Chatten und Skypen mit Freunden und seiner Schwester beschäftigt er sich vorrangig mit dem MMORPG *Runes of Magic* und dem Echtzeit-Strategiespiel *League of Legends*. In den Hochzeiten spielte er nach eigener Einschätzung bis zu 40 Stunden in der Woche. Seiner Mutter fällt es schwer, die Spielzeiten zu beziffern. Sie könne keine genauen Angaben machen und schwer beurteilen, was er da eigentlich am Computer mache (vgl. Frau Janson 00:04:56, 00:05:59).

Klaas hat über den Besuch einer Gruppentherapie eine Problemeinsicht entwickelt und betitelt sein Verhalten als Sucht:

> *Klaas: „Ich denke, es war auf jeden Fall 'ne Sucht. Also 40 Stunden find' ich schon irgendwie übertrieben irgendwo und das könnte man vielleicht als Sucht bezeichnen. Das war schon so, also Schule, erst mal an Computer dann und dann erst mal 'n paar Runden spielen oder so und dann war das andere erst mal unwichtig." (Klaas 00:24:23)*

Durch das Gruppenprogramm und die erneute Versetzungsgefährdung hat er es geschafft, die Spielzeiten auf 16 Stunden zu reduzieren und sich nun wieder vermehrt auf die Schule zu konzentrieren (vgl. Klaas 00:03:39). Seine Motive zu spielen sind nach eigener Beschreibung einerseits der Spielspaß und andererseits die zahlreichen sozialen Kontakte, die er über die virtuelle Plattform pflegt.

Onlinespiele bieten für Klaas ein Mittel des Austauschs mit Gleichaltrigen sowie mit

Familienmitgliedern. Zu seiner Schwester, die bereits ausgezogen ist, hat er einen „*SEHR guten Kontakt. [...] Also ich führ' auch eigentlich jeden Abend mit ihr Kontakt, aber dann auch eben über PC, dann Skype oder so was.*" (Klaas 00:15:50). Früher spielten sie gemeinsam analoge Spiele und jetzt spielten sie gemeinsam übers Internet (vgl. Klaas 00:16:37). Der Kontakt mit seiner Schwester in Verbindung mit dem Spielspaß ist nur eine der gemeinsamen Vorlieben. Sie übten sich außerdem gemeinsam in Karate und besuchen derzeit Mittelalterschaukämpfe. Das Spielen am Computer ist eine Vorliebe, die er nicht nur mit seiner älteren Schwester teilt, auch der Vater spielte Computerspiele, sodass die drei Familienmitglieder früher auch zusammen spielten. Die Erinnerungen an die gemeinsamen Spielzeiten sind mit positiven Gefühlen verknüpft:

> *Klaas:* „*Das waren so Strategiespiele, so alte irgendwie, Stronghold oder so was, so alte Mittelalterspiele. Das war in dem Zeitraum dann toll. Und eigentlich macht es heut' auch immer noch Spaß, aber ist jetzt nicht mehr da.*" *L. R.:* „*Und das habt ihr echt zu dritt mit deiner Schwester//?*" *Klaas:* „*Genau, verkabelt so im Haus (LACHT) und dann (LACHT) ja.*" *(Klaas 00:50:09)*

Das Spielen am Computer, so beschreibt es Klaas immer wieder, ist für ihn durch die enge Verbindung zwischen dem sozialem Austausch und dem Spielspaß attraktiv. Es ist in dieser Hinsicht ausschließlich positiv konnotiert. Neben den Erlebnissen mit der Schwester und dem Vater spielen genauso die Spielerlebnisse mit Schulfreunden eine Rolle für ihn. An diesem Punkt beginnt das Zusammenspiel zwischen dem Individuationsprozess und der Onlinespiele-Nutzung.

### 9.4.3.   Autonomie und Verantwortung

*Beziehungsaufbau und -gestaltung*

In den Spielwelten ist Klaas mit seinen Schulfreunden vernetzt und hat auch neue Kontakte geknüpft.

> *Klaas:* „*Computerspielen war in dem Moment halt irgendwie cool und angesagt und hab' ich halt dann auch gerne gemacht. Und wenn dann noch irgendwie Freunde dabei sind oder so, dann kommt das halt auch noch dazu zu dem allein Computerspielen. Ja.*" *(Klaas 00:47:00)*

*League of Legends*, das in kleineren Teams organisiert ist, spielt er vorrangig mit seinen Schulfreunden. Über das MMORPG *Runes of Magic* hat er viele neue Kontakte geknüpft. Die Mitspieler seien sehr nett und mit ihnen spiele er derzeit am meisten (vgl. Klaas 00:03:11). In den Beschreibungen von Klaas ist zu erkennen, dass Onlinespiele für ihn *das* Mittel zum *Beziehungsaufbau* und zur *Beziehungsgestaltung* darstellen. Das Image des Spielens an sich – es ist „*cool und angesagt*" – sowie seine Erfolge bringen eine Form der Selbstwertsteigerung mit sich bringt.

In der Kindheit stellten die Computerspiele ein verbindendes Element zwischen ihm, seiner Schwester und seinem Vater dar, mit dem familiale Erinnerungsstücke geschaffen wurden. Auch heute noch fungieren die Computerspiele als Bindeglied zwischen Klaas und seiner Schwester, sodass sie über die örtliche Distanz weiter miteinander Spaß haben können. Gerade im Hinblick auf seine Schüchternheit und seinen ruhigen Charakter scheinen Onlinespiele für Klaas ein geeignetes Mittel zu sein, um Kontakte aufzubauen und zu pflegen.

### Onlinespiele als Gegengewicht zu ungünstigen sozialen Erfahrungen

Fragt man Klaas nach den Gründen für sein exzessives Spielen, nennt er zum einen den Spielspaß und die sozialen Kontakte und zum anderen erwähnt er an mehreren Stellen die *„blöde Schule"* (Klaas 00:43:27):

> *L. R.: „Okay. Was meinst du denn, wie erklärst du dir denn, dass du in dieser Phase so viel gespielt hast?"* **Klaas:** *„Mhmh. Weiß ich nicht. Es war irgendwie die Phase, wo Computerspielen einfach überwiegend war, also die Lust am Spielen, einfach der Spaß dabei. Und es hat mir einfach mehr gefallen dann irgendwie als die die die blöde Schule jetzt in Anführungszeichen. Ja. \*\*."* (Klaas 00:43:27)

Alarmiert durch die nachlassenden schulischen Leistungen von Klaas richtet sich die Schuldzuweisung aus Sicht der Eltern zunächst in Richtung des Computerspielens:

> *Frau Janson: „... dass ich gemerkt hab, irgendwie das mit den Zensuren, das geht in B// also er schafft es nicht, sich da in der Wiederholungsklasse, sich da einzugliedern in die Klasse und schwänzt den Unterricht und ja mein Mann und ich wir waren beide so der Meinung, dass das auch viel am Computerspielen eben liegt."* (Frau Janson 00:04:39)

Klaas bestätigt dies nur bedingt und bezieht mit ein, dass die Probleme aus seiner Schüchternheit resultieren:

> *L. R.: „Und musstest du denn die Klasse jetzt wiederholen vor allem wegen dem vielen PC-Spielen?"* **Klaas:** *„Weiß ich nicht genau, wahrscheinlich auch 'n bisschen. Aber ich hab' auch irgendwie das das Problem, mich dann einfach, weiß ich nicht, mich durchzusetzen in der Klasse oder so. Mich dann, weiß ich nicht, zu melden oder so und da was zu sagen. Also es liegt oft am Mündlichen."* (Klaas 00:05:28)

Wertet man die Interviewpassagen zu den Gründen der zeitintensiven Onlinespiele-Nutzung aus, lässt sich ein Kreislauf nachzeichnen. Klaas war schon vor der Phase des exzessiven Spielens ein nur mittelmäßiger Schüler. Dies liege vor allem an seinen schwachen mündlichen Leistungen, wie er auch in dem Zitat schildert. In der Wiederholungsklasse addierten sich nun Probleme mit den MitschülerInnen, zu denen er nur schwer Anschluss finden konnte. Neben diesen Schwierigkeiten können als zentrale

Belastung für Klaas Probleme mit seinem Klassenlehrer ausgemacht werden die so weit
führten, dass er diese Unterrichtsstunden dauerhaft schwänzte.

*Frau Janson:* *„Er hat anscheinend auch Probleme mit dem Lehrer, also er
mag//, sein Lehrer ist ihm unsympathisch, also sein Klassenlehrer. [...] und er
hat auch diese Stunden dieses Klassenlehrers auch immer geschwänzt. Also
es war auffällig schon, an manchen Tagen eben hat er dann geschwänzt."* **L.
R.:** *„Und darüber hinaus aber auch? Oder vor allem an diesen Tagen?"* **Frau
Janson:** *„Also vor allem an diesen Tagen."* **L. R.:** *„Und hat er vorher schon mal
geschwänzt?"* **Frau Janson:** *„Ne, vorher nicht. Also, deswegen waren wir, also
ja eigentlich ziemlich erschrocken. Weil wir das so nicht von ihm kannten.
Und von da an ist für uns auch dieses Computerspielen, glaub ich, erst so
richtig problematisch geworden. * Das war so 'n richtiger, also für mich so 'n
Absturz plötzlich so."* (Frau Janson 00:08:29)

In einem ersten Erklärungsansatz verbindet die Mutter das Schwänzen mit der Anziehungskraft des Computerspiels. Im zweiten Ansetzen wird jedoch erkennbar, dass das
Schwänzen in erster Linie auf die Probleme mit dem Lehrer zurückzuführen ist. Diesen
Konkretisierungen ist zu entnehmen, was Klaas mit dem Erklärungsansatz *„blöde
Schule"* meint, die nun nicht nur durch die abfallenden Leistungen, sondern auch durch
die umfassenden sozialen Schwierigkeiten mit dem Lehrer und den MitschülerInnen
eine negative Bewertung erhält. Dass Klaas erstmalig in seinem Leben schwänzt, und
zwar nur die Unterrichtsstunden bei dem problematischen Lehrer, und dabei auch noch
das Absinken der Schulleistungen in Kauf nimmt, macht deutlich, dass das Computerspielen weniger die Ursache als vielmehr eine Bewältigungsstrategie für die Probleme
darstellt. Für Klaas stellt die Spielwelt einen Rückzugsort, die Möglichkeit zur Immersi-
on dar (vgl. Klaas 00:24:23), bereitet ihm Erfolgserlebnisse, Spielspaß und ist außerdem
mit sozialen Motiven verknüpft. Die Onlinespiele bilden somit für ihn ein Gegen-gewicht
zu den schulischen Erfahrungen. Die schulischen Probleme werden jedoch nicht aktiv
gelöst, sodass die exzessive Computernutzung durch ihren immersiven Charakter eine
vermeidende Strategie darstellt.

Obgleich mit dieser Problemkonstellation ein Teil der exzessiven Onlinespiele-Nutzung
zu erklären ist, lassen sich bei der Untersuchung der Individuationsprozesse Muster
erkennen, die zunächst zu einer Manifestation der exzessiven Computernutzung
beitragen und später zu einer Verbesserung der Problematik geführt haben. Schaut man
sich die Beziehungsveränderungen und Erziehungsstrategien vor dem Hintergrund der
Individuationsprozesse an, lassen sich das Problemfeld, in dem Klaas und seine Familie
sich aufgrund der exzessiven Nutzung befinden, weiter konkretisieren und Prozesse der
Problemverschärfung wie -verbesserung nachzeichnen.

*Selbstbestimmte Computerspielenutzung*

Klaas berichtet, dass er vor ca. drei Jahren angefangen hat, exzessiv am Computer zu spielen. Auffällig ist, dass der Beginn mit dem Besitz des ersten eigenen Laptops zusammenfällt. Die Zugangsmöglichkeiten zu einem Computer waren zuvor noch begrenzt, denn alle Familienmitglieder teilten sich ein Gerät (vgl. Klaas 00:13:29). Von seinem Konfirmationsgeld kaufte sich Klaas einen eigenen Laptop. Von den Eltern wurden zu diesem Zeitpunkt weder inhaltliche noch zeitbezogene Nutzungsbegrenzungen formuliert. Klaas konnte somit im Alter von 14 Jahren über die Art und Dauer der Nutzung des eigenen Laptops frei entscheiden. Durch den eigenfinanzierten Laptop scheint der Anspruch auf eine selbstbestimmte Nutzung noch zu steigen:

> *Klaas: „Also war halt dann in dem Fall mein eigener und dann war's erst mal irgendwie so, dass ich dann da auch erst mal machen kann, was ich will, irgendwie für alles nutzen in dem Moment." (Klaas 00:13:58)*

Die Regellosigkeit bestätigt auch Frau Janson:

> *L. R.: „Und das war dann am Anfang auch nicht irgendwie eingeschränkt, was er da spielen durfte #und wie viel#?" Frau Janson: „Nee, also mein Mann hatte auch mehr Verständnis, glaub' ich, weil er eben auch selber mal gespielt hat. Nee, da war's noch nicht so eingeschränkt. Also ich denk' auch mit diesen Über-Nacht-Spielen und mit diesen LAN-Partys, das fing auch erst später an." (Frau Janson 00:46:32)*

Um die Regellosigkeit zu erklären, verweist die Mutter zunächst auf den Vater, der sich mit Computerspielen besser auskenne. Respektive entzieht sich die Mutter der medienerzieherischen Verantwortung durch die selbst zugeschriebene mangelhafte Kompetenz in Bezug auf Computerspiele und sieht stattdessen den Vater vermehrt in der Verantwortung. Zudem weist sie darauf hin, dass die problematische Entwicklung zu diesem Zeitpunkt noch nicht absehbar war. Ein sukzessiver Autonomiezuwachs sowie ein erzieherisches Begleiten in Bezug auf die Computernutzung scheinen aus der Perspektive der Eltern anfänglich nicht notwendig zu sein.

Die Computernutzung wurde in der Familie Janson während der ersten Phasen des zeitintensiven Spielens nicht medienerzieherisch begleitet, sondern zunächst als selbstbestimmter Bereich des Sohnes aufgefasst. Die exzessive Onlinespiele-Nutzung von Klaas konnte sich somit besonders leicht als Bewältigungsstrategie für die sozialen Zurückweisungen und Problemen in der Schule manifestieren.

*Intensivierung der (Medien-)Erziehung – Verteidigung des Computerspiels*

Zu Einschränkungen kam es erst, als die Mutter beobachtete, dass Klaas sich nur noch mit dem Computer beschäftigte, Freunde nicht mehr regelmäßig traf, die schulischen Leistungen nachließen und er begann, den Unterricht zu schwänzen (vgl. Frau Janson

00:16:31; 00:17:31). Das Ausmaß der Computernutzung wurde seit der Versetzungsgefährdung bzw. seit dem Wiederholen der zehnten Klasse zum zentralen Streitthema. Frau Janson begrenzte die Onlinespiele-Nutzung situativ. Fand sie, dass Klaas zu lange spielt, verwarnte sie ihn zunächst einige Male. Erst wenn die Ermahnungen erfolglos blieben und die Mutter „wütend" wurde, den Stecker rauszog oder den Computer aus dem Zimmer nahm, hörte Klaas auf zu spielen (vgl. Klaas 00:48:52). Die Intensivierung der (Medien-)Erziehung bedeutete für Klaas, dass er plötzlich nicht mehr einen phasentypischen Zuwachs von Autonomie erfuhr, sondern ein selbst verantworteter Bereich nun wieder mit Einschränkungen versehen wurde und er somit Autonomie einbüßte.

Auffällig ist in diesen Situationen, die sowohl von der Mutter als auch von Klaas in ähnlicher Weise beschrieben werden, dass der Jugendliche es akzeptierte, wenn ihm der Laptop abgenommen wurde, und sich nicht gegen die Maßregelungen der Mutter auflehnte (vgl. Frau Janson 00:18:25).

> *L. R.: „Also eher so dieses, dass du ihn abgeben musstest und dann kommt er raus aus deinem Zimmer und wie hast du dann reagiert?" **Klaas:** „Puh, ich gar nicht. Also ich hab' mich nicht aufgeregt oder so. Ich war eigentlich letztendlich war's dann auch okay, dass ich den abgegeben hab'. Konnt' ich irgendwie mit umgehen. Und weiß ich nicht, ich hab' mich dann irgendwie anders beschäftigt, mit Lesen oder so. Und das ging dann auch in dem Moment." (Klaas 00:08:28)*

Diese Beschreibung ist ein Indiz für die noch sehr stark asymmetrisch ausgeprägte Beziehung zwischen Klaas und seiner Mutter. Das Verlangen nach dem Spiel überwog offenbar nicht die Autoritätsgefühle gegenüber der Mutter. Die Autorität der Mutter ging so weit, dass Klaas den Aufforderungen seiner Mutter Folge leistete und seinen Laptop selbst in ein anderes Zimmer stellte:

> ***Klaas:*** *„Ja, also nach mehreren Verwarnungen nimmt sie den dann irgendwann weg. Einfach, weil's dann zu viel ist. Und ansonsten sagt sie halt, ich soll den irgendwie rüberstellen. Ich soll ihn dann einfach rüberbringen." **L. R.:** „Und das machst du auch?" **Klaas:** „Das mach ich dann auch, ja." (Klaas 00:32:28)*

Klaas und seine Mutter hätten früher kaum gestritten (vgl. Klaas 00:26:41), Klaas streite allgemein nicht so gern (vgl. Klaas 00:08:56). In seinem Auftreten in der Interviewsituation, in seinen Handlungen und seinen Meinungen wird seine stark angepasste Seite erkennbar:

> ***Klaas:*** *„Also ich helf' ihr auch ab und zu im Haushalt. Genau. Ich mach eigentlich schon, also wenn irgendwie mich irgendjemand drum bittet oder sagt: ,Mach ma' das!', dann mach' ich das eigentlich auch und widersetz' mich da nicht." (Klaas 00:27:03)*

Diese angepasste Seite, die Autoritäten akzeptiert, Streitigkeiten ablehnt und insgesamt nach Harmonie strebt, passt zu den Persönlichkeitseigenschaften, die Klaas' Mutter beschreibt – er sei ein *„ruhiger Typ"* (Frau Janson 00:10:11) mit einem eher *„introvertierten"* Charakter (Frau Janson 00:42:02) und einer *„sensiblen"* Art (Frau Janson 00:42:04). Klaas neigt von seinem Persönlichkeitsprofil nicht dazu, sich aufzulehnen, sich abzugrenzen oder seinen eigenen Willen gegen den Willen anderer durchzusetzen. Jedoch nahm die Computernutzung im Vergleich zu anderen Themen in den Interaktionen der Familie Janson eine exponierte Stellung ein. Das Onlinespiel hatte für Klaas viele Funktionen eingenommen, er gestaltete hierüber seine Beziehungen, hatte Spaß und versuchte, mit den Schwierigkeiten in der Schule umzugehen. Es stellte für Klaas nach seinen Beschreibungen nun erstmals einen Bereich dar, den er als unverzichtbar und deswegen als verteidigungswert erachtete. Klaas begann, sich nicht an die Verwarnungen der Mutter zu halten, und versuchte, sein Hobby bis zu gewissen Grenzen trotz der Bitten der Mutter weiterzuverfolgen. Dies forderte die Mutter heraus, ihre eigentlich liberale Erziehung aufzugeben und zu strengeren Mitteln zu greifen.

**Klaas:** *„Teils, teils vielleicht, also streng manchmal eben, wenn zum Beispiel beim Computereinziehen, dann zieht sie's halt auch durch und nimmt ihn dann weg und andererseits lässt sie mir halt auch manchmal eben Freiheiten, was zu machen. Auch irgendwie dann bei Partys länger wegzubleiben oder so. Das ist auch kein Problem." (Klaas 00:30:52)*

Klaas verteidigte zunächst seinen Wunsch, zu spielen, und widersetzte sich den Regelungen der Mutter. Griff die Mutter zu härteren Mitteln, gab er den Laptop aber ab und akzeptierte die Grenzsetzung. Durch die Beschreibungen deutet sich an, dass hinter dem zum Teil autoritären Auftreten der Mutter und der angepassten Haltung von Klaas ein Grundproblem in der Mutter-Sohn-Beziehung ersichtlich wird. Die exzessive Onlinespiele-Nutzung wird in dieser Familie zum Symbolträger für das asymmetrische Verhältnis zwischen Mutter und Sohn sowie zum Ausgangspunkt der Veränderung des Beziehungsverhältnisses. Dieser Zusammenhang wird anhand der folgenden Interviewpassagen verdeutlicht.

### Phase der Ambivalenz

Klaas hat, wie beschrieben, eine Vielzahl an Motiven für die zeitintensive Onlinespiele-Nutzung. Vor diesem Hintergrund beginnen erste Aushandlungsprozesse zwischen Klaas und seiner Mutter, die noch sehr stark durch die asymmetrische Beziehungskonstellation geprägt sind. Die Angepasstheit von Klaas deutete sich bereits durch eine ausbleibende Revolte an, wenn dem Jugendlichen der Laptop abgenommen wird, sie zeigt sich weiter in der ambivalenten Haltung von Klaas gegenüber dem „eigenen" Onlinespiel:

*L. R.: „Und konntest du deiner Mutter das [Onlinespiel] irgendwie erklären?"*
*Klaas: „Eigentlich nicht bis jetzt. Weiß ich nicht." L. R.: „Weil sie das Spiel*
*nicht so \* kennt?" Klaas: „Ja, es ist, weiß ich nicht genau. Ich denke schon ei-*
*gentlich, aber es ist vielleicht einfach so, eigentlich kann man// muss ja nicht*
*unbedingt spielen. Man könnte ja auch einfach rausgehen dann in dem Mo-*
*ment. Auch wenns natürlich schade wär' um die Gruppe. Aber." (Klaas*
*00:11:25)*

Dem Zitat ist zu entnehmen, wie Klaas die von Skepsis geprägte Haltung der Mutter
gegenüber den Onlinespielen übernimmt und seine Motive für die Computerspielenutzung als weniger relevant deklariert. Klaas kann sich noch nicht von den Einschätzungen
der Mutter abgrenzen und seine eigenen Standpunkte – gemäß eines gelungenen
Individuationsprozesses – selbstbewusst vertreten. Im letzten Satz des Zitats wird
jedoch seine Ambivalenz spürbar: Er schränkt seine Meinungsübernahme wieder ein,
denn *„eigentlich"* wäre es auch schade um die Gruppe. Das *„Aber"* symbolisiert nun
wieder die Gegenargumente der Mutter, die er in sein Denken integriert. Er scheint
innerlich zwischen der Perspektive der Mutter und seiner eigenen zu schwanken.

### 9.4.4.  Verbundenheit und Verantwortung

*Basis der Verbundenheit und übermäßige Fürsorge*

Klaas und seine Mutter beschreiben beide eine hohe Verbundenheit in ihrer Familie, der
Computernutzung kommt als einzigem Streitthema eine Sonderrolle zu.

*Klaas: „Ich hab' mich wohlgefühlt und fühl' mich immer noch wohl da. Ich*
*hab' eigentlich 'n gutes Verhältnis zu allen in der Familie. Ich fühl' mich*
*wohl." (Klaas 00:46:21)*

*L. R.: „Wie würden Sie so generell die Beziehung zwischen Ihnen und Ihrem*
*Sohn beschreiben?" Frau Janson: „Eigentlich, wenn es um diese Probleme*
*nicht geht, eigentlich ganz gut, find' ich (LACHT). Ich glaube schon, dass wir*
*uns mögen, ich weiß nicht, was er erzählt hat (LACHT). Aber sonst, glaub' ich,*
*ist es eigentlich ganz nett, aber ich hab' eben das Problem, dass mir so äußer-*
*liche Dinge auch wichtig sind. Das hab' ich auch so halt von meinem Eltern-*
*haus so mitgekriegt, dass Zensuren auch wichtig sind, dass ich denke, ma'*
*kann da noch MEHR machen und \*, ja eben auch viele Dinge auch anbiete."*
*(Frau Janson 00:32:30)*

Klaas schätzt die Beziehungsqualität zu seinen Eltern als gut ein und pflegt ein intensi-
ves Verhältnis zu seiner Schwester. Auch die Mutter nimmt die Beziehung zu ihrem Sohn
generell als gut wahr. Doch der letzte Einschub in dem Zitat von Frau Janson, ihr seien
auch *„äußerliche Dinge"* oder Zensuren wichtig, lassen aufhorchen. An dieser Stelle
werden auf der Basis der Verbundenheit und des Wohlwollens die Ansprüche der
Mutter an ihren Sohn sichtbar. Diese verschiedentlich erwähnten Ansprüche stehen in

Verbindung mit ihrem starken Bemühen, Klaas in seiner Entwicklung zu unterstützen. Fortgeführt wird ihre Antwort auf die Frage nach der Beziehungsqualität mit diesem Beispiel:

> *Frau Janson: „Neulich hab' ich ihm angeboten, ob er nicht Lust hat, in 'ner Band zu spielen. Er spielt schon länger Gitarre, und ich hab' den Musiklehrer dann gefragt, ob da 'ne Möglichkeit besteht, und irgendwann sagt Klaas dann: ‚Ich will das eigentlich gar nicht.' So, also ich presch' dann immer mit vielen Dingen voraus und versuche, ihm irgendwie 'was schmackhaft zu machen, was weiß ich Sport oder so, und ich merke, dass ich mich eigentlich mehr zurücknehmen muss." (Frau Janson 00:32:54)*

Das hohe Verantwortungsgefühl von Frau Janson ihrem Sohn gegenüber ist in zahlreichen Interviewsequenzen sichtbar und tangiert nicht nur Klaas Aussehen und seine Zensuren, sondern eben auch die Freizeitgestaltung, die Suche nach einem Nebenjob (Klaas 00:56:09) und sogar die Beziehung zwischen Klaas und seinem Vater (vgl. Frau Janson 00:38:54). Ihr hohes Engagement begründet sie mit dem Eindruck, Klaas sei schon immer hilfsbedürftig gewesen und würde seine Potenziale nicht ausschöpfen:

> *Frau Janson: „Und da ich bei Klaas immer so das Gefühl hatte, dass er Hilfe braucht (LACHT), hab' ich natürlich auch immer versucht, ihm// hab' ich ihn immer gefragt, ob ich ihm beim Lernen helfen soll, oder ich hab' ihm gesagt: ‚Jetzt musst du Hausaufgaben machen.'" (Frau Janson 00:12:17).*

Die Mutter neigt dazu, die Aktivitäten von Klaas sehr stark zu lenken. Sie überschüttet ihn regelrecht mit Ratschlägen und konkreten Hilfsangeboten. Verschiedenen Interviewstellen ist abzulesen, dass Klaas dazu neigt, die Vorschläge der Mutter anzunehmen, und sich in der Beziehung zu seiner Mutter noch nicht individuieren konnte (Klaas 00:26:41, 00:56:09, 00:54:33):

> *Klaas: „Ich hab' noch, ne, bis jetzt noch nicht. Kein' Job. Aber würd' ich jetzt vielleicht gern in den Sommerferien. Also meine Mutter hat mir dann auch vielleicht so, also gesagt oder mal geraten, vielleicht 'n Job zu machen oder so und jetzt über die Sommerferien wär's vielleicht gar nicht schlecht." (Klaas 00:56:09)*

Wie stark Klaas seine eigene Meinungsbildung an die seiner Mutter angleicht, wird auch in Bezug auf die Onlinespiele-Nutzung deutlich:

> *Klaas: „Ab und zu sind's halt mal diese diese Phasen da, wo sie sich dann wieder aufregt irgendwie. Das find' ich jetzt auch in dem Fall, ich find's nicht schlimm, manchmal ist's auch berechtigt, wenn's dann wieder lange wird, ja." (Klaas 00:30:17)*

Die Rolle des Vaters wurde bislang nur am Rande erwähnt, dies ist dem Umstand geschuldet, dass er bei den erzieherischen Maßnahmen um die exzessive Computernutzung anscheinend keine zentrale Rolle spielt. Er sage zwar auch, dass es zu viel sei und dass die Schule nicht unter der Computernutzung leiden dürfe, mache aber laut Klaas viel weniger Stress (vgl. Klaas 00:12:32). Zwar schließe sich der Vater der Position der Mutter an, sei aber insgesamt „*lässiger*" (ebd.). Auch die Mutter beschreibt den Unterschied:

> *Frau Janson: „Da ist schon ein Unterschied, weil also mein Mann hat einfach 'ne andere Art auch, vielleicht werte ich da auch mehr, also ich mach' schon mehr Stress. Das stimmt." (Frau Janson 00:30:20)*

Insgesamt wird die Beziehung zwischen Klaas und seinem Vater als gut beschrieben. Sie verbinden ähnliche Interessen und manchmal unternehmen sie etwas gemeinsam. Die Mutter sieht insbesondere auch in Bezug auf die Computerspiele eine Verbundenheit:

> *Frau Janson: „Ja und diese Computersache, ich denk' ma', das verbindet die eben auch beide. Mein Mann ist schon eher so, dass er ma' Computer spielt. Das hat er auch gemacht. Ich hab' das NIE gemacht, aber er hat das auch gemacht." (Frau Janson 00:44:48)*

### 9.4.5.  Autonomie, Verbundenheit und Verantwortung

*Verantwortungsbewusstsein der Mutter – Gefühle der Bevormundung*

Infolge der sinkenden Schulleistungen war Frau Janson alarmiert und zeigte entsprechend ihres sonstigen Erziehungsstils ein besonders hohes Engagement, die exzessive Onlinespiele-Nutzung von Klaas zu reduzieren. Sie holte sich Unterstützung von den VertrauenslehrerInnen, organisierte die Teilnahme an dem genannten Gruppenprogramm, führte zahlreiche Gespräche mit Klaas und war sehr bemüht, ihm alternative Beschäftigungen aufzuzeigen. Sie spürte einen sehr großen Druck, machte sich Sorgen und empfand Angst.

> *Frau Janson: „Aber der Stress hat sich bei mir vorher aufgebaut und ich mach' mir halt eben auch SORGEN und Angst, habe auch Angst, dass er irgendwie jetzt von der Schule abgehen muss und nichts findet, auf der Straße steht und so. Und ich geb' das manchmal so an ihn weiter dann auch." (Frau Janson 00:31:13)*

Es scheinen gerade die unerwarteten, untypischen Verhaltensweisen von Klaas, wie das Schwänzen der Schule und die Dominanz des Spielens, die die Mutter in Sorge versetzen und ihr Verantwortungsgefühl wecken. War die Computernutzung zunächst gar nicht reguliert, versuchte sie dann mit übermäßigem Engagement, den Verantwortungsbereich wieder an sich zu ziehen. Dies erlebte Klaas als Bevormundung.

> *Frau Janson: „Ich denk' auch, dass er das als Bevormundung empfindet, wenn ich ihm sage, er muss den Computer abgeben oder er darf nicht so lange spielen. Obwohl er da kein Wutausbruch hat, er macht das dann meistens, aber er*

*zieht sich dann eher zurück. Aber ich denke schon, dass er das als Bevor-*
*mundung auf jeden Fall empfindet. Und er sagt dann auch immer: ,Ich hab'*
*noch gar nicht so lange gespielt', und: ,Ich mach' was anderes jetzt grade.'*
*Aber für mich zählt halt die Zeit, wo ich ihn da am Computer sehe, und egal,*
*was er jetzt da macht. Also ich denke einmal so für seine Gesundheit ist es*
*schlecht, so viel da drin zu sitzen und eben auch er hat die Zeit nicht mehr für*
*andere Sachen. Wie rauszugehen." (Frau Janson 00:13:36)*

Den Schilderungen ist zu entnehmen, dass die (Medien-)Erziehung nun intensiv verfolgt wird. Die Autonomie von Klaas wird sehr stark eingeschränkt, wobei Frau Janson die asymmetrische Konstellation ausnutzt und sehr bestimmend auftritt:

*Frau Janson: „Also ich hab' gedacht, irgendwas muss er jetzt machen so, dass*
*er nicht den ganzen Tag am Computer hängt. \* Dann will er mit seiner*
*Schwester Larpen[105] gehen. Larpen, das ist dieses Mittelalterspiel, das ist ir-*
*gendwie eine Woche und dann fahren wir noch eine Woche in den Urlaub, wo*
*ich gesagt hab': ,Es wird kein Computer mitgenommen.' Das ist für mich BE-*
*DINGUNG, weil das mich so stresst und weil ich mich unwohl fühle, wenn die*
*dann erst mittags oder so aufstehen." L. R.: „Und das ist auch okay für ihn?"*
*Frau Janson: „Also, Klaas hat gesagt, ja, es ist okay für ihn." (Frau Janson*
*00:19:46)*

Das hohe Engagement der Mutter, Klaas Alternativen anzubieten, mit ihm zu sprechen, externe Ratschläge einzuholen, um ihn vom Computer wegzubewegen, erschweren es dem Heranwachsenden mit seiner angepassten Haltung, seine eigenen Wünsche umzusetzen und eigene Lösungsstrategien für seine Probleme zu entwickeln. Die Bestimmtheit der Mutter und ihre klaren Vorstellungen hemmen Klaas, seine eigenen Standpunkte zu vertreten und eine individuierte Beziehung zu entwickeln.

Frau Janson selbst befürchtet in diesem Zusammenhang, dass die Entwicklung der Selbstständigkeit durch ihr hohes Engagement beeinträchtigt wird:

*Frau Janson: „Ja, ich möchte schon, dass sie selbstständige Menschen werden,*
*obwohl ich eben ihnen vieles vielleicht auch abgenommen habe immer. Das*
*merk' ich auch, weil's einfach so meine Art ist." (Frau Janson 00:52:43)*

An mehreren Stellen wird deutlich, dass Klaas eigene Meinungen und Lebensvorstellungen entwickelt hat, sie jedoch noch nicht ausreichend in der Beziehung zu seiner Mutter ausleben kann: Zum Beispiel weiß Klaas, welche Freizeitbeschäftigungen ihn interessieren und welchen Beruf er erlernen möchte. In Bezug auf seine Vorlieben und Wünsche entwickelt er neue, vielfältige Ideen und setzt sie auch um. Neben den Computerspielen beschäftigt er sich beispielsweise mit Gitarre spielen, Mittelalterschaukämpfen und Karate. Nach einer gezielten Informationssuche und anschließenden Reflexionsprozessen kann er bereits zu Beginn der elften Klasse seine Ausbildungs-/Berufswahl eingren-

---

[105]LARP ist das Akronym für *Live Action Role Playing.*

zen und möchte ein Kunststudium oder ein Studium in Grafikdesign absolvieren. Auch die Mutter sieht, dass Klaas sehr entschieden ist, was ihn interessiert und welche Wege er gehen möchte. Beispielhaft berichtet sie:

> *Frau Janson: „Er sucht sich das selber aus, er weiß, was er leiden mag und was er haben will. Er braucht da nicht so viel Zeit und er sagte auch schon, was er nach der Schule machen will. [...] Und das ist schon irgendwie schon von ihm 'ne Eigenschaft, dass er da schon eher so, glaub' ich, das Gefühl hat, was ihm Spaß bringt. Vielleicht ist es bei meiner Tochter auch so, dass es so viele Dinge gibt, die sie machen will, und bei ihm – vielleicht sortiert er es mehr für sich." (Frau Janson 00:48:12)*

Geht man von dem Prozess der Individuation aus, kann gefolgert werden, dass Klaas bereits eine individuierte Identität entwickelt hat. Eine individuierte Beziehung zu seiner Mutter aufzubauen und somit genügend Freiräume zu erleben, um seine Wünsche und Bedürfnisse auch auszuleben, ist jedoch erstens aufgrund des grundsätzlich sehr hohen Engagements der Mutter und zweitens durch die Phase der exzessiven Spielenutzung erschwert.

Im Hinblick auf seine Onlinespiele-Nutzung und schulischen Bemühungen wird Klaas zunehmend klarer in seiner Forderung nach einer individuierten Beziehung. Dies wird anhand der folgenden Aussagen erläutert.

### Onlinespiele als Motor des Individuationsprozesses

Wie relevant die Zunahme von Selbstständigkeit und der Zugewinn an Autonomie für die Reduktion der exzessiven Onlinespiele-Nutzung, die Problemlösung insgesamt und die Beziehungsverbesserung zur Mutter sind, wird durch Klaas' Erfahrungen in der Gruppe für Jugendliche mit problematischem Computergebrauch deutlich.

Die GruppenteilnehmerInnen bekamen erstens Strategien aufgezeigt, um ihre Selbstständigkeit im Umgang mit der Computernutzung zu erhöhen. Durch die Stärkung der Selbstständigkeit ist es für Klaas leichter, seine Spielzeiten selbst zu kontrollieren – zum Beispiel helfe ihm ein Tagebuch zur Dokumentation seiner Spielzeiten. Zweitens wurde in der Gruppe das Auftreten in sozialen Situationen geübt, sodass Klaas nun leichter auf Menschen zugehen und sich in sozialen Situationen sicherer fühlen könne. Infolge dessen konnte er seine mündlichen und somit seine schulischen Leistungen insgesamt verbessern (vgl. Klaas 00:06:02). Drittens wurde in dem Gruppenangebot Klaas' Durchsetzungsfähigkeit geschult (vgl. Klaas 00:57:38). Seither kämpft Klaas nun auch um Freiräume zu Hause. Er möchte mehr Selbstverantwortung übernehmen – seinen Spielkonsum selbst regeln, eigenständig lernen und seine Mutter dann um Hilfe bitten, wenn er sie braucht. Um diese Freiheiten tatsächlich zu gewinnen, muss Klaas seine Mutter dazu anhalten, ihr Verhalten anzupassen.

*Frau Janson: „Und seit dieser Gruppe ist es auch so, dass Klaas mir auch häufiger sagt: ,Jetzt redest du wieder so. Also du siehst immer alles so negativ', oder: ,Das zieht mich jetzt runter.' Das hat er vorher nie gesagt, also er hat sich schon geändert, indem er das einfach artikulieren kann, was ihn stört oder so. Vorher hatt' ich immer das Gefühl, er sagt überhaupt nichts. Ich kann mit ihm gar nicht streiten. Es ist kein Ansatzpunkt für mich da. Er hat sich da immer zurückgezogen. Und das ist für mich schon eine Verbesserung einfach. Weil ich jetzt auch weiß, was ich machen kann." (Frau Janson 00:11:10)*

Plötzlich artikuliert Klaas seine Wünsche und fordert Selbstständigkeit und Meinungsfreiheit ein. Er versucht auf diese Art, sein Potenzial, die individuierte Identität, auch in eine individuierte Beziehung zu seiner Mutter münden zu lassen. Seitdem hat sich aus seiner Perspektive auch schon eine Verbesserung gezeigt.

*Klaas: „Das ist noch gar nicht so lange, vielleicht ein, zwei Monate, seit ich den Freiraum hab' sozusagen. Also auf mich selbst gestellt bin." (Klaas 00:52:44)*

Die Mutter befürwortet das neue Verantwortungsgefühl ihres Sohnes. Sie versucht *„jetzt für [sich] so 'n bisschen, dieses Kontrollverhalten so 'n bisschen zurückzuschrauben"* (Frau Janson 00:19:30). Sie müsse das noch lernen, es falle ihr schwer, ihr Verhalten zu ändern, und auch wenn sie es sich vornehme, ihm mehr das Schulische zu überlassen, mische sie sich *„DOCH"* (Frau Janson 00:59:07) immer wieder ein.

Was ihr schwerfällt, ist für den Prozess der Individuation sehr charakteristisch: Ihr Sohn geht eigene Wege – dies sind aber eben andere als ihre eigenen. Auch die Mutter muss ein neues, distanzierteres Verhältnis zulassen:

*Frau Janson: „Mittlerweile hab' ich aber einsehen müssen, dass er sein eigenen Stil hat. Dass er vielleicht dann auch nicht so gute Zensuren kriegt (LACHT). Also dass er dann vielleicht, weil er sich NICHT so gründlich vorbereitet. Ich würde mich gründlicher vorbereiten und würde auch für die Referate vielleicht hier zu Hause üben und so, und er macht das eben nicht, aber er macht das eben auf seine Art und Weise. Und das muss ich halt lernen, zu akzeptieren, dass er eben so lernt und nicht anders. So." (Frau Janson 01:00:30)*

### 9.4.6. Zusammenfassung

Die Interaktionen über die exzessive Onlinespiele-Nutzung in Familie Janson sind durch die direktive Art der Mutter sowie durch die angepasste Haltung von Klaas gekennzeichnet. In der asymmetrischen Beziehungskonstellation erlernte Klaas nicht, sich durchzusetzen und eigene Wünsche und Ziele gegenüber anderen zu vertreten. Dieses mangelnde Durchsetzungsvermögen führt auch zu sozialen Schwierigkeiten in der Schule. Dieser Problemkomplex ist Teil der Ursache für die zeitintensive Computernutzung von Klaas. Über einen Zeitraum von drei Jahren wird die problematische

Onlinespiele-Nutzung mit Unterstützung eines therapeutischen Gruppenangebots bei Klaas zum Auslöser, Freiräume und Selbstbestimmung gegenüber seiner Mutter einzufordern und durchzusetzen.

Die intensive Computernutzung des Jugendlichen begann mit dem Besitz eines eigenen Laptops vor drei Jahren. Zunächst bestanden keine zeitlichen Begrenzungen und der Heranwachsende konnte seinen Laptop selbstbestimmt nutzen. Schwierigkeiten mit einer Lehrperson und andere soziale Unsicherheiten im Kontext Schule führten schließlich dazu, dass Klaas den Computer als Immersions- und Ablenkungsstrategie nutzte. Vor diesem Hintergrund dehnten sich die Nutzungszeiten aus und es kam zu unentschuldigten Fehlzeiten in der Schule. Frau Janson intensivierte ihre medienerzieherischen Maßnahmen, reagierte dabei oft direktiv, impulsiv und situativ. Sie nahm Klaas seinen Computer spontan weg, zog den Stecker oder ließ Klaas seinen Laptop in ein anderes Zimmer bringen. Der Jugendliche revoltierte nicht gegen die Anweisungen seiner Mutter, sondern befolgte sie meist. Hierin wird die starke Asymmetrie in der Mutter-Kind-Beziehung sichtbar. Die devote Haltung des Jugendlichen ist erstens auf die hohe Verbundenheit in der Mutter-Kind-Beziehung und zweitens auf sein Streben nach Harmonie und Konfliktfreiheit zurückzuführen. Die Mutter zeigte neben den direktiven Maßregelungen ein übermäßiges Engagement dahingehend, Klaas' Entwicklung zu begleiten und seine Computernutzung zu reduzieren. Sie überhäufte ihn mit Ratschlägen oder organisierte für ihn Freizeitaktivitäten. In der Interaktion mit Klaas äußerte sie ihre Vorschläge bestimmend und ließ Klaas wenig Raum für Mitbestimmungsrechte und Autonomie. In Klaas Schilderungen wird eine starke Internalisierung der mütterlichen Bewertungen und Ansichten sichtbar. Dies ist auch im Hinblick auf die Bewertung der exzessiven Onlinespiele-Nutzung von Bedeutung. Er akzeptierte die Vorgaben und Ratschläge seiner Mutter weitestgehend und forderte zu Beginn der exzessiven Phase kaum Verhandlungsspielraum ein. Vermutlich hemmte das direktive und überengagierte Auftreten der Mutter einen Zuwachs an Selbstständigkeit. Letztlich suchte Frau Janson externe Unterstützung und organisierte für Klaas die Teilnahme an einem Gruppenprogramm für Jugendliche mit problematischem Internetgebrauch. In dem Programm lernt Klaas zum Zeitpunkt des ersten Interviews, sein Durchsetzungsvermögen zu stärken und sein Auftreten in sozialen Situationen zu üben. Im Kontakt mit seiner Mutter betont er zunehmend, dass er sowohl im Hinblick auf schulische Angelegenheiten als auch in Bezug auf die Computernutzung selbstbestimmter agieren möchte. Vonseiten der Mutter wird ein Lernprozess geschildert, in dem sie selbst versucht, ihre direktive Art abzulegen und Klaas zunehmend Freiräume und Mitbestimmungsrechte zu gewähren. Durch die Onlinespiele-Nutzung werden so adoleszenztypische Aushandlungsprozesse und Veränderungen in der Mutter-Kind-Beziehung angestoßen. In dieser Familie bleibt trotz der Konflikte das beiderseitige Gefühl der Verbundenheit unbelastet.

### 9.4.7. Das Nachgespräch

Ein Jahr nach dem Interview führe ich ein Telefoninterview mit Klaas. Er spiele immer noch gerne Computerspiele, seine Spielzeiten seien aber nicht mehr so hoch und das genannte Gruppenangebot habe er beenden können. Frau Janson ermahne ihn noch manchmal, wenn es zu höheren Spielzeiten komme. Diese Einsprüche respektiere Klaas und es komme nicht mehr zu Konflikten. Professionelle Unterstützung hielten beide nicht mehr für notwendig. Die Versetzung in die Oberstufe hat Klaas geschafft und gerade die Schule mit einem erweiterten Realschulabschluss beendet. Er hat sich für ein Freiwilliges Soziales Jahr entschieden, das er in einer Einrichtung der Kirche ableisten wird. Zur weiteren Berufsbildung möchte er auf eine Schule für Informatik.

## 9.5. Falldarstellung – Familie Hartmann

Der Umgang mit der als problematisch bewerteten Computernutzung in Familie Hartmann ist durch das differierende Verhalten von Frau und Herrn Hartmann gekennzeichnet. Der Vater zeigt autoritatives wie restriktives Erziehungshandeln, die Mutter offenbart vornehmlich eine fürsorgliche und einfühlsame Art und lehnt ein direktives Erziehungsverhalten ab. Ihrem Sohn Daniel ist ein sehr hohes Autonomie-bestreben zuzuschreiben, das er durch gute schulische Leistungen legitimiert und davon ausgehend seine Computernutzung konsequent selbstbestimmt reguliert. Sowohl Prozesse der hierarchiebezogenen als auch der emotionalen Beziehungsveränderung können anhand der Aushandlungsprozesse um die zeitintensive Onlinespiele-Nutzung in der Familie Hartmann festgemacht werden und den Verlauf der Problematik erklären.

**Tabelle 8: Steckbrief Familie Hartmann**

| Interviewte | |
|---|---|
| Name des Sohnes | Daniel Hartmann |
| Name der Mutter | Frau Hartmann |
| Alter des Sohnes | 22 Jahre |
| Alter der Mutter | 55 Jahre |

| Angaben zur Familie | |
|---|---|
| Familienform | Kleinfamilie, Trennung der Eltern vor einem Jahr |
| Geschwister | Schwester, 19 Jahre (Pflegetochter) |
| Nationalität | deutsch |
| Ortsgröße | ca. 100.000 Einwohner |
| Wohnraum | mehrstöckiges Einfamilienhaus mit großzügigem Garten |

| Bildungshintergrund | |
|---|---|
| Besuchte Schulform des Sohnes | Gymnasium (erfolgreich abgeschlossen) |
| Ausbildungs-/Berufswunsch des Sohnes | Studium Wirtschaftspsychologie (begonnen) |
| Bildungsabschluss der Mutter | Hochschulabschluss |
| Bildungsabschluss des Vaters | Hochschulabschluss |
| Beruf der Mutter (Erwerbsstatus) | Berufsberaterin (halbe Stelle) |
| Beruf des Vaters (Erwerbsstatus) | Arzt (Vollzeit) |

| Beschreibung der exzessiven Computerspielenutzung | |
|---|---|
| Dauer der exzessiven Phase | ca. vier Jahre (beendet) |
| Hauptaktivität am Computer | *World of Warcraft*[106] |
| Einstiegsalter Computer-spiele allgemein | mit ca. zwölf Jahren |
| Beginn der exzessiven Phase | mit ca. 14 Jahren |
| Inanspruchnahme externer Hilfe | Beratung (nur Erstgespräche) |

| Angaben zur Erhebung | |
|---|---|
| Dauer des Interviews mit dem Sohn | 67 min. |
| Dauer des Interviews mit der Mutter | 78 min. |
| Ort der Erhebung | Daniels Wohnung |
| Zeitpunkt der Erhebung | November 2012 |

### 9.5.1. Kontaktaufnahme, erste Eindrücke und Interviewsituation

Der Kontakt zu Familie Hartmann kommt über eine Bekannte zustande. Sie wusste, dass es in der Familie sehr lange Auseinandersetzungen wegen der exzessiven Mediennutzung des Sohnes gegeben hatte. Sie stellte den Kontakt zu Daniel über *Facebook* her, der daraufhin sein Interesse an einem Interview bestätigte. Die Terminabsprache erfolgte in einem kurzen Telefongespräch.

Die Familie gehört zu den zwei befragten Familien, in denen sich die Problematik mit der exzessiven Onlinespiele-Nutzung inzwischen aufgelöst hat und in der rückblickend über diese Phase gesprochen wird. Seit drei Jahren spielt Daniel nicht mehr exzessiv und ist inzwischen aus seiner Heimatstadt in eine ca. 160 km entfernte Stadt gezogen, um zu studieren. Er wohnt nun mit einem Mitbewohner in einer Zwei-Zimmer-Wohnung. Die Mutter besucht den Sohn regelmäßig und somit lässt sich ein Interviewtermin mit einem solchem Besuch verbinden.

Der Sohn öffnet die Tür und begrüßt mich herzlich. Auch die Mutter kommt aus dem Zimmer ihres Sohnes und scheint erfreut. Ich bekomme gleich etwas zu trinken angeboten, wir nehmen in dem Zimmer des Sohnes zu dritt Platz und sprechen über den

---

[106] *World of Warcraft* ist eines der beliebtesten Online-Rollenspiele. Es wurde 2004 veröffentlicht und millionenfach verkauft. Den Höhepunkt der Verkaufszahlen erreichte der Hersteller Blizzard-Entertainment mit der Veröffentlichung der dritten Erweiterung *World of Warcraft: Cataclysm*, die 3,3 Millionen Mal verkauft wurde. Die folgenden Erweiterungen zeigten sinkende Verkaufszahlen. Das MMORPG spielt in der Fantasiewelt „Azeroth" und ist charakterisiert durch eine persistente Spielstruktur. Auch hier entwickeln die Spielenden in Gilden oder Teams ihre Charaktere durch das Erledigen von Quests und Raids weiter.

Besuch der Mutter. Nach kurzer Zeit zieht sich die Mutter in die Küche zurück, damit das Interview mit dem Sohn beginnen kann. Die Interviewgespräche finden an einem Couchtisch statt. Der Computer von Daniel steht während des Interviews auf dem Schreibtisch, die *Facebook*-Seite sichtbar geöffnet. Ein Bild an der Wand verrät, das Hobby des Sohnes: „Tricking"[107].

Daniel macht es sich auf dem Sessel recht schnell gemütlich und isst während des ganzen Gesprächs eine Zitrusfrucht. Er ist ein sportlicher Typ, trägt Jeans und ein Sweatshirt. Er wirkt sehr ruhig und entspannt, scheint keinerlei Probleme mit dem Gespräch über die Vergangenheit zu haben. Diese Haltung macht es mir als Interviewerin ebenfalls sehr leicht, in das Gespräch einzusteigen und auftauchende Fragen direkt zu stellen. Es herrscht eine sehr angenehme Gesprächsatmosphäre.

Die Mutter von Daniel macht einen sehr freundlichen und fröhlichen Eindruck. Sie ist etwas fülliger, schick gekleidet und dezent geschminkt. Zur Zeit der exzessiven Computernutzung ihres Sohnes und auch heute noch ist sie halbtags in einer Berufsberatung für Jugendliche tätig. Sie erkundigt sich zunächst noch einmal über meine Dissertation, dann steigen wir direkt in das Gespräch ein. Eine offene Eingangsfrage zur damaligen Zeit beantwortet sie mit einer langen Erzählung über die für sie relevanten Erlebnisse und Eindrücke. Zeitweise ist es durch ihren Redefluss schwierig, gezielte Nachfragen zu stellen. Am Ende des Interviews merkt sie an:

*Frau Hartmann: „#... ich hab' umfassend# noch mal diese Zeit aufleben lassen (LACHT). Das ist echt spannend." (Frau Hartmann 01:09:35)*

Zur Verabschiedung kommt Daniel aus dem Zimmer des Mitbewohners. Wir wünschen uns gegenseitig alles Gute.

### 9.5.2. Beschreibung des Jugendlichen und der Problemwahrnehmung

Zur Zeit der Interviewerhebung ist Daniel 22 Jahre alt. Die Phase des intensiven Computerspielens dauerte von der neunten bis zur zwölften Klasse, begann bei Daniel demnach im Alter von 14 Jahren. Zu dieser Zeit wurde das Spiel *World of Warcraft* veröffentlicht und Daniel investierte einen Großteil seiner Zeit in die Aufgaben des Spiels: nach der Schule, ca. von 15:30 bis 22 Uhr, sowie die Zeit am Wochenende, von morgens bis abends – *„dann hab' ich schon meistens so * ja durchgezockt* (LACHT)" (Daniel 00:07:03). Obwohl Daniel nebenbei noch Sport machte und sich gelegentlich mit

---

[107]Tricking ist ein Sport, in dem Elemente aus verschiedenen Kampfsportarten (zum Beispiel Taekwondo, Karate, Capoeira) mit Bodenturnen und Breakdance verbunden werden. Es geht nicht um das Kämpfen gegeneinander, sondern um eine möglichst ästhetische und beachtenswerte Performance.

Freunden traf, habe er seine *„gesamte Freizeit da so reininvestiert"* (Daniel 00:13:59). *„Schule war so mit LINKS"* (Daniel 00:14:23).

Seine Eltern machten sich aufgrund der Fokussierung auf das Spiel große Sorgen um ihn. Die Mutter befürchtete, dass seine Entwicklung darunter leidet:

> **Frau Hartmann:** *„Ich dachte immer nur, das kann nicht gesund sein. Da fehlte mir so 'n bisschen das andere. Dies' Teilnehmen am richtigen Leben war also stundenmäßig dann doch wieder geringer und das hat mir einfach Sorge gemacht."* (Frau Hartmann 00:36:20)

Auch heute, drei Jahre später, bestehen zwischen Daniel und seinem Vater noch sehr große Wahrnehmungsdifferenzen in Bezug auf die intensive Spielphase:

> **Daniel:** *„Das war halt genau so 'ne Sache, die [seinen Vater] total aufregt. Bis heute, bis heute probiert er mich noch davon zu überzeugen, dass er mich da ganz knapp gerettet hat, und dass das \* 'ne Verteuf'lung schlechthin war. Also das war ja so das Schlimmste, was mir je in meinem Leben bis jetzt passiert ist in seinen Augen."* (Daniel 00:17:20)

> **Daniel:** *„... für mich war's halt mehr so 'ne Phase. (00:12:59) [...] Also \*\* es wär' nicht gut gewesen, wenn es die ganze Zeit so weitergegangen wäre \* und ich hab' da schon viel, viel Zeit verschenkt und so, aber \* ich muss sagen, dass mir die Zeit auch extrem viel Spaß gemacht hat und auch \* extrem interessant war ..."* (Daniel 00:17:55)

Daniel zieht in erster Linie den großen Spielspaß heran, um seine exzessive Computernutzung zu erklären. Das Spiel sei damals *„sehr, sehr, sehr=sehr, \*\* catchy"* und *„supersupersuperinteressant"* (Daniel 00:02:39) gewesen. Um die Phase der exzessiven Mediennutzung zu bewerten, zieht er eine Parallele zu seinem heutigen Hobby Tricking. Müsste er für einige Zeit auf sein Hobby verzichten, würde er sich aktuell ebenfalls nicht gut fühlen. Ähnlich sei es damals mit der Computernutzung gewesen, als Sucht habe er sein Verhalten nie empfunden (vgl. Daniel 00:13:40). Es sei auch kein Weg des Rückzugs gewesen, mit seiner Familie verstehe er sich bestens und in der Schule hätte er keinerlei soziale oder leistungsbezogenen Probleme gehabt:

> **Daniel:** *„Mit meiner Mutter, also mit meinen Eltern hatt' ich sonst 'n super Verhältnis. Auch heute noch. Mit meiner Schwester auch. In der Schule \* bin ich immer gut zurechtgekommen, also \* hatte keine schlechten Noten und hatte da meine Freunde. \* Es war jetzt nicht so, dass das so für mich mein kleines Häuschen war, wo ich mich versteckt hab (SCHMUNZELT)."* (Daniel 00:28:38)

Auch die Beschreibungen seiner Mutter bestätigen das Bild, Daniel sei *„ein sehr guter Schüler"* gewesen. Seine Lehrerinnen hätten von einem *„bezaubernden Jungen"* gesprochen, der sich mündlich rege beteiligte (Frau Hartmann 00:04:14). Und auch seine Kontakte zu den MitschülerInnen seien unproblematisch gewesen: *„Schon im Kindergar-*

*ten kam der gut klar, der hat nicht gefremdelt, der hat keine Probleme gehabt, Anschluss zu finden."* (Frau Hartmann 00:50:51)

Daniel wurde durch verschiedene Tests eine besondere Lernbegabung attestiert. Mit diesen Voraussetzungen – so argumentieren Mutter und Sohn – musste Daniel sehr wenig Zeit für Lernen und Schularbeiten aufbringen und zeigte dennoch durchweg gute Leistungen. Infolgedessen hatte Daniel *„verhältnismäßig [...] viel Freizeit"* (Daniel 00:14:23). In seiner freien Zeit möchte Daniel Spaß haben, und das Computerspielen habe ihm *„extrem viel Spaß gemacht"* (Daniel 00:28:44), *„da war die Glückshormonausschüttung am größten (LACHT)"* (Daniel 00:28:49).

Die Eltern versuchten mit unterschiedlichen Mitteln, Daniel von ihrer Problemwahrnehmung zu überzeugen und seine Computerspielzeit zu reduzieren. Obwohl Frau Hartmann sich wegen der obsessiven Leidenschaft ihres Sohnes sorgte, sieht sie Diskrepanzen zu Fällen, wie sie auf der Seite „www.onlinesucht.de" (*Hilfe zur Selbsthilfe für Onlinesüchtige und deren Angehörige 2015*) geschildert werden:

> *Frau Hartmann: „.... irgendwie war mir aber klar, Sucht, was ich da so GELEsen habe//. Am Suchtcharakter fehlte letztendlich, dass er verwahrlost. Er ist zwar irgendwo verwahrlost, was seine Sozialkontakte anging, aber in der SCHUlzeit hatte er Freunde, war er unter den Stars in der Klasse, alles war gut, ne? Es war also nicht dieses Typische, im richtigen Leben kommt jemand nicht klar, kann aber mit 'm flinken Daumen da unter den kleinen Männchen der King sein." (Frau Hartmann 00:11:07)*

*World of Warcraft* war eine lange Zeit der Lebensmittelpunkt von Daniel, dennoch kam es nicht zu einem uferlosen Abdriften oder einem starken Absinken der schulischen Leistungen. Auf Basis der Interviews können in Daniels Biografie keine tiefgreifenden Einschnitte zur Erklärung seiner zeitintensiven Onlinespiele-Nutzung gefunden werden. Die Auswertung der Ausprägung von Autonomie und Verbundenheit geben jedoch Aufschluss über die Genese und den Verlauf des exzessiven Spielverhaltens.

### 9.5.3.  Autonomie und Verantwortung

#### Selbstverwirklichung und Beziehungsgestaltung

Daniel spielte mit seinen Schulkameraden, die waren aber so *„Freizeit-Casual-Spieler"*, er selbst wollte *„der Beste darin sein (LACHT)"* (Daniel 00:03:59) und in der besten Gilde des Servers spielen (vgl. Daniel 00:04:10). Er sei *„Perfektionist"* (Daniel 00:04:10) und mit dem hohen zeitlichen Engagement konnte er zu den Besten gehören, das habe ihn so empfänglich für dieses Spielprinzip gemacht (vgl. Daniel 00:27:10).

> *Daniel: „.... wenn ich in der serverbesten Gilde war und wir die Ersten waren auf dem Server, die so den großen// die großen Drachen erlegt haben, dann*

*war das schon so'n Erfolgserlebnis."* (Daniel 00:10:46)

Die Erfolgserlebnisse im Team mit 40 anderen SpielerInnen stellen aus Daniels Perspektive die zentralen Gründe für die exzessive Onlinespiele-Nutzung dar. Es wird deutlich, dass die Anforderungen des Spiels zu den Persönlichkeitseigenschaften von Daniel passten und es so zu Momenten der Selbstverwirklichung und Identitätsbildung kommen konnte.

### Freierer Zugang zum Computer

Daniels Interesse für Computerspiele wurde mit ungefähr zwölf Jahren geweckt. Am Anfang spielte er nur gelegentlich und die Eltern sahen keine Notwendigkeit, medienerzieherische Grenzen zu setzen (vgl. Daniel 00:03:01).

Konflikte zwischen Daniel und seiner Mutter entstanden anfänglich nicht aus der zeitintensiven Computernutzung, sondern weil Daniel und seine Mutter sich einen Computer bis zu Daniels dreizehnten Lebensjahr teilten. *„Alles fing damit an, dass wir nur einen Computer hatten"* (Frau Hartmann 00:02:18). Der Computer stand im Zimmer der Mutter, die in diesem abends ihre Ruhe haben wollte. Daniel wollte jedoch spielen und die Appelle der Mutter, er solle nun ihr Zimmer verlassen, führten zu ersten Auseinandersetzungen. Infolgedessen bekam Daniel einen eigenen Computer in seinem Zimmer.

> *Frau Hartmann: „Ja und irgendwann nach 'n paar Monaten sachte mein Mann dann: ‚Ich halt das nicht mehr aus, dieses ständige Theater. Immer hängt der davor. Der kriegt jetzt sein eigenes Zimmer und seinen eigenen Computer oben, und dann ist Ruhe im Karton, ne?'"* (Frau Hartmann 00:02:56)

Demzufolge kam es auch bei Daniel zu Beginn der exzessiven Onlinespiele-Nutzung zu einem Autonomiezuwachs. Dieser resultierte nicht aus einer geplanten erzieherischen Maßnahme der Eltern, sondern in Reaktion auf Daniels Bedürfnisse und zur Reduktion der Konfliktpunkte mit seiner Mutter. Ohne direkte Forderung setzte sich Daniel gegenüber seinen Eltern durch und erkämpfte sich durch sein kontinuierliches Spielen am Computer neue Freiräume. Im Nachhinein sieht Frau Hartmann den Autonomiezuwachs kritisch:

> *Frau Hartmann: „Ich hab' hinterher manches Mal gesagt, das war die größte Schnapsidee aller Zeiten, ne? (LACHT) Aber so ist das gekommen, da hat er so lange genervt, bis wir gesagt haben, ja gut. Ohne, dass er sagen musste: ‚Ich will 'n eigenen Computer.' (FLÜSTERT) Das hat er so geschickt gemacht."* (Frau Hartmann 01:08:58)

Daniel gewann neue Freiräume und *„residierte"* seit diesem Autonomiezuwachs im vierten Stockwerk des Einfamilienhauses mit seiner eigenen *„Technikabteilung"* (Frau Hartmann 00:04:14), wie die Mutter beschreibt. Die Computernutzung wurde in der

Familie Hartmann von Beginn an als selbstbestimmter Bereich definiert. Dass in Bezug auf die zeitliche Nutzung keine Begrenzungen bestanden, so beschreibt es Daniel, hatte sich bis dahin *„etabliert"* (Daniel 00:30:10) und er konnte den Computer zunächst nach eigenem Belieben nutzen. Ausgehend von diesen Rahmenbedingungen investierte Daniel *„mit der Zeit immer immer mehr Zeit"* (Daniel 00:02:39).

### Provozierte Aushandlungsprozesse – neues Hierarchieverhältnis

Daniels Eltern mussten in Bezug auf die Exzessivität zunächst ein Problembewusstsein entwickeln, um einen zuvor selbstbestimmten Bereich als erzieherische Aufgabe wahrzunehmen (Intensivierung der [Medien-]Erziehung). Insbesondere Daniels Vater unternahm infolgedessen verschiedene Regulierungsversuche, die zunächst auf autoritativen Erziehungsprinzipien beruhten, hierunter zum Beispiel das vertragliche Vereinbaren von Spielzeiten oder die Empfehlung, ein Computerspieltagebuch zu führen. Die Appelle des Vaters fruchteten jedoch nicht. Daniel bewertete seine Computernutzung nicht als problematisch und wehrte sich ausgehend von seiner eigenen Meinung gegen die Vorschläge seines Vaters.

> *Daniel: „... ich konnt' nie verstehen, warum er das alles so schlecht fand, so verteufelt hat. Ich hab's halt klar selber geseh'n, dass ich da viel Zeit reingesteckt hatte, aber ich fand's halt nicht unbedingt schlecht." (Daniel 00:22:58)*

Der eigenen Bewertung der Computernutzung als exzessiv, aber nicht dysfunktional maß Daniel mehr Bedeutung bei als der Bewertung seines Vaters. Die Strategie des Sohnes bestand vor diesem Hintergrund darin, seinem Vater weitestgehend die Aufmerksamkeit zu entziehen und dessen Vorschläge zu ignorieren.

> *Daniel: „Aber das hab' ich halt einfach konsequent ignoriert, weil ich das doof fand so. (SCHMUNZELT.)" (Daniel 00:30:36)*

Daniel verfolgte diese Strategie konsequent und nahm somit seinen Eltern ihre erzieherischen Einflussmöglichkeiten. Er beschreibt sich als einen unbeugsamen Verhandlungspartner, wie sich an folgendem Auszug noch einmal demonstrieren lässt:

> *Daniel: „Ich bin oben, mein Vater kommt hoch, ich bin grad beschäftigt und hör' ihn nur mit einem Ohr und sitz am Rechner. Und er so: (MIT VERSTELLTER STIMME) ‚Oah [Daniel], du spielst ja schon wieder, das kann doch nicht sein!' Und ich hör' ihn halt nur nebenbei, weil ich noch nebenbei mit meinem Kumpel rede, und ja also: ‚So, was willst du jetzt grad von mir?') ‚Ja, das kann doch nicht sein, immer nur spielen bödöbö.' Und dann, ja, da gibt's dann erst mal spontan auch keine gute Antwort drauf. (SCHMUNZELT) Mmm, na ja: ‚Papa kannst du jetzt bitte gehen? Das ist mein Zimmer.' ‚Nein, ich geh' jetzt nicht raus, öjöjöj.' Ja, und dann ist er irgendwann sauer abgedampft so." (Daniel 00:16:14)*

Durch sein Handeln hob Daniel die Asymmetrie in der Vater-Kind-Beziehung auf. Sein Vater akzeptierte das neue Hierarchieverhältnis jedoch nicht und provozierte Aushandlungsprozesse. Vor dem Hintergrund erfolgloser autoritativer Erziehungsmethoden setzte Herr Hartmann auch restriktive Mittel ein, um die Computernutzung seines Sohnes zu begrenzen, zum Beispiel schaltete er den Router ab:

*Daniel: „#Es ist schon häufiger passiert, dass er in' Keller gegangen ist# und einfach den Router ausgestellt hat. Und DANN (LACHT) muss es ja 'ne Reaktion von mir geben. Und dann hat er sich freudig in die Küche gestellt und gewartet, bis ich runtergestampft bin. [...] [Dann] ... hat er gefragt, was da los ist, und das war dann meistens für ihn nur so der Aufhänger * um * mit mir * 'n bisschen zu streiten so (LACHT), weil dann musst ich mich ja mit ihm abgeben quasi." (Daniel 00:24:02)*

Der Vater provozierte Auseinandersetzungen über die exzessive Onlinespiele-Nutzung und versuchte, die Aufmerksamkeit für seine Person als Erzieher zu wecken. Daniel musste infolge der Provokationen auf seinen Vater reagieren. Trotzdem führten diese Maßnahmen nicht zu einer Verbesserung der Situation. Das konsequente und selbstüberzeugte Auftreten von Daniel ließ seine Eltern an ihre erzieherischen Grenzen kommen. Er selbst betont:

*Daniel: „... das hat mich auch ÜBERhaupt nicht tangiert, was so meine Eltern dazu gesagt haben, was sie dazu gemeint haben, es war, glaub' ich, voll egal gewesen, ob das gar nichts zu gesagt hätten, oder ob sie jetzt da gestresst hätten, oder ob sie noch mehr gestresst hätten. Das war so in dem Moment ** ich konnt' da meine Eltern nicht versteh'n, und egal was sie da gemacht hätten, da hätt' ich mich auch nicht viel geändert." (Daniel 00:37:08)*

Obwohl der Vater mit verschiedenen Mitteln drohte, sei es nicht denkbar gewesen, so die Mutter, dass bestimmte Grenzen in der Erziehung, wie Gewaltanwendung oder *„den Computer aus dem Fenster schmeißen"* (Frau Hartmann 00:54:10), übertreten worden wären.

*Verantwortungsübernahme als Legitimation für eine selbstbestimmte Computerspielenutzung*

In den Auseinandersetzungen nutzte Daniel seine guten schulischen Leistungen als Legitimationsgrundlage für eine selbstbestimmte Computernutzung. Er hätte seinen Verantwortungsbereich, seine schulischen Verpflichtungen, wahrgenommen und könne auf dieser Basis in seiner Freizeitgestaltung Selbstbestimmung einfordern.

*Daniel: „... so mein Job ist Schule und solange mein Job Schule okay ist, kann ich machen, was ich möchte." (Daniel 00:22:31) „[...] Und das war meistens das ultimative Argument, um alles, * was sie tun wollten, 'n bisschen totzuschlagen." (Daniel 00:31:13)*

Sein konsequentes Auftreten legitimierte Daniel erstens mit dem Argument, dass Computerspielen in seiner Freizeit geschehe und somit in einen selbstbestimmten Bereich falle, und zweitens mit seiner Pflichterfüllung im schulischen Bereich. Daniel habe nicht die Nächte durchgespielt und weiterhin regelmäßig die Schule besucht:

> *Daniel: „Ich hab' auch nie \* wegen \* zu viel Spielen, bin ich irgendwie morgens nicht aus'm Bett gekommen und hab' Schule geschwänzt oder so was. Das war halt nich' so." (Daniel 00:07:36).*

In den Aussagen seiner Mutter wird deutlich, dass sie ihren Kindern lange Zeit keine weiteren Verpflichtungen außer den schulischen auftragen wollte. Ihre Kinder hätten sich nur um ihre Schule zu kümmern (vgl. Frau Hartmann 00:07:23). Daniels Argumentation war vor dem Hintergrund dieser Beschreibung an den Vorgaben der Eltern orientiert.

Den Interviewaussagen ist zu entnehmen, dass sich die Einschätzungen des verantwortlichen Verhaltens von Daniel sowohl in Bezug auf die Computernutzung als auch im Hinblick auf andere Verpflichtungen aus der Perspektive von Mutter und Sohn unterschieden. Daniel schildert, dass das Einhalten unterschiedlichster Verpflichtungen, wie auch zum Beispiel die Versorgung des Meerschweinchens, für ihn kein Problem gewesen sei: *„Es war ja kein großer Zeitaufwand"* (Daniel 00:32:14). Die Mutter beschreibt hingegen: *„Wenn ich die nicht versorgt hätte, wär' da nichts gelaufen; also das hat nicht gut geklappt, mit Verantwortung übernehmen"* (Frau Hartmann 01:02:46). Daniel schien über sein damaliges *„unreifes Verhalten"* (Frau Hartmann 01:02:46), wie es Frau Hartmann benennt, kein Bewusstsein zu haben. Daniel beschreibt, er sei schon *„immer relativ verantwortungsbewusst"* gewesen (Daniel 00:49:18). Grenzsetzungen seien daher schon früher kaum notwendig gewesen – *„... ich bin nie so an die Grenzen geraten, sach ich mal"* (Daniel 00:49:18). *„[...] Also ich wusste auch immer so ungefähr, was ich darf, was ich nicht darf"* (Daniel 00:49:35). Seine unabweisbaren Forderungen bei der Gestaltung seiner Freiräume basierten aus seiner Perspektive auf diesem grundlegenden Verantwortungsbewusstsein und einem Bewusstsein für unausgesprochene Grenzen.

Die Beschreibung der Aushandlungsprozesse zeigt deutlich, dass die Beziehungsveränderung von asymmetrischen zu symmetrischeren Beziehungsstrukturen über die exzessive Onlinespiele-Nutzung ausgetragen wird. Der Sohn sprach sich vor dem Hintergrund eines subjektiv wahrgenommenen verantwortungsbewussten Verhaltens Autonomie in seiner Freizeitgestaltung zu. In Anbetracht der Dominanz des Computers sorgten sich die Eltern. Sie waren an ihre erzieherische Verantwortung gebunden und konnten Freiheiten nicht ohne Bedenken gewähren. Insbesondere der Vater reagierte vor diesem Hintergrund mit autoritativen und auch restriktiven Maßnahmen, die jedoch aufgrund Daniels hohen Autonomiebestrebens erfolglos blieben. Gegenstand der fortwährenden Verhandlungen blieb die Balance von Selbstverantwortung und Frei-räumen, die Computernutzung war Sinnbild dessen. Hervorzuheben ist, dass sich das Problemfeld in dieser Familie in klaren Grenzen bewegte – Gewaltanwendung oder die resolute Wegnahme des Computers stellten für die Eltern keine Mittel dar und auch Daniel versuchte, seinen schulischen Verpflichtungen ohne Einschränkung nachzukom-men. Zwar kam es zu lautstarken Auseinandersetzungen, eine Eskalation konnte dadurch jedoch vermieden werden. Auch in dieser Familie kann demnach von einer Grenzsetzung der Eltern und einer Grenzüberschreitung des Sohnes *mit Grenzen* gesprochen werden (siehe Familie Franke).

Analysiert man die Verbundenheit in der Familie Hartmann, werden die Bedingungen für die Aushandlungsprozesse klarer. Außerdem wird deutlich, wie der Transformati-onsprozess des Beziehungsverhältnisses durch die exzessive Onlinespiele-Nutzung weiter vorangetrieben wird. Dies soll im Folgenden beschrieben werden.

### 9.5.4. Verbundenheit und Verantwortung

*Verbundenheit und adoleszenztypische Distanzierung*

Die Basis für die beschriebenen Aushandlungsprozesse bilden in der Familie Hartmann ein von Fürsorge geprägtes Familienklima und eine hohe Verbundenheit in der Eltern-Kind-Beziehung. Daniel beschreibt, er habe sich immer „*wohlbehütet*" (Daniel 00:47:50) gefühlt und alles bekommen, was er brauchte (vgl. Daniel 00:48:15). Für Daniel sind es primär die Auseinandersetzungen mit seinem Vater, die ein „*Ungleichgewicht ins Familienleben gebracht*" hätten (Daniel 00:15:36). Dabei nahm die Computernutzung eine exponierte Stellung ein, ansonsten wurde kaum gestritten: „*... im Prinzip \* 90 % von unseren Streitereien \* waren deswegen*" (Daniel 00:35:55). Die lautstarken Auseinan-dersetzungen fanden zwischen Daniel und seinem Vater statt. Zu seiner Mutter habe er schon immer „*'n super Verhältnis*" gehabt (Daniel 00:32:50). Auch Frau Hartmann bestätigt die hohe Verbundenheit zu ihrem Sohn. Sie habe wegen Uneinigkeiten mit ihrem Mann zwar ein schlechtes Gewissen, bekomme von ihrem Sohn aber stets die Rückmeldung, dass er sich in seiner Familie wohlfühle (vgl. Frau Hartmann 00:33:37).

> *Frau Hartmann:* „*.... ich weiß es nicht, ich hab' ihn oft mal gefragt, ob's da ir-gendwas gibt, was ihn dahin getrieben hat oder so. Sagt er, also er sacht da zumindest zu mir nichts. Er sacht immer: ,Nö, ich fand das nur gut.'*" (Frau

*Hartmann 01:04:57)*

Die gute Beziehungsqualität ist unter anderem auf Frau Hartmanns fürsorglichen Umgang mit ihren Kindern zurückzuführen.

**Frau Hartmann:** *„Ich [...] hatte IMMER als Ziel, [...] wenn meine Kinder dann nach der sechsten, nach der siebten Stunde kommen, dann duftet es im Haus nach Essen und dann gibt's 'n vernünftig gekochtes Mittagessen."(Frau Hartmann 00:05:18)*

Frau Hartmann ist stets darum bemüht, dass es ihren Kindern gut geht und sie jegliche Unterstützung bekommen, die sie für ihr Wohlbefinden brauchen (vgl. Frau Hartmann 00:47:36; 00:51:19). Diese fürsorgliche Art schätzt Daniel an seiner Mutter und berichtet auch von einer sicheren emotionalen Unterstützung:

**Daniel:** *„ [Meine Mutter] war immer da und wenn ich traurig war, konnt' ich zu ihr, also. Ich meine, was macht denn sonst gute Eltern aus?" (Daniel 00:48:15)*

**Nähe durch Akzeptanz und Fürsorge**

In den Reaktionen der Mutter ist zu erkennen, wie sie ihre fürsorgliche Art im Umgang mit der exzessiven Computernutzung fortführte. Trotz einer Antipathie gegenüber den Spielen interessierte sie sich für das Hobby ihres Sohnes.

**Frau Hartmann:** *„Ich hab' mich da manchmal einfach hingesetzt und es mir angeguckt, so lange, bis er nervös wurde. (MIT VERSTELLTER, ABGEHACK-TER STIMME) ,Was willst'n du eigentlich hier? Was machst'n da?' (LACHT) Ich sach: ,Ich guck ma', womit du deine Zeit verbringst, ne?'" (Frau Hartmann 00:38:28)*

Frau Hartmann beobachtete Daniel beim Spielen am Computer und versuchte, auf diese Weise Verständnis für seine Vorliebe aufzubringen und Verbundenheit zu sichern. Diese Ziele verfolgte sie auch, indem sie Informationen über das Hobby ihres Sohnes einholte:

**Frau Hartmann:** *„Ich hab' mich da auch eingearbeitet, ich konnte 'ne Zeit lang sogar 'n paar Begrifflichkeiten, konnte mitreden, ne? Um überhaupt mal mit ihm reden zu können (LACHT)." (Frau Hartmann 00:33:37)*

Anders als bei ihrem Mann waren in dem erzieherischen Handeln der Mutter keine Anzeichen einer restriktiven Umgangsweise zu finden. Sie versuchte, mit Gesprächen eine Verbesserung zu bewirken und die Nähe zu ihrem Sohn zu bewahren. Wenn sie in den zahlreichen Gesprächen ihre Problemwahrnehmung darlegte, habe sie an Daniel keine Forderungen gestellt, sondern stets nur eine *„Bitte"* (Frau Hartmann 00:23:53) und versucht, *„immer an seine Intelligenz, an seinen Stolz, an seinen Ehrgeiz oder an sein Selbstwertgefühl"* (Frau Hartmann 00:24:11) zu appellieren.

In der Auseinandersetzung mit der Problematik versuchte sie zu begreifen, *„was da läuft und wie gefährlich ist das überhaupt"* (Frau Hartmann 01:17:22). Zur Einordnung des

Verhaltens ihres Sohnes redete sie mit FreundInnen, KollegInnen und Fachleuten (Frau Hartmann 00:16:04). Außerdem suchte sie mit Daniel Hilfeeinrichtungen auf. Unter anderem holte sie sich Rat in einer Einrichtung der Caritas. Ausgehend von Daniels guten schulischen Leistungen bewertete der hiesige Experte das Verhalten jedoch als unproblematisch und bekräftigte Daniel in seinem „ultimativen Argument" (Daniel 00:31:13):

> *Frau Hartmann: „Dann hat der Bengel das geschafft, diesen älteren Herrn [den Suchtberater] so charmant um 'n Finger zu wickeln, so nach dem Motto ‚Ja, Schule, easy', ne? Und ich hab' nur immer gesacht: ‚Sie sehen nicht, wie der Junge aussieht, wenn der acht Stunden hintereinander gespielt hat.'"* (Frau Hartmann 01:17:22)

Daniel ging mit seiner Mutter zu den Einrichtungen und lehnte sich nicht auf – „Ich glaub', der war einfach sich sicher, dass da nix passiert, und dass ihm keiner was kann" (Frau Hartmann 01:17:49). Das Angebot seiner Mutter, ein Internat mit Schwerpunkt Kitesurfen zu besuchen, lehnte er mit der Begründung ab: „„Och, zu Hause ist es schön'" (Frau Hartmann 00:20:24).

Interessant ist, dass in dem Interview mit Daniel sämtliche Bemühungen der Mutter unerwähnt bleiben. Er schien die subtilen Versuche der Mutter in dieser Zeit kaum wahrzunehmen:

> *Daniel: „Ja, also meine Mutter * [...], die fand das, glaub' ich, mehr einfach nur traurig und hat so 'n bisschen still gelitten. Mein Vater und ich sind halt regelmäßig aneinandergeraten so."* (Daniel 00:15:36)

Durch das Verhalten des Vaters wurde eine sichtbare Auseinandersetzung über Autonomieräume sowie über die Hierarchie in der Vater-Kind-Beziehung provoziert. Frau Hartmann ging konträr hierzu anscheinend von Beginn an nicht von einer asymmetrischen Beziehung aus. Sie formulierte Bitten an ihren Sohn und stellte keine direkten Forderungen auf, sondern appellierte an seine Selbstverantwortung. Auf diese Art begrenzte sie Daniels starkes Autonomiebestreben nicht, sondern bestärkte durch ihre weiche Vorgehensweise eher noch seinen Anspruch auf Selbstbestimmung. Der fürsorgliche, akzeptierende und einfühlsame Erziehungsstil der Mutter hatte auch im Umgang mit der exzessiven Onlinespiele-Nutzung Bestand. Sie reagierte auf das exzessive Verhalten ihres Sohnes weder mit Appellen noch mit Maßregelungen, sondern versuchte vielmehr, die Nähe und den Kontakt zu ihrem Sohn aufrechtzuerhalten. Bezeichnend ist in diesem Kontext Daniels Beschreibung, seine Mutter habe „still gelitten" (Daniel 00:16:07). Offenbar nahm er die subtilen Bemühungen der Mutter überhaupt nicht wahr.

Frau Hartmann akzeptierte den Anspruch ihres Sohnes auf Autonomie und beobachtete,

dass gleichzeitig die Distanz in der Mutter-Kind-Beziehung zunahm. Einigen Interviewpassagen ist zu entnehmen, wie Frau Hartmann sich mit diesen Veränderungen
auseinandersetzte.

### Die Mutter als Störfaktor

In den Beschreibungen der Mutter wird ersichtlich, dass ihr Leiden nicht nur mit den
Sorgen um die exzessive Computernutzung zusammenhing, sondern auch durch eine
Beziehungsveränderung zu ihrem Sohn ausgelöst wurde. Eine typische Interaktion
zwischen Mutter und Sohn beschreibt sie wie folgt:

> *Frau Hartmann: „(SIE IMITIERT MIT VERSTELLTER, ABGEHACKTER STIMME
> IHREN SOHN) ,Was willst du? Was willste? Häh?' So ganz kurz angebunden,
> und das war nicht mehr so mein Junge, mit dem ich reden konnte, wo ich mal
> sagen konnte: ,Kommst mal runter, hilfst du mir mal oder wollen wir mal zu-
> sammen in die Stadt gehen?' Oder so. ,Keine Zeit, keine Zeit. NEE, kommt gar
> nicht in die Tü//.' Also er wurde immer abweisender, immer verschlossener."
> (Frau Hartmann 00:09:07)*

Das Computerspiel erscheint auch in dieser Familie als Mittel zur adoleszenztypischen
Distanzierung. Die abweisende Haltung von Daniel zeigt, dass er sich durch das Spielen
am Computer zurückzog, seine Ruhe haben wollte und vor diesem Hintergrund die
Beziehung zu seiner Mutter distanzierter wurde. Frau Hartmann sei sich wie ein
*„Störfaktor"* vorgekommen, und stets *„abgewimmelt"* worden (Frau Hartmann
00:12:05). Durch die differenten Zugänge zum Computerspiel erlebte Frau Hartmann
eine Distanzierung in der Mutter-Sohn-Beziehung, aber auch eine Entfremdung ihres
Sohnes:

> *Frau Hartmann: „... ich hab' in meinem Leben noch nicht ´n Spiel am PC ge-
> macht. Noch nicht eins, ne? Das hat mich ÜÜberhaupt nicht gereizt, ich kann
> die ganze Faszination nicht verstehen. Und dann noch mein, mein Junge, ne?
> Dieser gute Schüler, der mittlerweile aufm Gymnasium war, auch da wieder
> alles im grünen Bereich, unter jedem Zeugnis stand ,Arbeitsverhalten in vol-
> lem Umfang, Sozialverhalten in vollem Umfang.'" (Frau Hartmann 00:07:23)*

Frau Hartmann war über das Verhalten ihres Sohnes verwundert, bemerkte die Veränderung, die Daniel durch das Spielen am Computer durchlebte. Sie beschreibt vor
diesem Hintergrund Gefühle der Eifersucht, die durch die Fokussierung auf das Spiel
geweckt wurden:

> *Frau Hartmann: „Ja, doch ich war richtig, ich war richtig eifersüchtig, weil da
> glänzten seine Augen und wenn er mich angeguckt hat, glänzten die nicht
> mehr und das kannt' ich irgendwie anders (LACHT)." (Frau Hartmann
> 00:57:11)*

Zwar schränkt sie den Begriff der Eifersucht in dem folgenden Interviewausschnitt wieder ein, dennoch wird deutlich, dass für sie neben den Sorgen um die Entwicklung von Daniel auch die Zunahme an Distanz in der Mutter-Sohn-Beziehung eine Herausforderung darstellte.

Frau Hartmann stellte viele Bemühungen an, die durch das Bewahren von Nähe gekennzeichnet waren. Sie zeigte Interesse, informierte sich oder nahm aktiv an Gesprächen über die Onlinespiele teil. Diese Versuche schränkten die Autonomie ihres Sohnes nicht ein. Vorwegzunehmen ist, dass die gute Beziehungsqualität zwischen Mutter und Sohn trotz der Distanzierung bis heute keine grundlegenden Einbrüche aufweist.

### 9.5.5.  Autonomie, Verbundenheit und Verantwortung

*Resignation angesichts des starken Autonomiebestrebens*

Im Gegensatz zu dem konsequenten Auftreten von Daniel zeigten seine Eltern in ihrem begrenzenden Verhalten Inkonsequenzen. Nahe liegt, dass diese unter anderem aus den Differenzen zwischen Mutter und Vater im Umgang mit der exzessiven Computernutzung resultierten. Der Vater probierte, auf der Ebene der Autonomiebegrenzung und des Ausspielens seiner erzieherisch bedingten höheren Position eine Verhaltensveränderung seines Sohnes zu bewirken. Die Mutter versuchte dies durch ihre fürsorgliche, zurückhaltende und verständnisvolle Art. Konflikte und lautstarke Auseinandersetzungen lagen ihr fern und sie kritisierte diese Methoden ihres Mannes. Während der beruflich bedingten Abwesenheit des Vaters sorgte die Mutter nicht für die Durchsetzung der väterlichen Regeln (vgl. Daniel 00:20:07). Die Bemühungen des Vaters waren in ihrer Wirksamkeit dadurch beeinträchtigt und Daniel wurde in seinem Autonomiebestreben weiter bestärkt.

Sowohl die erzieherischen Maßnahmen des Vaters als auch die Ratschläge der Mutter blieben über lange Zeit unwirksam, sodass es zu einer Resignation der Eltern kam:

> *Frau Hartmann: „... irgendwann ham wir auch so 'n bisschen resigniert, haben ihn machen lassen." (Frau Hartmann 00:22:14)*

Fragt man Frau Hartmann, warum sie nicht noch konsequenter aufgetreten ist, wird deutlich, dass die Vorstellung einer altersgerechten Erziehung ihr Erziehungsverhalten beeinflusste:

> *Frau Hartmann: „... zwischen 14 und 18 ist nicht mehr das Alter, wo ich zu einem jungen Mann, wo ich schon hochgucken muss, erzieherisch irgendwo tätig sein kann." (Frau Hartmann 00:38:28)*

Daniel blieb weiterhin seiner Freizeitgestaltung treu, widersetzte sich den Aufforderungen der Eltern und etablierte so auf Dauer ein neues Hierarchieverhältnis. Die Eltern resignierten aufgrund seines Alters und seiner Willensstärke.

*Reduktion des Computerspielkonsums durch Willensstärke*

Daniels Willensstärke erweist sich auch für den Prozess der Loslösung vom Computer-spiel als entscheidend. Ungefähr mit 18 Jahren reduzierte Daniel seinen Medienkonsum *„aus 'ner spontanen Laune"* (Daniel 00:18:24). Der Reiz des Spiels ging für ihn verloren, weil er nun seinen Ehrgeiz befriedigt hatte und *„schon mal ganz oben"* (Daniel 1:00:18) war. Die Ambitionen zu spielen hätten sich *„ausgewachsen"* und es sei nur eine *„Phase"* (Daniel 00:59:35) gewesen. Dabei betont er, dass er nicht aufgehört habe, weil seine Eltern ihn nervten, sondern eben aus einer *„spontanen Laune"* heraus (vgl. Daniel 00:37:21). Auch die Mutter bestätigt, dass er von sich aus aufhörte:

> **Frau Hartmann:** *„Von selber aber, von ihm gewollt, nicht von uns irgendwie initiiert, weil da konnten wir ihm schon nichts mehr sagen."* (Frau Hartmann 00:35:26)

Die Reduktion der Computernutzung war für Daniel eine selbstbestimmte Entscheidung. Diese hing nicht nur mit dem beschriebenen Reizverlust zusammen, sondern auch mit einer starken Gewichtszunahme und dem ersten Liebeskummer (vgl. Daniel 00:40:21). Motiviert, seine Situation zu verbessern, entwickelte Daniel einen starken Ehrgeiz, sein Gewicht zu reduzieren. Er verlagerte seine Exzessivität auf den Bereich des Sports:

> **Daniel:** *„Und dann hab' ich mit Laufen angefangen. Aber da bin ich auch so sechsmal die Woche gelaufen oder so was. Und in ** drei Monaten * hab ich * 16 Kilo abgenommen."* (Daniel 00:40:21)

Auch im Hinblick auf seinen Wunsch abzunehmen zeigte Daniel eine große Willensstär-ke und eine hohe Kontrollüberzeugung, die schon bei der Durchsetzung seines Compu-terkonsums bestimmend war. Lediglich das Ziel hatte sich durch sein Älter-werden verändert. Durch die Zeit des intensiven Spielens wurde sein hohes Selbstvertrauen nicht geschwächt, sondern setzte sich fort und half ihm sogar, die Computernutzung zu reduzieren. Seine Willensstärke zählt zu den konstanten Persönlichkeitseigenschaften von Daniel. Dabei spielt es sicherlich eine Rolle, dass die Mutter durch ihren Erziehungs-stil seine Autonomieentwicklung stets förderte und auch im Umgang mit der exzessiven Computernutzung seiner Persönlichkeit mit Akzeptanz begegnete.

*Stabile Verbundenheit und verantwortungsbewusste Selbstbestimmung*

Für den Prozess der Individuation ist von Bedeutung, wie sowohl Daniel als auch seine Mutter beschreiben, dass das Verhalten der Eltern für die Reduktion der Onlinespiele-Nutzung keine ausschlaggebende Rolle spielte. Die Autonomiebestrebungen von Daniel fanden jedoch auf einer stabilen Basis der Geborgenheit im Elternhaus statt. Durch die Interviewpassagen wird ausgehend hiervon deutlich, dass die Verbundenheit zu den Eltern für den Jugendlichen eine Hilfe im Loslösungsprozess darstellte:

*Frau Hartmann:* „*Und hat dann wohl auf der Rückfahrt [von einem Skiurlaub] zu seinem Vadder gesagt,* * *der Arzt ist, Mediziner, ja. Zu dem hat er, sach ich mal, 'n gewisses Vertrauen für diese Dinge: ‚Papa, was kann ich denn mal tun, damit ich* * *'ne bessere Figur kriege?' Und da hat mein Mann gesagt: ‚Mach Sport. Mach noch mehr Sport, lauf am besten. Am besten ist Laufen.'''* (*Frau Hartmann 00:26:56*)

Daniel nahm seinen Vater als Vertrauensperson wahr, fragte ihn um Rat und folgte diesem. Dies zeigt, dass sich trotz der Konflikte in der Zeit des intensiven Konsums keine langfristigen negativen Auswirkungen in der Beziehungsqualität zwischen Eltern und Kind ergeben haben. Zwischen Daniel und seinen Eltern besteht weiterhin eine Beziehung, die von gegenseitiger Anerkennung geprägt ist. Rückblickend befürwortet Daniel das erzieherische Verhalten seiner Eltern und resümiert:

*L. R.:* „*Und wenn du deine eigenen Kinder erziehen würdest, würdest du das ähnlich machen wie deine Eltern?''* *Daniel:* „*Ja. Also meine Frau sollte Kinder so erziehen wie meine Mutter (LACHT) und ich würde vielleicht 'n bisschen weniger cholerisch sein.''* (*Daniel 00:49:58*)

In diesem Zitat zeigt sich, dass Daniel trotz der hohen Ansprüche auf Autonomie die Übernahme der familialen Normen anstrebt. Er grenzt sich von der „cholerischen" Art seines Vaters ab und deutet gleichzeitig die Übernahme des familialen Wertesystems und der traditionellen Rollenverteilung an. Sowohl die Ablehnung als auch die Übernahme von elterlichen Verhaltensweisen stehen im Zeichen einer gelingenden Individuation.

Mit 19 Jahren, so die Mutter, habe Daniel wieder Anschluss an das reale Leben gefunden. Er hatte eine Freundin, begann ein Freiwilliges Soziales Jahr und erfuhr dadurch einen Zuwachs an Selbstständigkeit (vgl. Frau Hartmann 00:35:08). Darauf folgend begann er sein Studium im Fach Wirtschaftspsychologie, seinen Studienplatz verdankt er einem besonderen Eignungstest. Mit der exzessiven Onlinespiele-Nutzung habe er abgeschlossen. Ihm sei klar, dass er wieder viel Zeit investieren müsste, um an seine damaligen Erfolge anzuknüpfen. Die Zeit habe er während seines Studiums aber nicht mehr (vgl. Daniel 00:39:11). In einer Passage ist sogar zu erkennen, dass er sich von seiner früheren Vorliebe stark abgrenzt.

*Daniel:* „*.... durch die Phase, die ich da so hatte, heute reagier' ich relativ* * *empfindlich darauf, wenn mich jemand irgendwie als* * *PC-Mensch oder als Nerd oder so abstempelt. Weil ich mich heute so selber echt mehr so als Sportler sehe, so (LACHT).''* (*Daniel 01:04:02*)

Heute definiert er sich über den Sport „Tricking" und kann sich mit seinem Hobby aus der Pubertät nicht mehr identifizieren. Obwohl Daniel eine starke Identifikation mit

seinem neuen Hobby entwickelt hat, verfolgt er dieses im Einklang mit seinen Verpflichtungen im Studium.

Das Verhältnis zu seinen Eltern beschreibt er weiterhin als sehr gut, die Mutter besuche
ihn regelmäßig an seinem Studienort und er bitte sie um Ratschläge. Für seinen Vater
sei er nach der Trennung seiner Eltern auch auf emotionaler Ebene eine Unterstützung.
Die Mutter ist mit seiner Entwicklung aus heutiger Sicht sehr zufrieden und betont seine
Zufriedenheit und Selbstständigkeit:

> *L. R.: „Was würden Sie als Ihre Erziehungsziele bezeichnen?"* **Frau Hartmann:**
> *„Dass er glücklich wird im Leben, dass er mit sich zufrieden ist. Dass er so ist,*
> *wie er jetzt ist, das ist ja WUNderbar (LACHT). Find ich ganz fantastisch. Er*
> *kommt mit 'm Leben klar, er kommt mit seinem Geld aus, er macht das GERN,*
> *was er tut." (Frau Hartmann 00:52:05)*

### 9.5.6. Zusammenfassung

Daniels Phase der exzessiven Onlinespiele-Nutzung erstreckte sich ungefähr über vier
Jahre. Anhand der Interviews können keine tiefgreifenden Erlebnisse oder Umstände
ausgemacht werden, die seine exzessive Nutzung erklären. Er zeigte sehr gute schulische Leistungen, im Kontakt mit Gleichaltrigen wird ausschließlich über positive
Erfahrungen berichtet und in seiner Familie fühlte er sich „*wohlbehütet*". Deutlich wird
jedoch, dass die Charakteristika des Spiels – insbesondere die Spielerfolge und die
Wettkampfbedingungen – im besonderen Maße zu den Persönlichkeitseigenschaften
von Daniel passten. Des Weiteren gibt die Auswertung des adoleszenztypischen Auto-
nomie-bestrebens Aufschluss über den Problemverlauf. Daniel gestaltete seine Computernutzung nach eigenem Belieben und verteidigte die selbstbestimmte Nutzung
gegenüber seinen Eltern selbstsicher und konsequent. Seinen Anspruch auf Selbstbestimmung legitimierte er durch seine guten schulischen Leistungen und sein Verantwortungsbewusstsein.

Aus verschiedenen Gründen gelang es den Eltern zunächst nicht, ihren Sohn in seiner
Computernutzung einzuschränken. Wie in anderen Familien, wurden auch in Familie
Hartmann zu Beginn der exzessiven Computernutzung keine medienerzieherischen
Regelungen aufgestellt. Erst nachdem die Exzessivität über eine Weile Bestand hatte,
versuchten die Eltern, die Nutzungszeiten zu begrenzen. Diese Versuche blieben
aufgrund der Uneinsichtigkeit Daniels erfolglos. Der Jugendliche setzte seine Computernutzung selbstbestimmt fort. Besonderes Kennzeichen dieser Familie ist es, dass sich
die Reaktionen der Eltern auf das exzessive Verhaltens ihres Sohnes stark unterscheiden. Herr Hartmann setzte geplante, autoritative Maßnahmen ein (wie das Erstellen
eines Computerspieltagebuchs oder eines Vertrages über die Spielzeiten), um eine

Reduktion der Computernutzung zu bewirken, und bediente sich im späteren Verlauf auch restriktiverer Mittel. Frau Hartmann versuchte stets, durch eine einfühlsame, fürsorgliche Art ihren Sohn zu einer Verhaltensänderung zu bewegen. Grenzsetzungen in Bezug auf die Computernutzung wurden von ihr nicht direkt formuliert. Sie trug vielmehr Bitten an ihren Sohn heran. Da sie die erzieherischen Mittel ihres Mannes zumindest teilweise als ungeeignet bewertete, verfolgte sie die Durchsetzung seiner Regeln während seiner Abwesenheit nicht. Daniel konnte die Vereinbarungen mit seinem Vater somit leicht ignorieren und sich dessen erzieherischen Einflussnahme über den Tag entziehen. Die Bitten seiner Mutter wurden von Daniel kaum bemerkt. Es ist zu vermuten, dass Frau Hartmann durch ihr Verhalten das Autonomiebestreben ihres Sohnes weiter bestärkte. Daniel verfolgte seine Computernutzung während der ganzen Zeit nach eigenen Maßstäben und etablierte mit seinem konsequenten und uneinsichtigen Auftreten ein neues Hierarchieverhältnis in der Eltern-Kind-Beziehung.

Parallel zu der Veränderung des Hierarchieverhältnisses kam es durch das Spielen am Computer zu einer Distanzierung in der Mutter-Kind-Beziehung. Frau Hartmann versuchte zwar, durch Gespräche mit Daniel sowie durch ein Interesse an seinem Hobby Verständnis aufzubauen und Verbundenheit beizubehalten. Insgesamt passte sie sich sowohl der Hierarchieveränderung als auch der Distanzierung jedoch sukzessive an und akzeptierte den adoleszenztypischen Veränderungsprozess.

Letztlich konnten die Eltern vor dem Hintergrund des starken Autonomiebestrebens ihres Sohnes kaum Einfluss auf seine exzessive Computernutzung nehmen. Doch gerade das starke Durchsetzungsvermögen und die Willensstärke machten nach vier Jahren eine selbstbestimmte Loslösung vom Computerspiel möglich. Die Verbundenheit zu den Eltern wurde durch das langjährige Konfliktthema nicht verletzt.[108]

---

[108]Da die Phase der exzessiven Onlinespiele-Nutzung von Daniel bereits abgeschlossen ist, fand mit dieser Familie kein Telefoninterview statt.

## 10. Zweite Ergebnisebene: Integrative Analyse

Anhand der Einzelfalldarstellungen konnten die Zusammenhänge zwischen adoleszenz-typischen Veränderungen, der Qualität der Familienbeziehungen und der exzessiven Computernutzung in fünf Familien detailliert beschrieben werden. Ziel der integrativen Analyse ist es, die Ergebnisse aus den Falldarstellungen miteinander in Beziehung zu setzen, um übergeordnete Strukturen zu benennen und das erklärende Potenzial der Individuation für die Entwicklung der exzessiven Onlinespiele-Nutzung aufzuzeigen. Die dargestellten Ergebnisse gehen aus dem axialen und selektiven Kodieren hervor und sind entlang des paradigmatischen Modells (siehe Kapitel 6.5.) gegliedert.

Während des Auswertungsverfahrens wurde die Kernkategorie „Individuation aus-handeln" als übergeordneter Prozess erkannt. Diese Kategorie bestimmt als übergrei-fendes Ereignis den Beginn, den Verlauf sowie eine etwaige Reduktion bzw. Stagnation des problematischen Verhaltens. Im Folgenden wird zunächst die Kernkategorie mit ihren Eigenschaften und Dimensionen vorgestellt. Diese Ergebnisse sind nicht nur für den Bereich der problematischen Onlinespiele-Nutzung von Bedeutung, sondern auch für die Erweiterung der Theorie der Individuation. Anschließend werden ausgehend vom Phänomen der problematischen Computernutzung ursächliche sowie kontextuale Bedingungen benannt, zentrale Verhaltensweisen der Eltern und Jugendlichen aufge-zeigt und aufeinander bezogen sowie langfristige Verläufe beschrieben.

### 10.1. „Individuation aushandeln" als Kernkategorie

Die Untersuchung zeigte, dass eine problematische Onlinespiele-Nutzung nicht durch einzelne Faktoren erklärt werden kann, sondern erst unter Einbezug von persönlichen Dispositionen, sozialen Erlebnissen, inkorporierten Beziehungsstrukturen sowie phasentypischen Veränderungsprozessen zu verstehen ist. Die adoleszenztypische Individuation integriert die genannten Aspekte. Die Spezifizierung der Kernkategorie durch das Verb „aushandeln" betont dabei die *Prozesshaftigkeit* und den *inter-aktionalen Handlungsbezug* einer Individuation. Konkreter zeigte sich: Räume für Autonomie und Verantwortung haben sich im Kontext einer spezifischen Beziehungsdy-namik in den befragten Familien über einen längeren Zeitraum herausgebildet und werden nun, angestoßen durch adoleszenztypische Entwicklungsprozesse, von den Beteiligten neu ausgehandelt. Das Phänomen der exzessiven Onlinespiele-Nutzung ist dabei über längere Phasen Sinnbild und Gegenstand der Aushandlungen.

Die Vorstellung der Kernkategorie teilt sich im Folgenden in drei Schritte: Zunächst wird auf die gegenstandsbegründete Erweiterung des Begriffs der Individuation eingegangen und darauf aufbauend das Individuationsdreieck vorgestellt. Im Anschluss daran

werden der interaktionale Handlungsbezug sowie der Prozesscharakter anhand des
Phänomens der exzessiven Onlinespiele-Nutzung thematisiert.

### 10.1.1.  Das Individuationsdreieck

Ergänzend zu bestehenden Theorien zur Individuation konnte durch die gegenstandsverankerte Vorgehensweise in dieser Arbeit ermittelt werden, dass der Prozess sich
nicht nur in den Kategorien Autonomie und Verbundenheit (vgl. Kapitel 4.4), sondern
auch durch die Kategorie Verantwortung vergegenwärtigt. Eine idealtypische Individuation beschreibt somit die Loslösung der Jugendlichen von den Eltern durch die Zunahme
von Autonomie *und* Selbstverantwortung, während das Gefühl der Verbundenheit zu
den Eltern bestehen bleibt.

Verantwortung taucht in den erziehungswissenschaftlichen Diskursen einerseits als
Ausgangspunkt pädagogischen Handelns auf: „[W]enn wir von der erzieherischen
Verantwortung sprechen, sprechen wir (...) von dem Sein der Erziehung selbst, von dem,
was Erziehung zur Erziehung macht, worin Erziehung ihren Grund hat" (Lichtenstein
1967, zit. n. Kammerl 1998: 195). Verantwortung wird andererseits als Ziel-kategorie
beschrieben, wenn es darum geht, die zu Erziehenden zu einem „vernünftigen Subjekt"
zu bilden und Mündigkeit zu fördern (vgl. Kammerl 1998: 123). Es geht darum, erzieherische Verantwortung zunächst wahrzunehmen und sie dann sukzessive in die Selbstverantwortung des Kindes münden zu lassen.

Sowohl als Ausgangspunkt als auch als Zielkategorie ist der Begriff der Verantwortung
jedoch umstritten. „Die Hervorhebung gesellschaftlicher Einflüsse und die Betonung,
daß [sic!] der zu Erziehende als ‚Subjekt' behandelt werden müsse, veranlassen einige
Theoretiker dazu, ‚Verantwortung' abzulehnen" (ebd.: 200), und außerdem fehle es an
einer konkreten Definition, was Verantwortung sei (vgl. ebd.: 211). Ausgehend von den
Prinzipien der Grounded Theory wird in dieser Arbeit ein alltagsnaher, gegenstandsver-
ankerter Begriff von Verantwortung gebraucht. Aus der Perspektive der Eltern betrifft
dies die zuverlässige Erfüllung von schulischen, ausbildungsbezogenen und häuslichen
Pflichten, die Teilnahme am sozialen bzw. familialen Leben sowie eine kontrollierte
Mediennutzung. Aus der Perspektive der Jugendlichen steht in diesem Kontext die
Erfüllung schulischer oder beruflicher Verpflichtungen im Vordergrund.

Die Integration des Aspekts der Verantwortung als Teil des Individuationsprozesses
erfolgt, weil die subjektive Bewertung einer erfüllten bzw. unerfüllten Verantwortungsübernahme des Kindes für die Eltern und auch für die Kinder selbst eine handlungsleitende Funktion einnimmt. Im Hinblick auf das Zusammenspiel der beiden Kategorien
Autonomie und Verantwortung zeigte sich, dass Eltern Räume für Autonomie nach der

Verantwortungsübernahme ihrer Kinder bemessen. Autonomie wird gewährt, wenn Verantwortung übernommen wird. Der Zusammenhang zwischen Autonomie und Verantwortungsübernahme besteht auch aus der Perspektive der Jugendlichen. Die Heranwachsenden akzeptieren oder rebellieren gegen die Einschränkungen der Eltern, wenn sie selbst ihre Verantwortungsübernahme als unzureichend bzw. ausreichend bewerten. In einigen Fällen sprechen sich die Heranwachsenden eine höhere Verantwortungsübernahme zu als ihre Eltern dies tun und legitimieren so ihr Autonomiebestreben. Wann eine Verantwortungsübernahme als gelungen betrachtet wird, so geht aus diesen Beschreibungen hervor, obliegt der subjektiven Bewertung der Eltern bzw. der Jugendlichen. Wahrnehmungsdiskrepanzen diesbezüglich sind in allen befragten Familien von Bedeutung (siehe hierzu auch Smetana 1989, Smetana & Asquith 1994) und münden in Aushandlungsprozessen.

Die unterschiedlichen Definitionen einer erfolgreichen Verantwortungsübernahme sind auch dann nicht unerheblich, wenn Jugendlichen nicht genügend Freiräume gewährt werden, um Verantwortung übernehmen zu können. Autonomie bedarf nicht nur der Verantwortung, sondern Verantwortung bedarf auch der Autonomie. Diese Interdependenz impliziert ein schon angedeutetes pädagogisches Paradox: Eine Erziehung zur Verantwortung ist stets mit Zielvorstellungen verknüpft, die somit keine unbegrenzte Autonomie mehr erlauben. Der Prozess der Individuation versucht nun, die beiden Seiten des Paradoxes zu integrieren. In ihm verbinden sich die Übernahme von elterlichen Werten und Normen mit der Loslösung von ihnen, also mit der Ausbildung eigener Ziele und Meinungen.

An diesem Punkt lässt sich die dritte Kategorie des Individuationsprozesses, die Qualität der Eltern-Kind-Beziehung, anknüpfen. Die Übernahme von Werten und Verhaltensweisen, das Gefühl der Zugehörigkeit und Nähe, gegenseitiges Verständnis, Anerkennung und Sicherheit drücken eine intakte Beziehung aus. Fehlen diese positiven Eigenschaften einer Eltern-Kind-Beziehung und begegnen sich Kinder und Eltern mit einer tief gehenden kritischen Haltung, muss von einer hohen emotionalen Distanz gesprochen werden. Divergierende Einstellungen, Lebensvorstellungen und Wahrnehmungsdiskrepanzen bedeuten in diesen Familien ein beständiges Konfliktpotenzial. Durch das Verfahren der Grounded Theory zeigte sich, dass die Qualität der Eltern-Kind-Beziehung den Ausgangspunkt für die Ausprägung von Autonomie und Verantwortung darstellt. Für die Beziehung der drei zentralen Kategorien zueinander ist insbesondere von Bedeutung, dass eine ähnliche Autonomie- und Verantwortungs-gewährung der Eltern in Abhängigkeit von der Qualität der Mutter-Kind-Beziehung sehr unterschiedliche, gar diametrale Reaktionen der Jugendlichen hervorrufen kann (siehe Kapitel 10.5). Die

Beziehungsqualität stellt aus diesem Blickwinkel den Ausgangspunkt für den Verlauf der Individuation dar. Aufgrund dieser Interdependenzen kann Individuation in einem Dreieck dargestellt werden.

**Abbildung 3: Das Individuationsdreieck**

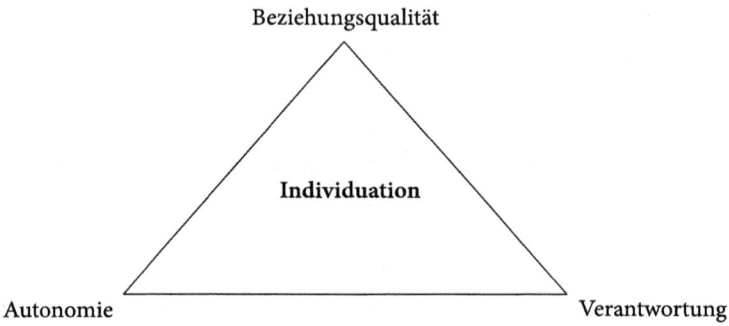

Die Interviews zeigen, dass es im Kontext einer zeitintensiven Onlinespiele-Nutzung in allen drei Bereichen – Autonomie, Verantwortung und Beziehungsqualität – zu Schwierigkeiten und Auseinandersetzungen kommt. Das Individuationsdreieck dient im Folgenden als Grundlage, um den Verlauf einer problematischen Onlinespiele-Nutzung aus einer handlungsorientierten Perspektive heraus zu erläutern.

**10.1.2. Der interaktionale Charakter und Ausprägungen der Kernkategorie im Kontext einer problematischen Computernutzung**

Individuation ist ein Prozess, der von Eltern *und* Jugendlichen reziprok gestaltet wird. Durch die Integration der Perspektiven von Eltern und Kindern in dieser Arbeit konnte der interaktionale Charakter des Individuationsprozesses auf besondere Weise berücksichtigt werden (siehe Kapitel 4.3). Zwar haben Eltern mit jugendlichen Kindern den Auftrag, diese in ihrer Entwicklung zu begleiten, allerdings sollten sie sukzessive Verantwortlichkeiten für das Leben ihres Kindes an dieses abgeben, um eine individuierte Identitäts- und Beziehungsentwicklung zu begünstigen (siehe hierzu auch Klöckner, Beisenkamp & Hallmann 2004). Die Jugendlichen haben ergänzend hierzu den Auftrag, vermehrt Selbstverantwortung zu übernehmen. In einem idealtypischen Prozess sind in der Adoleszenz eine wachsende Verantwortungsabgabe bei den Eltern und eine zunehmende Selbstverantwortung bei den Jugendlichen zu beobachten. Schließlich können die Eltern jedoch nicht von ihrer erzieherischen Verantwortung abrücken, solange sie nicht eine Verantwortungsübernahme ihres Kindes erkennen. Die

Unauflösbarkeit der Eltern-Kind-Beziehung kommt hier zum Tragen. Auch der Prozess der Autonomieerlangung (siehe auch Kapitel 4.4.1) ist durch das Verhalten der Eltern *und* der Kinder bestimmt. Sie nimmt in der Adoleszenz zu, wenn auf der einen Seite die Jugendlichen elternunabhängige Lebensbereiche für sich definieren und beanspruchen, sich an eigenen Maßregeln orientieren und die Eltern auf der anderen Seite diese Form der Selbstbestimmung auch zulassen. In der Kernkategorie „Individuation aushandeln" ist diese Reziprozität verankert. Sie vergegenwärtigt sich in der Differenzierung der Kategorien Autonomie und Verantwortung in *Autonomiegewährung* der Eltern und *Autonomiebestreben* der Jugendlichen sowie *Verantwortungsabgabe* der Eltern und *Selbstverantwortung (Verantwortungsübernahme)* der Jugendlichen.

Im folgenden Modell lassen sich die zentralen Eigenschaften der Kernkategorie „Individuation aushandeln" zusammenfassen und ihre diametralen Ausprägungen im Kontext einer exzessiven Onlinespiele-Nutzung aufzeigen:

Abbildung 4: Die Kernkategorie und ihre zentralen Eigenschaften

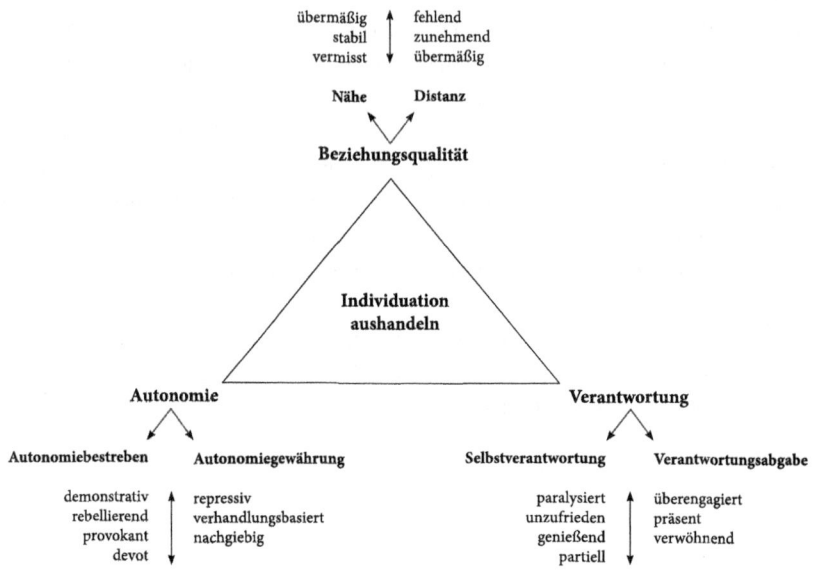

Die Ausprägungen der Autonomiegewährung reichen von repressiv bis nachgiebig, das Autonomiebestreben der Jugendlichen von demonstrativ bis devot. Die Verantwortungsabgabe der Eltern kann überengagiert oder verwöhnend, die Selbstverantwortung der Jugendlichen paralysiert oder partiell ausgeprägt sein. Im Hinblick auf die Qualität der Eltern-Kind-Beziehungen konnten in den Familien Ausprägungen einer übermäßigen bis hin zu einer vermissten Nähe gefunden werden genauso wie eine fehlende oder eine übermäßige Distanz. Dabei veranschaulicht sich die Ausprägung von Nähe und Verständnis im Kontext der exzessiven Onlinespiele-Nutzung auch über die Einstellung der Eltern gegenüber diesen Spielen. Abhängig davon, ob die Eltern mit Abneigung und Desinteresse oder mit Akzeptanz und Interesse auf die internetbasierte Beschäftigung ihrer Kinder reagieren, vermitteln sie Distanz oder Nähe.

Die Ausprägungen der Kategorien Autonomie und Verantwortung sind auf verschiedene Verhaltensweisen zurückzuführen, die ein besonders hohes Erklärungspotenzial für das Entstehen und die Entwicklung der zeitintensiven Onlinespiele-Nutzung besitzen. Im Umgang mit der exzessiven Computernutzung wurden aufseiten der Mütter und aufseiten der Jugendlichen nachstehende Verhaltensweisen entdeckt:

**Autonomiegewährung der Mutter:**

a)  Repressives Dirigieren

b)  Verhandlungsbasiertes Lenken

c)  Nachgiebiges Gewährenlassen

**Autonomiebestreben des Jugendlichen:**

d)  Rebellierende Provokation

e)  Devoter Rückzug

f)  Heimliches/demonstratives Ignorieren der Grenzen

g)  Bestimmende Provokation

**Verantwortungsabgabe der Mütter:**

a)  Überengagierter Pragmatismus

b)  Interessierte Präsenz

c)  Egoistisches Verwöhnen

**Selbstverantwortung der Jugendlichen:**

a)  Paralysierte Versuche

b)  Unzufriedenes Befolgen

c)  Partielle Verantwortungsübernahme

d)  Frustrierter Genuss

In Kapitel 10.5 werden die Verhaltensweisen einzeln vorgestellt und ihre Ausprägungen anschließend miteinander verglichen.

### 10.1.3.  Der prozessuale Charakter der Kernkategorie

Die Fallbeispiele zeigten, dass es einer Vielzahl an Modifikationsversuchen bedarf, um eine strukturelle Veränderung in der Beziehung zu erwirken, die Verantwortungs-verteilung auszuhandeln und Freiräume zu vergrößern. Die Kernkategorie „Individuati-on aushandeln" impliziert aus diesem Grund einen Prozess. In der folgenden Abbildung werden die Einflüsse der Kernkategorie auf den Verlauf der exzessiven Computer-nutzung unter Verwendung des paradigmatischen Modells [109] zusammenfassend dargestellt.

---

[109]Um mit der Komplexität der wechselseitigen Prozesse umzugehen, wird in dieser Arbeit das paradig-matische Modell modifiziert und nicht von einer Kernkategorie – als Phänomen, das alle Kategorien vereint – gesprochen, sondern zwischen einem Untersuchungsphänomen und einer explizierenden Kernkategorie unterschieden. Das Untersuchungsphänomen stellt die exzessive Onlinespiele-Nutzung dar.

**Abbildung 5: Individuation aushandeln im paradigmatischen Modell**

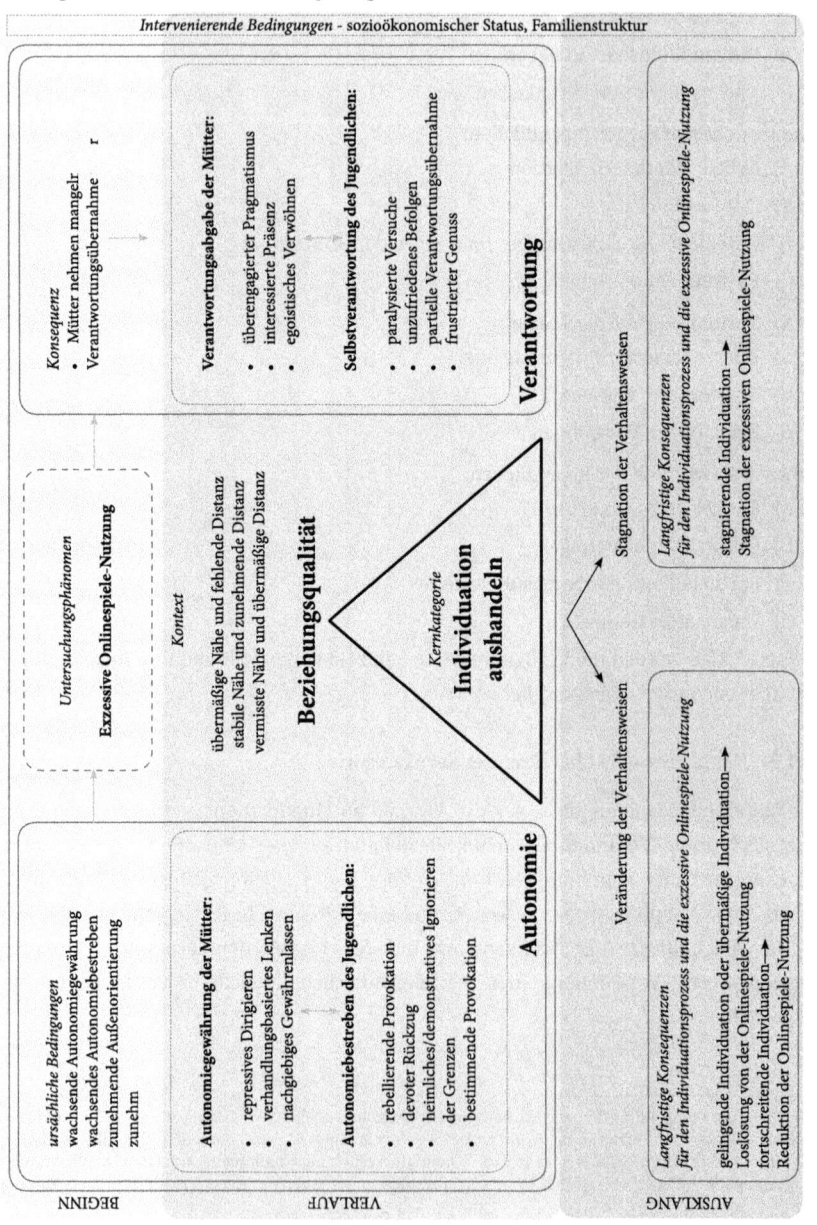

In den folgenden Kapiteln wird das paradigmatische Modell in einzelnen Abschnitten erläutert. Zunächst wird das Untersuchungsphänomen, die exzessive Onlinespiele-Nutzung, aus der Perspektive der Familienmitglieder fallvergleichend beschrieben (vgl. Kapitel 10.2). Anschließend werden die intervenierenden Bedingungen[110] miteinander verglichen. In den Fokus rücken dabei die soziodemografischen Merkmale und die Struktur der Familien (vgl. Kapitel 10.3). Um den Beginn der Probleme mit der exzessiven Onlinespiele-Nutzung zu beleuchten, werden dann die ursächlichen Bedingungen aus dem Blickwinkel des Individuationsprozesses thematisiert (Kapitel 10.4). Im Anschluss daran werden die Interaktionen zwischen Eltern und Jugendlichen nacheinander beschrieben und auf ihr erklärendes Potenzial für die Entwicklung der zeitintensiven Onlinespiele-Nutzung eingegangen (Kapitel 10.5). Abschließend werden die langfristigen Konsequenzen in den Blick genommen (Kapitel 10.6).

## 10.2. Zum Phänomen exzessive bis pathologische Onlinespiele-Nutzung

Die intensive Computernutzung begann bei den befragten Jugendlichen im Alter von zwölf bis 14 Jahren und hielt bei allen über mehrere Jahre an. Die kürzeste Phase erlebte der jüngste der befragten Jugendlichen, der bislang drei Jahre exzessiv spielt (Klaas Janson), die längsten Zeiträume der exzessiven Nutzung erstreckten sich bei zwei Jugendlichen auf sechs Jahre und waren zum Zeitpunkt des Nachgesprächs noch nicht beendet (Martin Weber und Michael Böhm). Die zwei Jugendlichen, die sich zum Zeitpunkt der Befragung bereits von ihren Onlinespielen abgewandt hatten, verbrachten jeweils vier Jahre mit dem intensiven Spielen am Computer (Daniel Hartmann und Simon Franke).

Die Jugendlichen nutzen MMORPGs, Ego- und Multi-Shooter sowie Echtzeit-Strategiespiele, die alle online gespielt werden.[111] Parallel nutzen die Befragten spielinterne und externe Chats sowie andere Internetanwendungen. Die Spielzeiten variieren unter den Jugendlichen sehr stark. Berichtet wird von intensiven Spielphasen mit bis zu 70 Stunden in der Woche (Simon) oder reduzierten Spielzeiten von 16 Stunden in der Woche (Klaas). Die Angaben der Nutzungszeiten aus der Perspektive der Jugendlichen und Eltern können dabei sehr stark voneinander abweichen. So berichtet Frau Weber zum Beispiel von einer Nutzungszeit von 16 und ihr Sohn Martin von vier Stunden am Tag. Anzumerken ist demnach, dass auf Basis der Interviews kein objektives Bild der zeitintensiven Computernutzung beschrieben werden kann. Die Differenzen in der Wahrnehmung bestätigen die Notwendigkeit, die Perspektive von Eltern und Jugendli-

---

[110]Zur Begriffsklärung siehe Kapitel 6.5.
[111]Kurze Beschreibungen der Spiele sind in den Steckbriefen (siehe Kapitel 9) zu finden.

chen zunächst getrennt zu betrachten und erst im zweiten Schritt aufeinander zu beziehen. Sie liefern außerdem Anhaltspunkte für Konfliktpunkte zwischen Eltern und Kindern. Denn Diskrepanzen bestehen nicht nur hinsichtlich der zeitlichen Beschreibungen, sondern auch im Hinblick auf die Bewertung der Onlinespiele-Nutzung als exzessiv, problematisch oder suchtartig (siehe Kapitel 2.3).[112] In drei der fünf Familien (Familien Weber, Janson und Böhm) wird aus der Perspektive der Mütter das Verhalten des Sohnes als Sucht eingeordnet. Ohne Einschränkungen bestätigen dies zwei der befragten Jugendlichen, Klaas Janson und Michael Böhm. Die Problemeinsicht erfolgte bei ihnen nach der Inanspruchnahme externer Beratung. Die anderen Jugendlichen lehnen die Definition ihres Verhaltens als suchtartig oder problematisch ab, was ein besonders hohes Konflikt- und Diskussionspotenzial in den Familien Franke, Hartmann und Weber bedeutet. Beratungen und/oder therapeutische Behandlungen werden von insgesamt drei der fünf Jugendlichen beansprucht (Klaas, Martin und Michael). Einer der Jugendlichen bekommt zusätzlich ambulante psychiatrische Hilfe (Martin). Bei den anderen beiden Jugendlichen wurde keine dauerhafte Unterstützung von außen gesucht (Simon Franke und Daniel Hartmann).

## 10.3. Soziodemografie und Familienstruktur

Im Folgenden werden der sozioökonomische Status der Familien, die Familienform, die Rolle des Vaters und der Mutter sowie die Geschwisterkonstellationen fallvergleichend skizziert. Diese Faktoren stehen zwar nicht im Fokus der Analyse, sollen vor dem Hintergrund eines systemisch-kontextuellen Ansatzes aber dennoch benannt werden. Sie können im Sinne der Grounded Theory als intervenierende Bedingungen, die breiten und allgemeinen Bedingungen, die auf Handlungs- und Interaktionsstrategien einwirken, verstanden werden.[113]

Das Sample setzt sich sowohl aus Familien mit einem niedrigeren als auch mit einem höheren sozioökonomischen Status zusammen (siehe Tabelle 2: Übersicht Soziodemografie und Familienstruktur: 109). Wie sich in der Auswertung zeigte, lassen sich anhand des sozioökonomischen Milieus keine einheitlichen Zusammenhänge zwischen der Art der Begleitung des Individuationsprozesses und der Entwicklung der exzessiven Computernutzung beschreiben. Familien, die einem schwächeren sozioökonomischen

---

[112]Welche Kriterien die Eltern und Jugendlichen bei der Bewertung der Computernutzung heranziehen, wird in Kapitel 10.5.2 thematisiert.

[113]In diese Betrachtung werden alle befragten Familien (insgesamt sieben) miteinbezogen. Dies geschieht, weil sich die weniger komplexen Daten, wie die Soziodemografie sowie die Familienstruktur, ohne tief gehende Interpretationen leicht benennen lassen und somit das Bild der intervenierenden Bedingungen verfeinert werden kann.

Status zuzuordnen sind, können im Umgang mit der Computernutzung sowohl große Ressourcen (zum Beispiel Familie Nowak) als auch große Defizite (Familie Böhm) aufweisen. Auch im umgekehrten Fall können Familien mit höherem sozioökonomischen Status gravierende Konflikte und andauernde Problematiken zeigen (Familie Weber) oder große Ressourcen zur Bewältigung des Problems aufbringen (Familie Franke, Familie Hartmann).

Es ist nicht das übergeordnete Merkmal „sozioökonomischer Status", das auf spezifische Bedingungen für eine exzessive Computernutzung schließen lässt, einzelne Merkmale des selbigen besitzen jedoch Erklärungspotenzial. Zum Beispiel kommt dem Erwerbsstatus eine besondere Bedeutung zu: Wenn ein oder beide Elternteil(e) in Vollzeit arbeiten, kann die Zeit für Monitoring stark eingeschränkt sein. Die Eltern haben, bedingt durch ihre berufliche Abwesenheit, nicht die Möglichkeit, das Ausmaß der Computernutzung zu kontrollieren oder eine Exzessivität frühzeitig zu erkennen (siehe zum Beispiel Familie Franke). Die Jugendlichen nutzen die unkontrollierten Freiräume, um ihre Zeit am Computer auszudehnen. Eine hohe Wochenarbeitszeit der Eltern kann somit den Verlauf der exzessiven Computernutzung negativ beeinflussen.

Im Sample befinden sich fünf moderne Kleinfamilien sowie zwei Mutterfamilien. Im Fallvergleich kommt man zu dem Ergebnis, dass nicht in erster Linie die Familienform Aufschluss über die Entwicklung der exzessiven Computernutzung gibt, sondern vielmehr die Frage nach der Funktionalität der Familie. Dies wird zum Beispiel bei der Gegenüberstellung der beiden Mutterfamilien deutlich: So konnte im Fall von Familie Neumann ein hohes Engagement sowohl des Vaters als auch der Mutter bei der Problemlösung festgestellt werden. In dieser Familie besteht eine hohe Verbundenheit zwischen Vater und Sohn. Anders verhält es sich in der Mutterfamilie Böhm: Die alleinerziehende Mutter war im Umgang mit der exzessiven Computernutzung auf sich allein gestellt, denn Michaels Vater besucht seinen Sohn nur selten und wurde über die exzessive Computernutzung nicht einmal in Kenntnis gesetzt. In dieser Familie bestehen sowohl in der Mutter-Kind- als auch in der Vater-Kind-Beziehung starke Belastungen.

Fallübergreifend können die Rollen des Vaters und der Mutter verglichen werden. Entgegen der Annahme, die Mütter betonten mehr die Verbundenheit, Väter hingegen die Autonomie (vgl. Gerhard 2005: 33), konnten in den befragten Familien sowohl in dem Erziehungshandeln der Mütter als auch der Väter eine begrenzende Autonomiegewährung sowie das Betonen der Verbundenheit festgestellt werden. In drei Familien treten die Väter aus unterschiedlichen Gründen als schwächerer Erziehungspart auf – weil sie eine weniger ausgeprägte Problemwahrnehmung haben (Familie Janson), krankheitsbedingt zu schwach sind (Familie Nowak), von der Mutter unterdrückt werden (Familie Weber) oder durch ihre Abwesenheit keinen Einfluss nehmen (können) (Familie Böhm). In diesen Familien übernimmt die Mutter eine handlungsleitende Rolle. In den anderen Konstellationen sind die Väter mehr oder weniger aktiv an der Problemlösung beteiligt (Familie Hartmann, Familie Neumann, Familie Franke), wobei in keinem Fall von einem gänzlich autoritären Vater zu sprechen ist. Im Umgang mit der exzessiven Computernutzung zeigen sich diverse Erziehungsstile. In einigen Situationen treten die Väter direktiv auf, in anderen versuchen sie, ihre Söhne durch ein fürsorgliches Verhalten zu unterstützen. Übergreifend bedeutet dies, dass die Mütter vorranging einen aktiven Part bei der Regulierung der Computernutzung des Sohnes einnehmen, die Väter hingegen sowohl aktiv beteiligt sein als auch passiv oder unwissend der exzessiven Computernutzung gegenüberstehen können.[114] In zwei Familien wirken sich die diametralen Verhaltensweisen von Mutter und Vater im Umgang mit der Computernutzung bzw. die unterschiedliche Bewertung des Problems ungünstig aus (Familie Hartmann, Familie Janson).

Im Hinblick auf die Geschwisterbeziehung liegen sehr unterschiedliche Beziehungsqualitäten vor. Zum Teil haben die Jugendlichen eine sehr intensive Beziehung zu ihren älteren Schwestern und Brüdern. In zwei Familien stellt die große Schwester für den Jugendlichen die engste Vertrauensperson dar (Michael Böhm, Klaas Janson). In anderen Konstellationen ist die Geschwisterbeziehung eher durch Distanz geprägt (Familie Nowak). Die Geschwisterbeziehungen können im positiven Fall eine stabilisierende Funktion einnehmen (Familie Janson, Familie Böhm). Im negativen Fall können die Geschwister aber auch eine Konkurrenzsituation auslösen und Teil der Problematik sein (Familie Böhm).

### 10.4. Einsetzende Individuation als eine ursächliche Bedingung

In dem Sample zeigt sich, dass der Beginn der Adoleszenz in allen Fällen mit dem Beginn der exzessiven Nutzung zusammenfällt. Durch die Auswertung der Fallbeispiele können diesbezüglich übergreifende und fallspezifische Ursachen ausgemacht werden. Als relevant erweisen sich der Autonomiezuwachs zu Beginn der Adoleszenz, der Wunsch nach Abgrenzung zu den Eltern sowie das wachsende Interesse an der Identitäts- und Beziehungsarbeit. Diese Aspekte sollen im Folgenden zusammengefasst werden.

---

[114]Allgemein ist zu beachten, dass die Beschreibungen der Väter ausschließlich auf den Aussagen der Mütter und Söhne beruhen.

*Wachsende Autonomiegewährung und wachsendes Autonomiebestreben*

Unabhängig davon, wie die Medienerziehung in den Familien konkret ausgestaltet ist, kommt es bei allen befragten Jugendlichen vor der Phase der exzessiven Computernutzung zu einem Autonomiezuwachs in diesem Bereich. In erster Linie ist dieser auf einen erleichterten Zugang zum Gerät zurückzuführen. Die Heranwachsenden erwerben von ihrem eigenen Geld ihren ersten eigenen Computer, bekommen ihn von den Eltern geschenkt oder handeln einen möglichst barrierefreien Zugang aus. In allen Familien werden die wachsenden Freiräume zunächst gemäß des alterstypischen Prozesses gewährt – jedoch in einem unterschiedlichen Ausmaß und unter unterschiedlichen Bedingungen. Zu Beginn der exzessiven Mediennutzung steht aufseiten der Eltern eine wachsende Autonomiegewährung und aufseiten des Jugendlichen ein wachsendes Autonomiebestreben.

Hinsichtlich der Internetnutzung ergibt sich dabei jedoch eine Besonderheit: Bei einigen Heranwachsenden bestehen schon vor der Adoleszenz kaum Begrenzungen und demnach relativ große Freiräume. Dies wird von den Eltern damit begründet, dass die Computerspielenutzung in den Anfängen zunächst in einem zeitlich akzeptablen Rahmen stattfand und daher keine Notwendigkeit gesehen wurde, medienerzieherische Regelungen aufzustellen. Der Bereich Computerspiele wird zudem von den Eltern größtenteils als selbstbestimmter Bereich definiert, da er in den Freizeitbereich des Jugendlichen fällt. Das heißt, in drei Familien ist die Computernutzung des Jugendlichen vor Beginn der exzessiven Phase durch ein hohes Maß an Selbstbestimmung gekennzeichnet. Nur in zwei Familien bestehen seit Beginn Einschränkungen bezüglich der Computernutzung, die mit dem Eintritt in das Jugendalter jedoch aufgeweicht werden.

*Distanzierung in der Eltern-Kind-Beziehung*

Die Jugendlichen können während sie online spielen weitestgehend ohne Beobachtung der Eltern agieren und somit Autonomie ausleben: *„Und das war mir da auch immer wichtig, da dass mir da keiner über die Schulter schaut"* (Simon 01:02:09). Die Eltern werden als *„Störfaktor"* (Frau Hartmann 00:12:05) wahrgenommen, das Zimmer als Rückzugsort, als *„Festung"* (Michael 00:29:59) genutzt. Die Nutzung der Onlinespiele dient demnach auch als Mittel der Distanzierung in der Eltern-Kind-Beziehung. Die Möglichkeit zur Distanzierung von den Eltern ist bei der Nutzung von Computerspielen besonders hoch, da die Eltern diesen in den meisten Fällen mit Distanz, Unverständnis, Skepsis oder Ablehnung begegnen: *„Das hat mich ÜÜberhaupt nicht gereizt, ich kann die ganze Faszination nicht verstehen"* (Frau Hartmann 00:07:23). Vor diesem Hintergrund stellt die Onlinespiele-Nutzung ein besonders gutes Mittel dar, um sich von den Eltern abzugrenzen und einen elternunabhängigen Lebensbereich zu definieren. Viele Eltern haben nicht die Möglichkeit, an dem Geschehen teilzuhaben oder es auch nur zu verstehen.

Das Agieren in elternunabhängigen Interaktionsräumen kann die Herausbildung elternunabhängiger Lebensvorstellungen, eigener Wert- und Normvorstellungen und damit die Entwicklung einer individuierten Identität vorantreiben.

*Computerspielenutzung als Mittel zur Identitäts- und Beziehungsarbeit*

In den Fallbeispielen wird deutlich, dass Onlinespiele für Jugendliche aus unterschiedlichen Gründen attraktiv sind (siehe auch Kapitel 3.2). Insbesondere stellen sie für alle Befragten ein Mittel zum Beziehungsaufbau zu Gleichaltrigen und zur Beziehungsgestaltung dar. Ein mangelndes Selbstbewusstsein oder soziale Ängste, die bei den befragten Jugendlichen vermehrt festzustellen sind, erhöhen die Attraktivität, Beziehungen über das Onlinespiel aufzubauen. Hier finden die Jugendlichen ein sicheres Terrain, auf dem die Anforderungen an die Interaktion im Vergleich zur Face-to-Face-Kommunikation niedriger sind. Zum Beispiel besteht die Möglichkeit, den Interaktionsraum jederzeit zu verlassen, und zudem spielen Äußerlichkeiten keine Rolle. Gleichzeitig ist das Spielen am Computer auf Erfolgserlebnisse ausgerichtet und enthält dadurch ein erhöhtes Potenzial zur Selbstwertsteigerung (siehe Simon, Daniel). Dieses Potenzial entsteht nicht nur durch spielimmanente Faktoren, sondern auch im Kontakt mit FreundInnen und SchulkameradInnen. Computerspiele sind *„cool und angesagt"* (Klaas 00:47:00). Somit besitzt das erfolgreiche Spielen am Computer auch im realweltlichen Austausch ein selbstwertsteigerndes Potenzial.[115]

*Latenzzeit*

Onlinespiele bedienen im besonderen Maße adoleszenztypische Bedürfnisse und können zu Beginn des Jugendalters häufig selbstbestimmt und unbeobachtet genutzt werden. Die großen Freiräume am Beginn der exzessiven Computernutzung erschweren das spätere Begrenzen, weil es dadurch – konträr zum adoleszenztypischen Normalverlauf, der durch einen Zuwachs an Autonomie gekennzeichnet ist – zu einer Reduktion der Autonomiegewährung kommt. Zu diesen Ausgangsbedingungen addiert sich, dass eine Latenzzeit zwischen der Problementwicklung und der Problemwahrnehumg der Eltern entsteht. Die Eltern müssen das Ausreizen der Freiräume, das exzessive Ausmaß,

---

[115]Die Bedeutung der Onlinespiele für die Beziehungs- und Identitätsarbeit konnte in dieser Arbeit nicht umfassend ausgewertet werden. Wie bereits in den Limitationen beschrieben, wurde der Schwerpunkt im Prozess der Individuation auf den Beziehungsaspekt gelegt. Für Ergebnisse zum Zusammenspiel von Identitätsprozessen und exzessiver Online-Rollenspielnutzung siehe Hirschhäuser 2010 sowie Hirschhäuser 2012.

erst einmal erkennen, um erzieherische Maßnahmen zu ergreifen. In der Latenzzeit kann das Verhalten des Jugendlichen, das nicht selten eine Bewältigungsstrategie für soziale oder persönliche Schwierigkeiten darstellt, zu einem festen Bestandteil seines Alltags werden. Vor dem Hintergrund auftauchender Probleme in der Schule, sinkender Schulleistungen, Schulabstinenz bzw. -abbrüchen oder dem Rückzug des Jugendlichen aus dem familialen und sozialen Leben nehmen die Eltern einen Mangel an Verantwortungsübernahme aufseiten des Jugendlichen wahr und können so ihre erzieherische Verantwortung nicht bedenkenlos abgeben. Nach einiger Zeit bilden die Eltern eine Problemwahrnehmung aus und werden aktiv.

### 10.5. Familiale Interaktionen im Kontext der exzessiven Onlinespiele-Nutzug unter Berücksichtigung der Verbundenheit

Die befragten Mütter versuchen angesichts ihrer Problemwahrnehmung auf unterschiedliche Weise, das exzessive Nutzungsverhalten zu begrenzen, während die Jugendlichen ihre gerade gewonnenen Freiräume auf verschiedene Weise verteidigen. Auf Basis der Fallbeispiele können sechs Verhaltensweisen der Eltern und acht verschiedene Verhaltensweisen der Jugendlichen identifiziert werden, die für den Verlauf der exzessiven Computernutzung einen besonders hohen Erklärungswert besitzen. Die Interaktionen lassen sich entlang der zentralen Kategorien Autonomie und Verantwortung anordnen und im Hinblick auf ihre Ausprägungen unterscheiden. Dabei wird der Aushandlungsprozess, wie einleitend beschrieben, maßgeblich durch die Beziehungsqualität in einer Familie, also den Kontext, mitbestimmt. Die Reaktion der Jugendlichen auf eine ähnliche Verhaltensweise der Eltern variiert mit der Beziehungsqualität, diese wird daher bei der Beschreibung der Interaktionen systematisch miteinbezogen. Im Folgenden werden die Ausprägungen der Kategorien Autonomie und Verantwortung beschrieben.

### 10.5.1. Autonomie

Das Aushandeln von Autonomie macht sich, wie beschrieben, am *Autonomiebestreben* des Jugendlichen und der *Autonomiegewährung* der Eltern fest. Im Kontext einer exzessiven Computernutzung sind in dem befragten Sample Ausprägungen der elterlichen Autonomiegewährung von *repressiv* (Autonomiegewährung am geringsten) über *verhandlungsbasiert* bis *nachgiebig* (Autonomiegewährung am höchsten) zu finden. Das Autonomiebestreben der Jugendlichen variiert von *devot* (Autonomie-bestreben am geringsten) über *rebellierend* und *ignorierend* bis *bestimmend* (Autonomiebestreben am höchsten). In den Ausprägungen spiegelt sich die hierarchische Konstellation der Eltern-Kind-Beziehung von asymmetrisch über symmetrisch bis dyssymmetrisch[116] wider.

Verhaltensweisen der Eltern: Autonomiegewährung

a) *Repressives Dirigieren*

> *„... je weniger man \*1\* [den Kindern] die Möglichkeit lässt, zu verhandeln, umso weniger verhandeln die auch. Ja?" (Frau Weber 01:00:14)*

> *„... dann fahren wir noch eine Woche in den Urlaub, wo ich gesagt hab': ‚Es wird kein Computer mitgenommen.' Das ist für mich BEDINGUNG, weil das mich so stresst und weil ich mich unwohl fühle, wenn die dann erst mittags oder so aufstehen." (Frau Janson 00:19:46)*

Dem *repressiven Dirigieren* seitens der Eltern liegt eine stark asymmetrische Orientierung zugrunde. Diese Eltern formulieren aus einer dominanten Haltung heraus restriktive Regeln und versuchen, die Computernutzung mit autoritären Mitteln – wie die technische Begrenzung oder die Wegnahme des Computers – zu reduzieren. Sie verstehen die strenge Regulierung als Schutz und begründen sie mit einer mangelnden Selbstständigkeit des Sohnes.

b) *Verhandlungsbasiertes Lenken*

> *„JETZT machen wir Problemgespräch. Sehr unbeliebt, aber jetzt setzen wir uns zu dritt hin, Vater, Mutter, Sohn, und sagen noch mal hier, was sind eigentlich die Grenzen, was setzen// was denkt er, was 'n guter Zeitraum ist, der auch ausreichen müsste, und was denken wir. Und wo finden wir uns da und was machen wir ab." (Frau Franke 00:10:43)*

Wie aus dem Zitat deutlich wird, stehen in anderen Familien die Prinzipien einer autoritativen Erziehung im Vordergrund (Familie Franke, Familie Hartmann). Auch in diesen Familien wird die Autonomie in Reaktion auf die exzessive Mediennutzung eingeschränkt. Die Einschränkungen werden aber nicht direktiv vorgegeben, sondern in Aushandlungsprozessen gemeinsam festgelegt. Im Vordergrund stehen das Miteinander-Reden, die argumentative Begründung von Verhaltensregeln und das Bemühen um eine gemeinsame Lösung. Aus diesem Grund wird von einer verhandlungsbasierten Autonomiegewährung gesprochen.

---

[116]Der Begriff der Dyssymmetrie wurde aufgrund der Beziehungskonstellation in Familie Böhm (vgl. Kapitel 9.2) eingeführt. Er verweist auf eine atypische Hierarchie in der Eltern-Kind-Beziehung. In diesen Familien treten nicht die Eltern, sondern das Kind bestimmend auf (in der Literatur bezeichnet als asymmetrische Eltern-Kind-Beziehung).

c) *Nachgiebiges Gewährenlassen*

> *„Ja, okay. Um// ehrlich gesagt, um Streit zu vermeiden, (SCHNELL) [...] Ich war vielleicht auch etwas bequem. Hab dann gesagt: ‚Na ja gut, dann lass ihn halt, und Hauptsache er steht dann am nächsten Morgen auf, geht zur Schule.' Und ja, hätt' ich wahrscheinlich härter, härter durchgreifen müssen, ne, also konsequenter sein."* (Frau Böhm 00:02:48)

Die Reaktion nachgiebiger Eltern auf eine exzessive Computernutzung ist durch Passivität gekennzeichnet (Familie Böhm). Unter dem Vorzeichen einer permissiven Erziehung werden keine Grenzen gesetzt bzw. keine Konsequenz bei ihrer Durchsetzung gezeigt. Das Begründungsmuster der Mutter im Fallbeispiel bezieht sich auf den Familienfrieden: Die Grenzsetzung wird umgangen, um Auseinandersetzungen zu vermeiden. Die exzessive Computernutzung wird zum selbstverständlichen Bestandteil des Alltags des Jugendlichen und der Familie.

Verhaltensweisen der Jugendlichen: Autonomiebestreben

a) *Rebellierende Provokation* als Reaktion auf *repressives Dirigieren* im Kontext einer belasteten Mutter-Kind-Beziehung

> *„... die ham mir ma' den PC für 'ne große Zeit weggenommen, was für mich unerträglich war, weil ich halt auch einfach mich da betrogen fühle, weil der gehört MIR, das ist mein eigener Computer und ich krieg den EINFACH so weggenommen, wegen 'ner Laune von meinen Eltern. Und das ist halt etwas, was ich halt \*4\* was ich halt enorm schlimm find."* (Martin Weber 00:32:34)

Das rebellierende Autonomiebestreben ist eine Reaktion auf das repressive Dirigieren im Kontext einer distanzierten und abwertenden Eltern-Kind-Beziehung. Der Jugendliche fühlt sich in seinen Selbstbestimmungsrechten übermäßig eingeschränkt; er widersetzt sich aus diesem Grund den Regulierungen der Eltern demonstrativ und provoziert Aushandlungsprozesse über das Ausmaß der Computernutzung. Die starken Einschränkungen wecken in ihm Aggressionen, sodass Auseinandersetzungen regelmäßig eskalieren.

b) *Devoter Rückzug* als Reaktion auf *repressives Dirigieren* im Kontext einer intakten Mutter-Kind-Beziehung

> *„... also wenn irgendwie mich irgendjemand drum bittet oder sagt: ‚Mach ma' das!', dann mach' ich das eigentlich auch und widersetz' mich da nicht."* (Klaas Janson 00:27:03)

Im Kontext einer Mutter-Kind-Beziehung, die durch eine starke Verbundenheit geprägt ist, fällt die Reaktion des Jugendlichen auf ein rigides Begrenzen der Computernutzung anders aus: Die autoritär durchgesetzten Einschränkungen werden zunächst akzeptiert und befolgt. Der Jugendliche entzieht sich dem Konflikt und ordnet sich unter. Gleichzeitig zieht er sich immer mehr in seine eigene Welt zurück.

c) *Heimliches oder demonstratives Ignorieren der Grenzen* als Reaktion auf ein *verhandlungsbasiertes Lenken* im Kontext einer intakten Mutter-Kind-Beziehung

> „... *das hat mich auch überhaupt nicht tangiert, was so meine Eltern dazu gesagt haben, was sie dazu gemeint haben, es wär, glaub' ich, voll egal gewesen, ob sie da gar nichts zu gesagt hätten, oder ob sie jetzt da gestresst hätten, oder ob sie noch mehr gestresst hätten."* (Daniel Hartmann 00:37:08)

In Familien mit einer verhandlungsbasierten Autonomiegewährung fällt auf, dass die Jugendlichen trotz der fairen Aushandlungsprozesse die Regeln missachten und sie sich entweder heimlich oder demonstrativ über die gemeinsam erstellten Regeln hinwegsetzen. Das heimliche oder demonstrative Ignorieren legitimieren die Jugendlichen mit ihrer individuellen Bewertung der Computernutzung: Sie nehmen ihr Verhalten nicht als problematisch wahr und sehen deshalb keinen Grund, sich einzuschränken.[117] Zeigen die Jugendlichen gute schulische Leistungen, nutzen sie dies zusätzlich als Rechtfertigung für die selbstbestimmte Computerspielenutzung. Sie kommen ihren Verpflichtungen nach und können daher jenseits der Verpflichtungen auch Freiheiten einfordern, so ihre Argumentation.

Die Heranwachsenden zeigen ein sehr hohes Autonomiebestreben und realisieren dies auch ohne Zustimmung der Eltern. Die Basis für dieses hohe Autonomiestreben bietet eine stabile Verbundenheit mit den Eltern.

d) *Bestimmende Provokation* als Reaktion auf *nachgiebiges Gewährenlassen* im Kontext einer belasteten Mutter-Kind-Beziehung

> „... *im Endeffekt hab' ich nicht viel sagen müssen und die Dinge sind trotzdem so geblieben."* (Michael Böhm 00:25:11)

Die Reaktion des Jugendlichen auf das nachgiebige Gewährenlassen der Mutter weist in zwei Richtungen: Zum einen ist dem Jugendlichen bewusst, dass er durch ein konsequentes und uneinsichtiges Auftreten den Zurechtweisungen der Mutter schnell entgehen kann. Entsprechend reagiert er auf die wenigen Versuche der Mutter, Einschränkungen zu formulieren, abweisend oder ignorierend und kann ohne großen

---

[117]Auf Basis der Fallbeispiele kann die Strategie des Ignorierens in zwei Abstufungen beschrieben werden. Das demonstrative Ignorieren besitzt ein höheres Abgrenzungspotenzial in Bezug auf die Eltern als das heimliche. Diese Differenzierung spiegelt sich auch in dem etwas unterschiedlichem Erziehungsstil der Eltern wider. In Familie Franke werden punktuell direktive Regeln vorgeben, dies ist in Familie Hartmann nicht der Fall. Das Autonomiebestreben von Daniel Hartmann, der die Strategie des demonstrativen Ignorierens anwendet, setzt eine symmetrischere Beziehung voraus als das heimliche Ignorieren, das von Simon Franke angewandt wird. In beiden Familien ist die Verbundenheit zwischen Eltern und Kind als hoch einzustufen. Die Jugendlichen loben den Erziehungsstil ihrer Eltern, fühlen sich wohl und unterstützt.

Aufwand seine Computernutzung nach eigenem Belieben gestalten. In dieser Dyade ist die Beziehungsqualität zwischen Mutter und Sohn belastet, weil der Jugendliche die emotionale Zuwendung seiner Mutter stark vermisst. Das permissive Erziehungsverhalten verstärkt dieses Gefühl, denn dieses wird von dem Kind als Desinteresse der Mutter gedeutet. Vor diesem Hintergrund reagiert der Jugendliche zum anderen damit, Konflikte über die exzessive Computernutzung zu provozieren, um die Aufmerksamkeit seiner Mutter zu erregen.

Vergleich der Verhaltensweisen im Kontext von Autonomie

Vergleicht man die Verhaltensweisen der Eltern im Hinblick auf die Gewährung von Autonomie ist zu erkennen, dass sie Grenzen unter unterschiedlichen hierarchischen Bedingungen und mit unterschiedlicher Rigidität formulieren. Den Jugendlichen werden entsprechend unterschiedlich große Verhandlungsspielräume und Mitbestimmungsrechte zugestanden. Dabei gilt jedoch kurzfristig für alle Familien: Unabhängig davon, ob Freiräume direktiv vorgegeben, ausgehandelt oder grenzenlos verfügbar sind, alle Jugendlichen nutzen Onlinespiele aus der Perspektive der Eltern exzessiv. Die Jugendlichen rebellieren gegen enge Grenzen, missachten verhandlungsbasierte Abmachungen oder reizen weiche Grenzen aus.

Die *Art der Missachtung der Grenzen* der Jugendlichen variiert jedoch entlang des vorgegebenen Verhandlungsspielraums und der zugestandenen Selbstbestimmungsrechte. In einer stark asymmetrischen Beziehungskonstellation, in der Grenzen rigide und eng bestimmt werden, kommt es zu aggressiven Auseinandersetzungen und zu Kämpfen um mehr Selbstbestimmungsrechte und Autonomie. Im Jugendlichen werden durch die enge elterliche Begrenzung Gefühle der Machtlosigkeit, Frustration und Aggressionen geweckt. Die Computernutzung gewinnt an Wert für den Jugendlichen und wird somit zum Symbol der Selbstbestimmung.

Die autoritative Form der Einschränkung, das *verhandlungsbasierte Lenken*, beschneidet die Selbstbestimmungsrechte des Jugendlichen nicht gänzlich und lässt eine Distanzierung des Jugendlichen zu. Im Gegensatz zu einer autoritären Wegnahme des Computers wird durch das autoritative Verhalten der Eltern die Vorliebe des Jugendlichen akzeptiert. Lediglich die Art der Nutzung wird diskutiert und Regeln werden gemeinsam ausgehandelt. Obwohl das verhandlungsbasierte Lenken das Setzen von Grenzen einschließt, bleibt durch das gemeinsame Aushandeln der Regeln die gegen-seitige Anerkennung bestehen. Trotz der fairen Aushandlungsprozesse fühlen sich die Jugendlichen in ihrer Autonomie ungerechtfertigt eingeschränkt. Sie bewerten ihr Computernutzungsverhalten – anders als ihre Eltern – als unproblematisch und gestalten aus diesem

Grund ihre Computernutzung demonstrativ oder heimlich nach eigenem Belieben. Den Strategien des heimlichen oder demonstrativen Ignorierens der Grenzen ist zu entnehmen, dass die Jugendlichen der eigenen Bewertung ihres Handelns mehr Bedeutung beimessen als der Bewertung ihrer Eltern. Dies zeugt davon, dass der Prozess der Individuation schon fortgeschritten ist. Auf kognitiver Ebene haben sich die Jugendlichen von ihren Eltern distanziert und sind in der Lage, eigene Standpunkte zu vertreten. Anzunehmen ist, dass die Kinder durch den verhandlungsbasierten Erziehungsstil der Eltern – der bereits vor der exzessiven Computernutzung das Interaktionsverhalten bestimmte – schon früh lernten, dass ihre Standpunkte und ihre autonome Persönlichkeit ernst genommen werden und somit auch speziell im Jugend-alter, in dem Autonomieansprüche ohnehin wachsen, der Anspruch auf Autonomie besonders ausgeprägt ist. Dass die Jugendlichen ihre Selbstbestimmungsrechte auch ohne Einverständnis der Eltern umsetzen und sich trotz des Entgegenkommens der Eltern diesen widersetzen, kann mit den hohen Autonomieansprüchen und dem stabilen Familienklima begründet werden. Die Jugendlichen ignorieren die Vereinbarungen, weil sie den Verlust der Verbundenheit trotz der Übertritte nicht fürchten müssen. Die stabile Verbundenheit bietet demnach eine sichere Basis für Autonomie-bestrebungen. Dieser fundamentale Unterschied zur rigiden Autonomiegewährung erklärt positive und negative Verläufe der problematischen Computernutzung (siehe hierzu Kapitel 10.6).

Durch ein *nachgiebiges Gewährenlassen* manifestiert sich eine Dyssymmetrie in der Eltern-Kind-Beziehung, der Sohn setzt die Grenzen und die Mutter fügt sich diesen weitestgehend. In diesem Zusammenhang kann von einer überfordernden Autonomie gesprochen werden, denn der Jugendliche lernt weder, seinen Computerkonsum selbstverantwortlich zu regulieren, noch gelingt es ihm, andere Verpflichtungen zu erfüllen.

### 10.5.2. Verantwortung

In den befragten Familien ließen sich bisweilen diametrale Ausprägungen der Kategorie Verantwortung finden, die in ihren jeweiligen Extremen Erklärungspotenzial für die Entwicklung der exzessiven Computernutzung aufweisen. In Bezug auf die erzieherische Verantwortung kann zwischen *überengagierten* (Verantwortungsabgabe am geringsten), *interessierten* und *egoistischen* (Verantwortungsabgabe am höchsten) Verhaltensweisen unterschieden werden. In Bezug auf die Selbstverantwortung der Jugendlichen finden sich Verhaltensweisen mit den Ausprägungen *paralysiert* (Verantwortungsübernahme am geringsten) *unzufrieden* und *frustriert* bis *partiell* (Verantwortungsübernahme am höchsten).

Verhaltensweisen der Eltern: erzieherische Verantwortung

a) *Überengagierter Pragmatismus*

> *„[Ich hab...]... ihn immer gefragt, ob ich ihm beim Lernen helfen soll oder ich hab' ihm gesagt: ‚Jetzt musst du Hausaufgaben machen.'" (Frau Janson 00:12:17)*

> *„Ich hab' sogar schon nachts, bis nachts um VIER seine Praktikumsarbeit in eine anständige Form gebracht und bin morgens um halb sieben wieder aufgestanden und selber arbeiten gegangen, ja, während er gePENNT hat. Ja. Solche Sachen habe ich gemacht. Ich bin ausgepowert, ich bin RATlos, ich habe alles angeleiert." (Frau Weber 01:12:25)*

Zwei der befragten Mütter zeigen ein starkes Engagement bei der Unterstützung ihrer Söhne im Hinblick auf sachbezogene Problemfelder. Die Mütter engagieren sich aufopferungsvoll, um ihre Söhne bei der Bewältigung ihrer schulischen Pflichten zu unterstützen, arrangieren Alternativen für deren Freizeitgestaltung oder entwickeln für sie berufliche Perspektiven. Ihre Unterstützung äußert sich in permanenten Ratschlägen oder in dem Übernehmen von Aufgaben. Die beiden Mütter nehmen ihre Söhne als hilfsbedürftig und unselbstständig wahr, sorgen sich um ihren Werdegang und begründen so ihr Verhalten. Ihr hohes Engagement zeugt von einer geringen Verantwortungsabgabe an ihre Söhne.

b) *Interessierte Präsenz*

> *„Ich hab' mich da manchmal einfach hingesetzt und es mir angeguckt, so lange, bis er nervös wurde. (MIT VERSTELLTER, ABGEHACKTER STIMME) ‚Was willst'n du eigentlich hier? Was machst'n da?' (LACHT) Ich sach: ‚Ich guck ma', womit du deine Zeit verbringst ne?'" (Frau Hartmann 00:38:28)*

> *„Also das war so, das erinner' ich wirklich als gebetsmühlenartige Geschichte und: ‚Kommst du dann gleich mal hoch?', oder: ‚Dann trinken wir aber zusammen 'ne Tasse Kaffee, Tee, essen Keks'?' Also immer wieder das ‚Gucken, wo steckst du, wo bist du da so lange, was hast du sonst noch vor, ne. Lass mich REIN (SCHLAG)." (Frau Franke 00:05:53)*

Bei den Söhnen, deren Mütter mit *interessierter Präsenz* auf die Computernutzung reagieren, stellt die Erfüllung schulischer Verpflichtungen aufgrund guter Leistungen weniger ein Problem dar. Die Mütter sorgen sich vorrangig wegen der hohen Bedeutung der Computernutzung um ihren Sohn sowie wegen seines Rückzugs aus dem sozialen und familialen Leben. Durch ihr Auftreten vermitteln sie Interesse und zeigen gleichzeitig Präsenz. Das Interesse äußert sich unter anderem darin, dass die Mütter sich mit den Spielinhalten auseinandersetzen und versuchen, die Faszination ihrer Söhne zu begreifen. Es kann sich außerdem in einem Verständnis für die Entwicklungsphase des Sohnes ausdrücken, das eine empathische Reaktion auf das exzessive Verhalten begründet.

Neben der interessierten und akzeptierenden Haltung zeigen die Mütter Präsenz und signalisieren dem Jugendlichen dadurch, dass sie sein Verhalten beobachten und gegebenenfalls eingreifen könnten. Sie versuchen, den Kontakt zu bewahren und gemeinsame Zeiten zu sichern.

In dem Verhalten der Mütter spiegelt sich eine kontrollierte Verantwortungsabgabe wider.

c)  *Egoistisches Verwöhnen*

> *„(LACHT) Jaaa, das [Essen] bring' ich dann auch oftmals direkt an den (LACHT) PC."* (Frau Böhm 00:16:55)

Die Verhaltensweise des *egoistischen Verwöhnens* zielt nicht wie die übrigen Verhaltensweisen darauf ab, das exzessive Verhalten des Sohnes zu ändern und ihn zum Erledigen seiner Verpflichtungen zu animieren, sondern beschreibt, wie die Mutter die exzessive Computerspielenutzung des Sohnes unterstützt: Die Mutter verrichtet sämtliche Hausarbeiten, räumt das Zimmer des Sohnes auf und bringt ihm sein Essen an den Computer. Sie hält sich mit sonstigem Maßregeln zurück und forciert kaum die Bewältigung schulischer Verpflichtungen, sondern belässt den Sohn weitestgehend in seiner Passivität. Sie schafft durch ihr Verhalten eine gemütliche und bequeme Atmosphäre für ihren Sohn und sorgt hiermit dafür, dass Harmonie bewahrt wird Das Bedürfnis nach Harmonie, so erklärt sie selbst, begründet ihr Verhalten. Hieran lassen sich die egoistischen Motive der Mutter festmachen.

Durch das *egoistische Verwöhnen* findet keine Stärkung des jugendlichen Verantwortungsgefühls statt.

Verhaltensweisen der Jugendlichen: Verantwortungsübernahme

a)  *Paralysierte Versuche* als Reaktion auf *überengagierten Pragmatismus* im Kontext einer belasteten Mutter-Kind-Beziehung

> *„Du kommst von der Schule, wirst fallen gelassen, sollst halt wissen, was machst du. Und das überfordert mich halt viel zu krass. [...] Ich kenn ja noch nicht mal alle Jobs auf der Welt, aber halt für mich ist es wichtig, dass ich irgendwas finde, wo ich motiviert auftreten kann. Und ich MÖCHT ja arbeiten."* (Martin Weber 1:04:30)

Die Reaktionen der Jugendlichen auf das überengagierte Verhalten ihrer Mütter sind wiederum abhängig von der Beziehungsqualität. Im Kontext eines distanzierten Familienklimas steckt der Jugendliche in seiner Handlungsunfähigkeit fest. Er fühlt sich stark unter Druck gesetzt, seine berufliche Zukunft zu gestalten und Verantwortung zu übernehmen. Er unternimmt Versuche in diese Richtung, aber es mangelt an einem klaren Berufsziel, an geeigneten Handlungsstrategien und an dem nötigen Selbstbewusstsein, um den Anforderungen gerecht werden zu können. Ohne den emotionalen Rückhalt der Mutter kann der Heranwachsende seine Selbstständigkeit und Unabhängigkeit nicht weiterentwickeln, die stabile Basis für eine Verantwortungsübernahme fehlt. Die fortwährende Unselbstständigkeit des Jugendlichen bekräftigt nun den kritischen Blick der Mutter auf ihren Sohn und intensiviert somit das tiefer liegende Problem – die belastete Beziehung zwischen Mutter und Kind.

b) *Unzufriedenes Befolgen* als Reaktion auf *überengagierten Pragmatismus* im Kontext einer intakten Mutter-Kind-Beziehung

> *„Vorher hatt' ich immer das Gefühl, er sagt überhaupt nichts. Ich kann mit ihm gar nicht streiten. Es ist kein Ansatzpunkt für mich da. Er hat sich da immer zurückgezogen." (Frau Janson 00:11:10)*

Obwohl die Handlungsvorschläge der Mutter häufig nicht zu den eigenen Handlungswünschen passen, sperrt sich der Jugendliche im Kontext eines positiven Familienklimas zunächst nicht gegen die Ratschläge und Bevormundungen der Mutter. Er greift die Vorschläge der Mutter auf und formuliert keinen Widerspruch. Gleichzeitig zieht er sich nach Darstellung der Mutter aber immer weiter zurück und gibt das Bedürfnis, am Computer zu spielen, nicht auf.

Auch im Kontext einer hohen Verbundenheit hemmt ein überengagierter Pragmatismus der Mutter die Entwicklung der Selbstständigkeit des Jugendlichen, wenn dadurch dessen eigene Handlungsstrategien nicht erprobt und ausgelebt werden können. Erst im späteren Verlauf formuliert der Heranwachsende eigene Handlungsalternativen und -wünsche (siehe Kapitel 10.6).

c) *Partielle Verantwortungsübernahme* als Reaktion auf *präsentes Interesse* im Kontext einer intakten Mutter-Kind-Beziehung

> *„... so mein Job ist Schule und solange mein Job Schule okay ist, kann ich machen, was ich möchte, so." (Daniel 00:22:31) [...] Und das war meistens das ultimative Argument, um alles, \* was sie tun wollten, 'n bisschen totzuschlagen." (Daniel Hartmann 00:31:13)*

> *„Wie ist es denn so mit dem Thema Mithilfe im Haushalt? Hast du irgendwelche Pflichten, Aufgaben?" (L. R.) „Ja, selbstverständlich eigentlich. Also das ist bei uns nicht so 'n Kampf." (Simon Franke 00:52:08)*

In Familien, in denen die Mütter dem exzessiven Nutzungsverhalten ihrer Kinder mit Interesse und Präsenz begegnen, übernehmen die Heranwachsenden partiell Selbstverantwortung. Sie nutzen den Computer exzessiv und schaffen es trotzdem weitestgehend, ihren schulischen Verpflichtungen nachzukommen. Auffällig ist, dass im Hinblick auf die

Verantwortungsübernahme Wahrnehmungsdifferenzen zwischen Müttern und Söhnen bestehen. Insbesondere weitere Verantwortungsbereiche, wie zum Beispiel die Mithilfe im Haushalt oder das Versorgen des Haustiers, werden aus der Perspektive der Jugendlichen ebenso verantwortungsbewusst erfüllt. Die Mütter hingegen sehen hier einen Mangel an Verantwortungsübernahme. Diese unterschiedliche Bewertung nehmen die Jugendlichen jedoch gar nicht wahr. Sie nutzen weiterhin ihre subjektiv wahrgenommene Verantwortungserfüllung als Legitimation für eine selbstbestimmte Computernutzung. Die *partielle* Verantwortungsübernahme zeigt, dass sich auch diese Jugendlichen noch in einem Prozess der wachsenden Verantwortungsübernahme befinden. In Interaktionen versuchen die Mütter weiterhin, die jugendliche Eigenverantwortlichkeit zu stärken.

d) *Frustrierter Genuss* als Reaktion auf *egoistisches Verwöhnen* im Kontext einer belasteten Mutter-Kind-Beziehung

> *„... dann sag' ich hier: ‚Mudder, bitte bring mir ma' irgendwie was zu essen!'*
> *[...] ‚Bring mir ma', ja weiß nicht, 'n Burger mit oder so.' Und das macht sie*
> *dann auch meistens und so ja, ist das ziemlich leicht dann, einfach auch viele*
> *Stunden am Tag zu sitzen, weil man einfach keine Pflichten hat und so ist das*
> *eigentlich ganz entspannt so."(Michael Böhm 00:09:33)*

> *„... erst fand er [das Praktikum] ganz toll, aber als es dann losgehen sollte,*
> *dann fiel es ihm dann irgendwie schon so SCHWER, sich da von zu Hause los-*
> *zueisen und dann noch diesen langen WEG in Kauf zu nehmen. Er musste*
> *dann fast 'ne Stunde fahr'n mit Bus und Bahn, dass er das auch leider über-*
> *haupt nicht durchgezogen hat, er hat's abgebrochen." (Frau Böhm 00:10:07)*

Die Reaktion des Jugendlichen auf das egoistische Verwöhnen der Mutter im Kontext einer belasteten Mutter-Kind-Beziehung weist in zwei Richtungen. Der Jugendliche lässt sich zunächst gern verwöhnen und fordert diese Art der mütterlichen Aufmerksamkeit mit der Zeit auch bestimmend ein. Er nimmt seine schulischen und später seine ausbildungsbezogenen Aufgaben immer weniger wahr und konzentriert sich auf sein Computerspiel. Diverse Versuche, Selbstverantwortung zu übernehmen, scheitern. Er hat hohe Fehlzeiten oder bricht berufsvorbereitende Maßnahmen ab. Zum anderen entspricht im Kontext einer belasteten Beziehungsqualität die versorgungsbetonte Zuwendung der Mutter nicht den eigentlichen Bedürfnissen des Sohnes. Er vermisst die emotionale Zuwendung seiner Mutter, die sich auch im Setzen von Grenzen sowie in Appellen ausdrücken kann. Aufgrund dessen sowie aufgrund der schulischen und ausbildungsbezogenen Misserfolge ist der Heranwachsende frustriert.

Vergleich der Verhaltensweisen im Kontext von Verantwortung

Die Interaktionen zeigen, dass es im Kontext einer exzessiven Onlinespiele-Nutzung zu Aushandlungsprozessen der Verantwortungsverteilung kommt. Die Mütter stellen einen Zusammenhang zwischen der zu hohen Bedeutung der Computerspiele und schulischen oder ausbildungsbezogenen Schwierigkeiten, der Vernachlässigung sozialer Kontakte oder dem Rückzug aus dem familialen Leben fest. Übergreifend nehmen sie einen Mangel an Selbstverantwortung ihrer Söhne wahr und werden aktiv. Dabei lassen sich die Verhaltensweisen der Mütter insbesondere hinsichtlich ihrer Ansatzpunkte unterscheiden. Einige Mütter unterstützen ihre Söhne vorrangig bei der Bewältigung sachbezogener Aufgaben, andere sehen die hauswirtschaftliche Versorgung als wichtig an. Wieder andere Mütter versuchen, einen emotionalen Kontakt herzustellen und Interesse zu zeigen.[118] Die unterschiedlichen Ansatzpunkte stärken erstens in einem unterschiedlichen Ausmaß die jugendliche Selbstverantwortung und sind zweitens durch eine mehr oder weniger große Passung zu den Bedürfnissen der Jugendlichen gekennzeichnet. Vier der fünf befragten Mütter beschreiben die Förderung von Selbstständigkeit und Selbstverantwortung prinzipiell als ein Erziehungsziel, gleichzeitig gestehen die Mütter durch ihre Unterstützungsmaßnahmen den Söhnen jedoch unterschiedlich große Räume für Selbstverantwortung zu. Insbesondere der *über-engagierte Pragmatismus* ist vor diesem Hintergrund durch ein widersprüchliches Verhalten gekennzeichnet: Die Mütter verlangen eine Verantwortungsübernahme ihres Kindes, die Räume für Selbstverantwortung und Selbstbestimmung werden jedoch klein gehalten. Durch das ständige Beanstanden und Zurechtweisen sowie durch das Übernehmen der jugendlichen Verpflichtungen wird das Erproben von Eigenverantwortlichkeit unterbunden.

Die Mütter, die auf das exzessive Verhalten mit *interessierter Präsenz* reagieren, tarieren das Maß an Verantwortungsübernahme und -abgabe fortwährend aus. Trotz ihrer Sorgen wegen der exzessiven Computernutzung üben sie sich darin, Verantwortung abzugeben und Distanzierungsversuche zuzulassen. Hierfür vermitteln sie ihren Kindern einen emotionalen Rückhalt. Gleichzeitig demonstrieren sie, dass sie die Lebensgestaltung ihrer Söhne weiterhin im Blick haben, greifen gegebenenfalls regulierend ein oder appellieren an die Selbstverantwortung ihrer Söhne. Offenbar stärkt die sichere emotionale Basis das Pflichtgefühl der Jugendlichen, sodass sie zumindest partiell Selbstverantwortung übernehmen können.

---

[118]In welchem Bereich die Hilfe der Mütter ansetzt, ist unter anderem abhängig von der Situation des Jugendlichen. Einige Jugendliche zeigen trotz der zeitintensiven Computernutzung gute schulische Leistungen, bei anderen ist wiederholt die Versetzung gefährdet oder es ist bereits zu Schulabbrüchen gekommen.

Im Kontext des *egoistischen Verwöhnens* ist die Verantwortungsübernahme der Mutter auf häusliche Pflichten reduziert. Appelle an die Selbstverantwortung des Jugendlichen sind nur rudimentär zu erkennen, sodass Räume der Selbstverantwortung durch das passive Verhalten der Mutter gar nicht erst aufgezeigt werden. In Anbetracht der schwierigen familialen Bedingungen, insbesondere ohne den emotionalen Rückhalt der Mutter, ist der Heranwachsende nicht in der Lage, ein Gefühl der Eigenverantwortlichkeit auszubilden. Dies wird erst im späteren Verlauf möglich (siehe Kapitel 10.6).

Beim Vergleich der Verhaltensweisen wird sichtbar, dass die Passung der mütterlichen Verhaltensweisen zu den Problemen der Jugendlichen eine ausschlaggebende Rolle für die Entwicklung der exzessiven Computernutzung einerseits und den Zuwachs an Verantwortungsübernahme andererseits spielt. Den Fallbeschreibungen ist zu entnehmen, dass hinter einer Schulabstinenz oder den sinkenden Leistungen oft soziale oder persönliche Schwierigkeiten verborgen sind. Die exzessive Computernutzung dient den Jugendlichen dann als Copingstrategie für diese Probleme. Die *interessierte Präsenz* zeugt von Verständnis und Akzeptanz für diese Entwicklungsprozesse und Schwierigkeiten. Die Mütter bieten ihren Söhnen durch ihr Auftreten eine emotionale Unterstützung an, lassen aber gleichzeitig Distanzierungsversuche zu. Diese Verhaltensweise entspricht weitestgehend den Bedürfnissen der Jugendlichen, sie können elternunabhängige Bereiche nutzen, um ihren inneren Entwicklungsprozessen Raum zu geben, und haben gleichzeitig eine sichere Anlaufstelle, an die sie sich im Bedarfsfall wenden können.

Der *überengagierte Pragmatismus* setzt an der sachbezogenen Unterstützung an. Ein vermeintlicher Kausalzusammenhang zwischen der exzessiven Computernutzung und den sinkenden schulischen Leistungen, den die Mütter als Anlass ihres Handelns nehmen, besteht vor dem Hintergrund sozialer und persönlicher Schwierigkeiten der Jugendlichen in dieser Einfachheit nicht. Eine Unterstützung, die vorrangig auf die Verbesserung schulischer und ausbildungsbezogener Leistungen zielt, richtet sich demzufolge auch nicht an den tiefer liegenden, sondern an den offensichtlichen Problemen aus und ist vermutlich aus diesem Grund wenig erfolgreich. Die exzessive Computernutzung verliert für den Jugendlichen nicht ihre Bedeutung als Copingstrategie. Die Mütter nehmen ihr ausuferndes Engagement allerdings als ausreichende und notwendige Form der Unterstützung wahr. Für die Handlungsunfähigkeit oder den Rückzug der Jugendlichen bringen sie nur phasenweise Verständnis auf, das jedoch nicht handlungsrelevant wird. Für eine Verantwortungsübernahme der Jugendlichen fehlt es weiterhin entweder an einer stabilen Basis und an Selbstvertrauen bzw. an einem Raum für Eigenverantwortlichkeit. So kommt es zu *paralysierten Versuchen* der Verantwortungsübernahme oder zu einem *unzufriedenen Befolgen* der Bevormundungen. Zunächst bleiben, wie bereits beschrieben, durch das *egoistischen Verwöhnen* insbesondere die emotionalen Bedürfnisse des Jugendlichen unbefriedigt. Zudem ist das fehlende Durchhaltevermögen des Jugendlichen mit dem verwöhnenden Erziehungsstil der Mutter zu erklären, der mit einer geringen Frustrationstoleranz gegenüber unbefriedigenden Situationen in Zusammenhang gebracht wird (vgl. Kapitel 4.3). Infolge der schulischen und ausbildungsbezogenen Misserfolge ist der Heranwachsende mit seiner Lebenssituation unzufrieden. Die Unterstützung seiner Mutter fehlt ihm auch an dieser Stelle. Die Verhaltensweisen der Mutter sind nicht auf die Bedürfnisse ihres Kindes abgestimmt.

Dass eine stabile emotionale Basis das Übernehmen von Selbstverantwortung erleichtert und für die selbstbestimmte Loslösung von einer exzessiven Onlinespiele-Nutzung förderlich ist, wird durch die Betrachtung langfristiger Entwicklungsprozesse deutlicher. Diese sollen im letzten Abschnitt zusammengefasst werden.[119]

### 10.6. Langfristige Konsequenzen

Die beschriebenen Interaktionsmuster haben unterschiedliche langfristige Auswirkungen auf die Entwicklung der exzessiven Onlinespiele-Nutzung und den Individuationsprozess. Aufschlussreich ist bei der Betrachtung der langfristigen Konsequenzen, dass sich die beiden Prozesse maßgeblich bedingen.[120] Es lassen sich drei Entwicklungszusammenhänge unterscheiden:

1. Ein stagnierender Individuationsprozess geht mit einer andauernden exzessiven Onlinespiele-Nutzung einher. Die Veränderungs- und Verhandlungsbereitschaft ist aufseiten der Eltern und des Jugendlichen sehr gering (Familie Weber).

---

[119]Eine weitere Verhaltensmöglichkeit der Eltern im Umgang mit der exzessiven Onlinespiele-Nutzung ist die Inanspruchnahme externer Hilfe. In einigen Familien erscheint die Inanspruchnahme als Hilfestellung, um das eigene erzieherische Handeln zu reflektieren, Handlungsoptionen zu erörtern und die Schwere des Problems auch aus professioneller Perspektive zu bewerten (Frau Weber, Frau Hartmann und Frau Janson). In anderen Familien steckt dahinter vielmehr die Delegation der erzieherischen Verantwortung: Frau Böhm lehnt sich beispielsweise *„entspannt"* zurück, weil sie ihren Sohn aufgrund der Aktivität der Berater in guten Händen wisse (vgl. Frau Böhm 00:57:53).
Die Inanspruchnahme externer Hilfe wird nicht mit den anderen Verhaltensweisen gleichgesetzt, weil sie zum überwiegenden Teil auf das Verhalten der Mütter ausgerichtet ist. Sie dient der Unterstützung der Eltern und birgt somit nur indirekt Konsequenzen für die Kinder. Richtet sich die Hilfe direkt an den Jugendlichen, werden tief greifende Prozesse relevant, die in diesem Umfang nicht in der Studie behandelt werden konnten. Die Auswirkungen der Inanspruchnahme externer Hilfe für die Jugendlichen werden soweit möglich bei der Betrachtung langfristiger Konsequenzen thematisiert.
[120]Bei der Beschreibung der langfristigen Verläufe ist zu beachten, dass zum Zeitpunkt der Erhebung keineswegs von einer abgeschlossenen Individuation ausgegangen werden kann. Die langfristigen Konsequenzen können daher nur als richtungsweisend betrachtet werden.

2. Ein voranschreitender Individuationsprozess steht mit einer Reduktion der Onlinespiele-Nutzung im Zusammenhang. Die Familienmitglieder verändern ihre Verhaltensmuster, initiieren somit eine neue Verhandlungsbasis und erproben Veränderungen in den Bereichen Autonomie, Verantwortung und in der Eltern-Kind-Beziehung. Die Onlinespiele-Nutzung verliert an Bedeutung (Familie    Janson und Familie Böhm).

3. Mit der Loslösung von der exzessiven Onlinespiele-Nutzung ist auch ein gelingender Individuationsprozess verbunden. Innere Reifungsprozesse des Jugendlichen führen zu einer Interessensverlagerung und zum Verschwinden der Konfliktpunkte. Die Familien weisen eine hohe Adaptabilität auf (Familie Franke und Familie Hartmann).

Der Vergleich der langfristigen Entwicklungsverläufe zeigt, dass es sich bei einer über Jahre andauernden problematischen Onlinespiele-Nutzung sowohl um ein transitorisches Phänomen im Jugendalter als auch um tiefer liegende Probleme, die über das Jugendalter hinaus relevant sind, handeln kann. Über die Verbesserung eines Problems, so kann des Weiteren geschlussfolgert werden, entscheidet nicht nur die Qualität der Familienbeziehungen, sondern auch das Ausmaß an Veränderungsbereitschaft, die nicht selten durch die Inanspruchnahme externer Hilfen angestoßen und unterstützt wird. Die Zusammenhänge werden im Folgenden noch einmal erläutert.

### *1. Stagnierende Individuation – andauernde Onlinespiele-Nutzung*

> *„Ich mach da im Moment immer dicht. Also, weil das würd' mich sonst nur stressen, weil die wiederholen eh alles, das hat immer was, das hat immer mit demselben zu tun so." (Martin 00:27:15)*

In Familie Weber sind vornehmlich die Verhaltensweisen des *repressiven Dirigierens* sowie des *überengagierten Pragmatismus* zu beobachten. Darauf reagiert der Jugendliche mit *rebellierenden Provokationen* sowie *paralysierten Versuchen* der Verantwortungsübernahme. Die Beziehungsqualität ist in dieser Familie durch Abwertungen, Distanz sowie durch einen Mangel an emotionaler Nähe gekennzeichnet. Der Jugendliche befindet sich dauerhaft auf der erfolglosen Suche nach Aufmerksamkeit und Anerkennung seitens seiner Eltern. Die exzessive Onlinespiele-Nutzung bleibt für ihn aufgrund der Erfolglosigkeit ein Instrument zur Demonstration seiner Selbstbestimmung und als Copingstrategie relevant. Der kritische Blick der Mutter auf das Verhalten ihres Sohnes bleibt unverändert, sie wünscht sich mehr Verantwortungsübernahme. In dem Verhalten von Mutter und Kind sind weder eine Verhandlungs- noch eine Veränderungsbereitschaft zu ersehen. Es ist der Zustand einer stagnierenden Individuation erkennbar, in der sich die Fronten verhärten und eine verantwortungsbewusste Distanzierung sowie eine emotionale Stabilität in die Ferne rücken. Weder in Bezug auf den Individuationsprozess noch im Hinblick auf die exzessive Computernutzung kann in dieser Familie eine Verbesserung beobachtet werden.[121]

### 2. Fortschreitende Individuation – Reduktion der Onlinespiele-Nutzung

> *„Das hat er vorher nie gesagt, also er hat sich schon geändert, indem er das einfach artikulieren kann, was äh, was ihn stört oder so."* (Frau Janson 00:11:10)

Sowohl in Familie Janson als auch in Familie Böhm wird durch die Aushandlungen um die exzessive Onlinespiele-Nutzung der Prozess der Individuation intensiviert. Dabei spielt in beiden Fällen die Zuhilfenahme externer Beratung eine Rolle. Hierdurch wird eine Veränderung der Handlungsstrategien der Jugendlichen forciert und somit auch die Veränderung des elterlichen Verhaltens.

Der Individuationsprozess von Klaas war lange Zeit durch ein geringes Autonomiebestreben und eine hohe Anpassungsfähigkeit gekennzeichnet. Das Verhalten von Frau Janson zeigte einen *überengagierten Pragmatismus* und *repressives Dirigieren*. Das Gefühl der Verbundenheit wird von beiden Seiten beschrieben. Durch die externe Unterstützung erlernt Klaas, dass er seine eigenen Handlungswünsche und Selbstbestimmungsrechte gegenüber seiner Mutter artikulieren und sich von ihren direktiven Vorschlägen abgrenzen kann. Der Jugendliche äußert explizit, dass er die Verantwortung für seine schulischen Verpflichtungen selbst übernehmen und sich selbstständig um Optionen für seine weitere berufliche Bildung kümmern möchte. Parallel zu den wachsenden Autonomiebestrebungen kommt es zu einer Reduktion der Onlinespiele-Nutzung. Zwar wird diese von beiden Parteien weiterhin als übermäßig wahrgenommen, dennoch hat sich in diesem Bereich ein Kontrollgewinn ergeben und das zeitliche Ausmaß der Onlinespiele-Nutzung ist wesentlich geringer geworden. Auch wenn zur Zeit der Interviewerhebung dieser Veränderungsprozess gerade erst am Anfang steht, beschreibt Frau Janson den Versuch, ihrerseits mehr Distanz zu wahren und Autonomie in höherem Maße zu gewähren.

---

[121]Im telefonischen Nachgespräch berichtet die Mutter von einem stationären Aufenthalt ihres Sohnes in einer psychiatrischen Einrichtung. An die Verbesserung seiner Situation glaubt die Mutter trotz positiver Ansätze zunächst nicht: *„Das Ergebnis zählt."* Sie selbst habe zu diesem Zeitpunkt sämtliche erzieherischen Bemühungen aufgegeben – und ihre Verhaltensweise somit verändert. In der Beziehung zwischen Mutter und Sohn deutet sich eine Überindividuation an.

Das Zusammenleben der Familie Böhm ist durch das *nachgiebige Gewährenlassen* sowie das *egoistische Verwöhnen* seitens der Mutter und durch eine geringe Verantwortungs-übernahme des Sohnes sowie sein Bedürfnis nach emotionaler Zuwendung geprägt. Nach Jahren der Stagnation in den Interaktionsmustern ändert Frau Böhm ihre Hand-lungsstrategie und arrangiert externe Hilfe für Michael. Dieser Schritt impliziert zwar weiterhin eine Passivität der Mutter, denn sie gibt ihre Verantwortung an professionelle BeraterInnen und TherapeutInnen ab und wendet sich nicht selbst den Bedürfnissen ihres Sohnes zu. Michael, der über Jahre die Zuwendung seiner Mutter vermisste, erlernt aber mit der externen Unterstützung, sich von diesem Bedürfnis zu befreien, und distanziert sich von seiner Mutter.

> „... *da dacht ich: ‚Alles klar, ich hab'// lange genug bin ich ihr nun hinterher-gelaufen, wenn sie sich nicht um mich kümmern will, dann halt nicht, dann geh ich meinen eigenen Weg.'"* (Michael 00:27:55)

Zwar kommt es mit dieser Veränderung auch zu einer übermäßigen Distanz in der Mutter-Kind-Beziehung (Überindividuation), aber auch zu einer hohen Verantwor-tungsübernahme von Michael. Mit Unterstützung seiner BeraterInnen ist er sehr bemüht, seine berufliche Zukunft zu planen, und reduziert kontrolliert seine Onlinespie-le-Nutzung.

### 3. Gelingende Individuation – Loslösung von der Onlinespiele-Nutzung

> „*Und dieser Prozess, also ich war da schon STOLZ darauf dann auch. [...] Dass ich mir da auch 'n bisschen was drauf eingebildet hab, dann sagen zu können: ‚Nö, lass ma' stecken. Bin ich rausgewachsen.'"* (Simon 00:56:15)

In Familie Franke und Familie Hartmann sind das *verhandlungsbasierte Lenken* sowie die *interessierte Präsenz* die dominanten Strategien im Umgang mit der exzessiven Onlinespiele-Nutzung. Trotz gravierender Dispute über die exzessive Computer-nutzung, die auch durch das hohe Autonomiebestreben der Jugendlichen zustande kommen, bleibt eine grundlegende Verbundenheit in diesen Familien bestehen. Die Auseinandersetzungen über das Ausmaß der Computernutzung forcieren die Verände-rung der Eltern-Kind-Beziehung auf hierarchischer und emotionaler Ebene. Die Jugend-lichen vertreten ihre eigenen Standpunkte, treffen selbstbestimmte Entscheidungen und sprechen dennoch davon, dass sie bestimmte Werte und Normen von ihren Eltern übernommen haben. Sie individuieren sich in einer balancierten Form. Herausragendes Merkmal der Problemverläufe in diesen Familien ist, dass die exzessive Onlinespiele-Nutzung von den Jugendlichen selbstbestimmt beendet wird. Es findet eine Interessens-verlagerung statt und die Bedeutsamkeit des Onlinespielens sinkt. Die Loslösung ist durch eine hohe Kontrollüberzeugung geleitet und intrinsisch motiviert. Die Berufs- und

Studienwahl gewinnt an Bedeutung und wird ebenso selbstbestimmt getroffen. Während der Loslösung vom Computerspiel können die Eltern als RatgeberInnen dienen, gewähren jedoch Distanz und bleiben gleichzeitig als sichere Basis im Hintergrund.

## 10.7. Fazit

Unter Zuhilfenahme des paradigmatischen Modells ließen sich die Zusammenhänge zwischen dem Individuationsprozess und der problematischen Computernutzung zu Beginn der exzessiven Phase, während ihres Verlaufs und im Hinblick auf langfristige Konsequenzen darstellen. Bei der Betrachtung der problembezogenen Interaktionen zwischen Müttern und Jugendlichen wird deutlich, dass bei den Interaktionen über die exzessive Onlinespiele-Nutzung das Aushandeln der Verantwortungsverteilung und der Autonomiegewährung richtungsweisend ist. Die Beziehungsqualität bildet die Basis für diese Aushandlungsprozesse. Angestoßen durch das Problem mit der zeitintensiven Computernutzung können langfristig eine strukturelle Veränderung der Eltern-Kind-Beziehung, eine Zunahme der Verantwortung sowie eine Ausdehnung von Freiräumen beobachtet werden. In anderen Familien wird der Prozess der Individuation und der Loslösung vom Spielen am Computer durch die Auseinandersetzungen behindert. Das Fehlen einer stabilen emotionalen Basis oder ungenügende Räume für eine Selbstbestimmung stellen sich sowohl zu Beginn als auch am Ende der Befragung als entscheidendes Problem dar.

In der folgenden abschließenden Betrachtung werden die zentralen Ergebnisse noch einmal zusammengefasst und in Bezug zu aktuellen wissenschaftlichen Diskursen gesetzt.

# Abschließende Betrachtung


Ein entscheidender Beitrag dieser Arbeit zum bislang relativ neuen Forschungsfeld der exzessiven, problematischen oder pathologischen Onlinespiele-Nutzung besteht darin, dass die vorliegenden Ergebnisse nicht mit quantitativen Verfahren, sondern orientiert an dem qualitativen Vorgehen der Grounded Theory erarbeitet wurden. Von Beginn an war es ein Anliegen der Studie, die Perspektive der Familien, in denen ein Problem mit der exzessiven Computerspielenutzung gesehen wird, *direkt zu erheben* und im Hinblick auf adoleszenztypische Entwicklungsprozesse *gegenstandsnah auszuwerten*. Insbesondere aus dem Blickwinkel des adoleszenztypischen Individuationsprozesses ließen sich Anhaltspunkte finden, um aktuelle Problemlagen, aber auch langfristige Problementwicklungen in den Familien zu erklären.

Den Ergebnissen liegen fünf Interviews mit männlichen Jugendlichen im Alter von 15 bis 22 Jahren und fünf Interviews mit ihren Müttern zugrunde. Die Detailgenauigkeit dieser Analyse ergibt sich im Besonderen aus der Integration der Perspektiven der Heranwachsenden und der Mütter auf das Problem. Familienspezifische Dynamiken konnten somit aus einem systemischen Blickwinkel betrachtet werden. Es konnten nicht nur gravierende Diskrepanzen im Hinblick auf die Problembewertung festgestellt werden, sondern auch subjektive Motive und Bedürfnisse nachvollzogen werden, die für die Eltern oder Kinder handlungsrelevant sind und negative sowie positive Problemverläufe erklären können. Auf Einzelfallebene konnte so ein detailreiches Bild der Zusammenhänge aufgezeigt werden (vgl. Kapitel 9). Die fallvergleichende Auseinandersetzung mit den Beschreibungen der Mütter und Söhne brachte zudem diametrale Dynamiken und Verläufe in den Familien hervor (vgl. Kapitel 10). Die Ergebnisse werden im Folgenden zusammengefasst und abschließend betrachtet.

## 11.  Einbettung der Ergebnisse in bestehende Diskurse

Die gefundenen Antworten auf die forschungsleitende Frage nach dem Zusammenhang zwischen adoleszenztypischen Veränderungen in der Eltern-Kind-Beziehung und der Entstehung sowie dem Verlauf einer problematischen Onlinespiele-Nutzung sind erstens für die Theorie der Individuation, zweitens für den Diskurs über Internetabhängigkeit sowie drittens für aktuelle erziehungswissenschaftliche Fragestellungen relevant.

### 11.1.  Beitrag zur Theorie der Individuation

Ausgehend von der literaturbasierten Definition eines idealtypischen Individuationsprozesses als Zugewinn von Autonomie aufseiten der Jugendlichen durch die Loslösung von den Eltern und das Aufrechterhalten des stabilen Gefühls der Verbundenheit zu ihnen (vgl. Kapitel 4), ist es ein zentrales Ergebnis der integrativen Analyse, dass aus einer handlungsorientierten Perspektive die Konstellation der zentralen Kategorien des Individuationsprozesses um den Aspekt der Verantwortung ergänzt werden muss. Individuation beschreibt demnach im Idealfall die Loslösung der Jugendlichen von den Eltern durch die Zunahme von Autonomie *und* Selbstverantwortung, während das Gefühl der Verbundenheit zu den Eltern bestehen bleibt. Dem Begriff Verantwortung wurde aufgrund der gegenstandsverankerten Vorgehensweise ein alltagsnahes Verständnis zugrunde gelegt. Relevante Konzepte wurden aus den Beschreibungen der Befragten ermittelt und betreffen die Verantwortungsübernahme der Jugendlichen für ihre schulische Laufbahn, für ihre persönliche und soziale Entwicklung sowie für ihre Gesundheit und hier im Besonderen für die verantwortungsbewusste Mediennutzung.[122]
Darüber hinaus konnte durch den mehrperspektivischen Ansatz in dieser Arbeit auf besondere Weise der interaktionale Charakter des Individuationsprozesses berücksichtigt werden. Es wurde deutlich, wie sich die Verhaltensweisen der Eltern und Jugendlichen aufeinander beziehen und gegenseitig beeinflussen. Aufseiten der Eltern ließen sich die *Autonomiegewährung* sowie die *Verantwortungsabgabe* als zentral ermitteln. Aufseiten der Jugendlichen stehen komplementär das *Autonomiebestreben* sowie die Frage nach der *Selbstverantwortung (Verantwortungsübernahme)* im Vordergrund.
Die Verzahnung des Begriffs Verantwortung mit dem Prozess der Individuation sowie die Berücksichtigung der Reziprozität ist ein Ergebnis der stets offenen Vorgehensweise sowie der gegenstandsverankerten Überprüfung bestehender Theorien im Methodenstil

---

[122]Tiefer gehende Fragen zur Verantwortungsübernahme wurden aufgrund des Alltagsbezuges ausgeklammert.

der Grounded Theory. Während der Erhebung und Auswertung wurde immer wieder deutlich, dass der adoleszenztypische Prozess der Individuation mit der exzessiven Onlinespiele-Nutzung im Zusammenhang steht, das Zusammenspiel aber nicht ohne den Aspekt der Verantwortung erklärt werden kann. Die Integration des Aspektes Verantwortung ergibt sich insbesondere durch die Interdependenzen der drei gefundenen Eigenschaften des Individuationsprozesses, der Autonomie und der Verantwortung sowie die Qualität der Eltern-Kind-Beziehung. Dies betrifft zum einen das Zusammenspiel von Autonomie und Verantwortung. Anhand der Interviews wurde ersichtlich, dass die Eltern die gewährten Freiheiten hinsichtlich der zentralen Lebensthemen der Jugendlichen – Schule und Freizeitgestaltung – mit den (un)erfüllten Pflichten abwägen. Die Eltern schränken die Freiheiten im Freizeitbereich ein, wenn dem Jugendlichen die Verantwortungsübernahme aus der subjektiven Elternperspektive nicht gelingt. Auch die Jugendlichen bemessen ihren Anspruch auf Autonomie entsprechend ihrer subjektiv bewerteten Verantwortungsübernahme und fordern diesen in Aushandlungsprozessen ein oder realisieren ihn im Alltag ungefragt. Bewertungsdiskrepanzen hinsichtlich einer erfolgreichen Verantwortungsübernahme und der Größe von Autonomieräumen sind häufig der Ausgangspunkt für Aushandlungsprozesse und Konflikte in den Familien. Dabei gilt auch umgekehrt, dass die Eltern von ihrer erzieherischen Verantwortung Abstand nehmen müssen, um ihrem Kind Freiräume für eine selbstbestimmte Verantwortungsübernahme zu gewähren. Autonomie bedarf nicht nur der Verantwortung, sondern Verantwortung bedarf auch der Autonomie. Die Interdependenzen betreffen zum anderen die fundamentale Bedeutung der Qualität der Eltern-Kind-Beziehung. Es zeigte sich deutlich, dass Verantwortungs- und Autonomiegewährung der Eltern in Abhängigkeit von der Beziehungsqualität unterschiedliche Reaktionen bei den Jugendlichen hervorrufen. Diese reichen von aggressionsgeladenen Provokationen bis hin zu einer nahezu unterwürfigen Anpassung (siehe folgender Punkt). Zusammenfassend brachten die Beschreibungen der Befragten hervor, dass die Beziehungsqualität den Ausgangspunkt für die Übernahme und Abgabe von Autonomie sowie von Verantwortung darstellt. Ausgehend von diesen drei Faktoren ließen sich familiale Dynamiken und insbesondere langfristige Verläufe erklären.

Die drei zentralen Aspekte des Individuationsprozesses können aufgrund ihrer Abhängigkeit voneinander in einem Dreieck dargestellt werden. Die Untergliederung der Kategorien Autonomie und Verantwortung im Modell veranschaulicht den interaktionalen Handlungsbezug des Individuationsprozesses.

**Abbildung 6: Individuationsdreieck mit interaktionaler Verankerung**

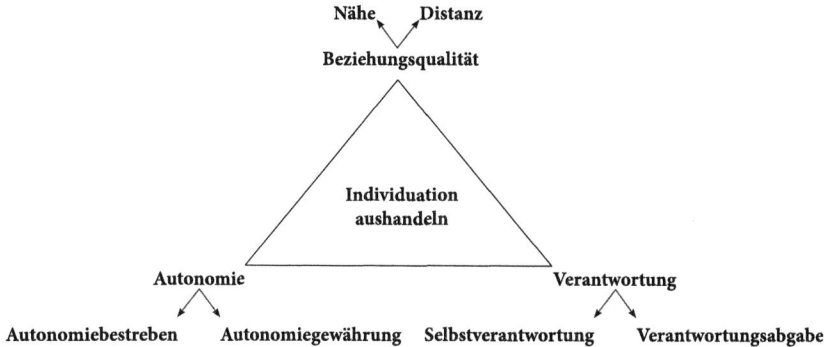

Die vorgelegte Erweiterung der Theorie zur Individuation ist mit Vorbehalt zu betrachten. Die themenbezogene Analyse sowie die geringe Anzahl der Fälle betonen die Notwendigkeit, die Relevanz der gefundenen Kategorie Verantwortung in anderen Situationen und Themenbereichen zu überprüfen. Erst dann besteht die Möglichkeit, die vorliegenden Ergebnisse auf der Ebene einer bereichsübergreifenden (formalen) Theorie anzusiedeln.

In allen drei Bereichen des Individuationsprozesses lassen sich Erklärungsansätze für eine exzessive Onlinespiele-Nutzung und ihre Verläufe finden. Diese Ergebnisse werden im Folgenden in Bezug auf den aktuellen Diskurs zur Internetabhängigkeit zusammengefasst.

## 11.2. Bezug zum Diskurs Internetabhängigkeit

Bei allen befragten Jugendlichen ist es ein Komplex verschiedener Faktoren, durch den eine exzessive oder pathologische Onlinespiele-Nutzung erklärt werden kann. Ausgehend vom Stand der Forschung über Internetabhängigkeit (vgl. Kapitel 2) bestätigte sich in der vorliegenden qualitativen Studie, dass erstens Faktoren auf der Ebene der Person, wie Depression, soziale Ängstlichkeit und/oder ein erhöhtes Streben nach einem positiven Selbstbild, sowie zweitens Faktoren auf der Ebene des Mediums – insbesondere spielimmanente Reize in Bezug auf soziale Erlebnisse oder selbstwertsteigernde Erfolge – zusammenwirken und die Entwicklung eines problematischen Nutzungsverhaltens beeinflussen. Im Fokus der Auswertung standen familiale Einflussfaktoren auf den Problemkomplex. Auch in diesem dritten Bereich bestätigten sich die vorliegenden Befunde (vgl. Kapitel 2.4.3): Der Einfluss der Familie auf die Entstehung und Entwicklung einer exzessiven oder suchtartigen Onlinespiele-Nutzung ist grundlegend. Kernstück dieser Arbeit ist neben den Fallbeschreibungen die Analyse von Verhaltensmustern von Eltern und Kindern in Bezug auf die exzessive Computernutzung und ihre langfristigen Konsequenzen. Aufseiten der Mütter und der Jugendlichen ließen sich folgende Verhaltensweisen herausarbeiten, die in den adoleszenztypischen Individuationsprozess eingebettet sind:

Tabelle 9: Verhaltensweisen der Mütter und Jugendlichen im Kontext der exzessiven Onlinespiele-Nutzung

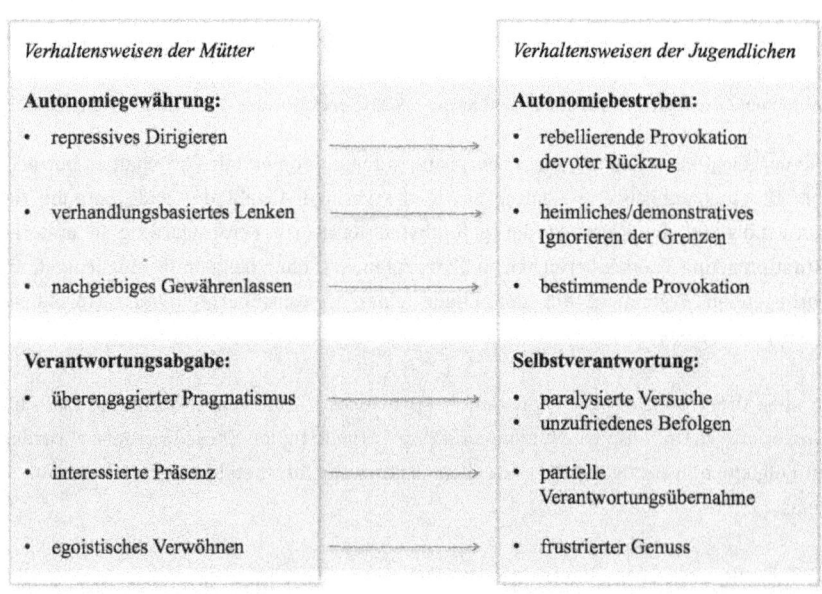

| Verhaltensweisen der Mütter | Verhaltensweisen der Jugendlichen |
|---|---|
| **Autonomiegewährung:** | **Autonomiebestreben:** |
| • repressives Dirigieren | • rebellierende Provokation<br>• devoter Rückzug |
| • verhandlungsbasiertes Lenken | • heimliches/demonstratives Ignorieren der Grenzen |
| • nachgiebiges Gewährenlassen | • bestimmende Provokation |
| **Verantwortungsabgabe:** | **Selbstverantwortung:** |
| • überengagierter Pragmatismus | • paralysierte Versuche<br>• unzufriedenes Befolgen |
| • interessierte Präsenz | • partielle Verantwortungsübernahme |
| • egoistisches Verwöhnen | • frustrierter Genuss |

Der Vergleich der familienspezifischen Interaktionsmuster ergab ein überraschend heterogenes Bild über die Zusammenhänge zwischen den familialen Bedingungen und der exzessiven Computernutzung. Es sind Familien befragt worden, die eine stark asymmetrische Eltern-Kind-Beziehung (*repressives Dirigieren*) aufweisen, genauso wie Familien, in denen von einer nahezu symmetrischen (*verhandlungsbasiertes Lenken*) oder gar einer dyssymmetrischen[123] Struktur (*nachgiebiges Gewährenlassen*) gesprochen werden kann. In den Familien werden die Regeln in Bezug auf die Computernutzung entsprechend rigide formuliert bzw. vernachlässigt. Einige Mütter reagieren mit

---

[123]Der Begriff der Dyssymmetrie wurde in dieser Arbeit entwickelt. Er beschreibt eine atypische Konstellation in der Eltern-Kind-Beziehung, in der das Kind die Regeln und Grenzen bestimmt.

einem sachbezogenen Überengagement auf das exzessive Verhalten ihrer Söhne und unterstützen ihre Söhne engagiert hinsichtlich ihrer schulischen oder ausbildungsbezogenen Aufgaben (*überengagierter Pragmatismus*), andere Mütter bieten vornehmlich eine begleitende Unterstützung an (*interessierte Präsenz*). Für den Einfluss der Familie auf den Verlauf der exzessiven Onlinespiele-Nutzung sind die Verhaltensweisen der Mütter, wie im Folgenden weiter erklärt wird, als mehr oder weniger günstig zu bewerten. Darüber hinaus erwies sich die Beziehungsqualität in den Familien als ausschlaggebender Faktor für die langfristige Problementwicklung. Es wurden sowohl Familien befragt, die eine hohe Verbundenheit aufweisen, als auch Familien, in denen ein stark belastetes Familienklima zu erkennen ist. Nicht nur im Hinblick auf langfristige Verläufe offenbarte sich der fundamentale Einfluss der Beziehungsqualität. Schon während der problematischen Phase wurde deutlich, dass die Jugendlichen abhängig von dem Gefühl der Verbundenheit zu ihren Eltern auf eine ähnliche Autonomie- und Verantwortungsgewährung der Eltern sehr unterschiedlich reagierten. Aggressive Verhaltensweisen im Kontext eines belasteten Familienklimas stehen einem devoten Verhalten in einer harmonischen Eltern-Kind-Beziehung gegenüber. Ohne die emotionale Sicherheit der Eltern scheitern die Heranwachsenden in ihren Versuchen, Verantwortung zu übernehmen und ihre Situation zu verbessern (*paralysierte Versuche*). Im Kontext eines positiven Familienklimas übernehmen sie trotz der zeit-intensiven Onlinespiele-Nutzung weiterhin *partiell Verantwortung* für schulische Verpflichtungen.

Obwohl nur wenige übereinstimmende Merkmale der Familien gefunden werden konnten, ließen sich unter der Berücksichtigung jugendspezifischer Entwicklungsprozesse bei jeder Familie Umstände ausmachen, die eine exzessive Computernutzung bedingen können. Anhand der Einzelfallanalyse und der vergleichenden Analyse konnte herausgearbeitet werden, dass es in den betroffenen Familien insbesondere in den drei dynamischen Bereichen um den Individuationsprozess zu Schwierigkeiten kommt. Diese Ergebnisse werden im Folgenden noch einmal zusammengefasst. Sie stehen in Bezug zu den genannten Verhaltensweisen.

Aushandeln von Autonomieräumen

Zu Beginn der exzessiven Mediennutzung kommt es bei allen befragten Jugendlichen zu einem Autonomiezugewinn, der in erster Linie auf einen freieren Zugang zum Computer zurückzuführen ist. Das Problembewusstsein der Eltern entwickelt sich erst nach einer Latenzzeit, sodass sich das exzessive Verhalten der Heranwachsenden zu einer Routine entwickeln kann. Der überwiegende Teil der befragten Mütter verstärken daraufhin ihre erzieherischen Bemühungen und schränken gerade gewonnene Freiheiten wieder ein. Die Autonomie entgegen dem adoleszenztypischen Zuwachs im Nachhinein wieder einzudämmen, stellt sich in allen Familien als Herausforderung dar. Das unbegrenzte Spielen am Computer birgt für die Jugendlichen eine Menge Spielspaß und positive (soziale) Erfahrungen. Es ist für sie in dieser Lebensphase zudem besonders attraktiv, weil es vor dem Hintergrund adoleszenztypischer Distanzierungsversuche eine Möglichkeit darstellt, elternunabhängige Lebensräume zu schaffen und so Autonomie zu erleben. Jeder der befragten Jugendlichen möchte seinen Anspruch auf eine wachsende Autonomie geltend machen und seinen Raum für Selbstbestimmung vergrößern. Hierfür gehen die Heranwachsenden dauerhaft (eskalierende) Konflikte ein. Die selbstbestimmte Onlinespiele-Nutzung wird zum Symbolträger ihrer Autonomie.

In den Familien werden die Freiräume der Jugendlichen jedoch von Beginn an unterschiedlich bemessen. Gleichzeitig werden ihnen unterschiedlich große Mitbestimmungsrechte und Verhandlungsspielräume zugestanden. Einige Eltern setzen rigide Grenzen und geben diese direktiv vor, andere formulieren sie in gemeinsamen Aushandlungsprozessen und wieder andere bestimmen kaum Grenzen oder fordern ihre Einhaltung nicht konsequent ein. Gerade in Familien, in denen die Computernutzung streng reguliert ist, steigen aus der Perspektive des Jugendlichen der Wert der Computernutzung sowie das Bedürfnis, das Hobby selbstbestimmt auszuleben. Häufig eskalieren Aushandlungsprozesse aufgrund dieser empfundenen Enge und werden in Form aggressiver Auseinandersetzungen ausgetragen. Aber auch in den befragten Familien, in denen Regeln verhandlungsbasiert aufgestellt werden, missachten die Jugendlichen diese Grenzen heimlich oder demonstrativ. Bei diesen Heranwachsenden ist ein besonders hohes Autonomiebestreben festzustellen. Vermutlich stärkten die Eltern durch ihren autoritativen Erziehungsstil von Beginn an das Autonomiebestreben ihres Kindes. In Anbetracht dieses hohen Anspruchs auf Selbstbestimmung gelingt es den Eltern in der Phase der exzessiven Computernutzung kaum mehr, Einfluss auf den Jugendlichen zu nehmen, Aushandlungsgespräche müssen permanent wiederholt werden.

Aushandeln der Verantwortungsverteilung

Indikatoren für eine problematische Computernutzung sind aus Perspektive der befragten Mütter schulische oder ausbildungsbezogene Schwierigkeiten sowie der Rückzug aus dem sozialen und familialen Leben. Übergreifend kann gesagt werden, dass sie das zeitintensive Verhalten mit einem Mangel an Verantwortungsübernahme seitens ihrer Söhne verknüpfen. Diesem Problem begegnen sie mit unterschiedlichen Mitteln: Einige der befragten Mütter engagieren sich aufopferungsvoll bei der Unterstützung ihrer Söhne im Hinblick auf schulische oder ausbildungsbezogene Aufgaben. Andere versuchen, mit Interesse und der Demonstration emotionaler Nähe zu reagieren. Neben der grundlegenden Bedeutung der emotionalen Stabilität in der Eltern-Kind-Beziehung (siehe folgender Punkt) ist zu beobachten, dass sich das Problem der exzessiven Onlinespiele-Nutzung verschärft, wenn die Unterstützungsleistungen der Mütter nicht zu den Bedürfnissen ihrer Kinder passen. Tiefer liegende Probleme bleiben bei einem sachbezogenen Aktionismus der Mütter unbeachtet. Die Mütter beschreiben jedoch das Gefühl, aufgrund ihres Engagements ihrer erzieherischen Verantwortung nachzukommen, und bringen nur wenig Verständnis für die Passivität ihrer Söhne sowie ihre Konzentration auf das geliebte Spiel auf.

Das Verhalten der Eltern, das durch Interesse, Präsenz und Wärme gekennzeichnet ist, geht im Gegenzug damit einher, dass der Jugendliche sich trotz der Konflikte langfristig mit den Eltern verbunden fühlt und Verantwortung in schulischen Angelegenheiten weitestgehend wahrnimmt. In diesen Familien kann aufseiten der Eltern von einer Grenzsetzung mit Grenzen gesprochen werden, denn sie lehnen die Wegnahme und das Verbot des Spiels grundlegend ab. Aufseiten der Jugendlichen ist komplementär hierzu von einer Grenzüberschreitung mit Grenzen zu sprechen. Sie setzen sich zwar über die Regeln der Eltern hinweg, übernehmen aber trotz des zeitintensiven Spielens partiell Verantwortung in schulischen Angelegenheiten.

Aushandeln der emotionalen Nähe und Distanz

In einigen der befragten Familien forciert die exzessive Onlinespiele-Nutzung das Aushandeln einer neuen Distanz in der Beziehung zwischen Eltern und Jugendlichen. Insbesondere die Mütter werden – teils auch mit Nachdruck – von ihren Söhnen aufgefordert, ihnen wachsende, unbeobachtete Freiräume zu gewähren. Sukzessive etabliert sich in diesen Familien so eine symmetrischere Eltern-Kind-Beziehung, wobei die emotionale Verbundenheit bestehen bleibt.

In anderen Familien steht ein Mangel an emotionaler Nähe in der Mutter-Kind-Beziehung in einem ursächlichen Zusammenhang mit der exzessiven Onlinespiele-Nutzung. Den Jugendlichen wird eine grundlegend kritische Haltung entgegengebracht oder sie haben einen abrupten Wandel von einer symbiotischen zu einer von Distanz bestimmten Mutter-Kind-Beziehung erlebt. Eine emotionale Distanz ist in Familien mit einer rigiden, aber auch in denen mit einer nachgiebigen Erziehung von Bedeutung (*repressives Dirigieren* und *nachgiebiges Gewährenlassen*). Die Heranwachsenden vermissen Verständnis, Akzeptanz, Anerkennung und Aufmerksamkeit. Konflikte, Provokationen oder Wutausbrüche über die exzessive Onlinespiele-Nutzung erscheinen vor diesem Hintergrund als Mittel, um die Aufmerksamkeit der Eltern zu erregen (*rebellierende* oder *bestimmende Provokation*).

Im Hinblick auf die exzessive Nutzung von Onlinespielen ist in diesem Zusammenhang erwähnenswert, dass alle interviewten Jugendlichen den Computer zu Hause nutzen –

dies gilt im Übrigen für mehr als 90 % der Online-SpielerInnen (vgl. Brasch & Siwek 2010: 5). Als Besonderheiten der exzessiven Internetnutzung ist im Vergleich zu substanzgebundenen Süchten demnach kein Streben nach außen, kein Entfernen von der Familie, sondern ein Verweilen in der Nähe zu erkennen. In den Fallbeispielen deutet sich an, dass dies unter anderem durch die Sehnsucht der Jugendlichen nach emotionaler Zuwendung zu erklären ist. Sie sehnen sich nach einer sicheren Beziehung zu ihren Müttern, nach dem Gefühl der Geborgenheit und Anerkennung, denn dies ist die Grundlage für eine stabile Identitätsentwicklung und somit für die Entwicklung von Autonomie und Verantwortung. Die befragten Jugendlichen provozieren dauerhaft Konflikte und versuchen so, die Aufmerksamkeit ihrer Mütter zu wecken. Die erfolglosen Versuche verhindern die Loslösung von der Mutter bzw. vom Elternhaus. Dabei werden Onlinespiele in den Interviews als Kontrapunkt zu der Familiensituation beschrieben. Sie dienen als verlässlicher Partner, der selbstwertsteigernde Gefühle hervorruft. Die Gefahr im Kontext der exzessiven Onlinespiele-Nutzung besteht somit auch darin, dass sich die Jugendlichen aufgrund der unbefriedigenden Familiensituation in ein neues Abhängigkeitsverhältnis verstricken. Einflussfaktoren auf die Entwicklung einer Internetabhängigkeit auf der Ebene der Person, wie eine geringe Kontrollüberzeugung oder ein geringes Selbstwertgefühl genauso wie soziale Ängstlichkeit oder Depressionen (vgl. Kapitel 2.4.1), können ebenso mit diesen familialen Bedingungen in Verbindung gebracht werden.

Betrachtung langfristiger Konsequenzen

Die Berichte der Befragten über Problemverläufe von mehreren Jahren wurden durch Nachbefragungen nach einem Jahr ergänzt. Damit liefert die Arbeit einen bescheidenen Beitrag zur Frage der zeitlichen Stabilität der exzessiven oder pathologischen Internetnutzung (siehe Kapitel 2.2). Die Kategorien des Individuationsprozesses, so zeigte sich deutlich, sind für einen Loslösungsprozess entscheidend. Die befragten Jugendliche, deren Autonomie durch das Verhalten der Eltern gestärkt und denen eine sichere emotionale Basis vermittelt wird, können sich langfristig auf einer selbstbestimmten Basis gegen das exzessive Spielen entscheiden. Die anderen Jugendlichen scheinen dauerhaft unter dem fehlenden emotionalen Halt zu leiden und auf dieser unsicheren Basis keine Selbstsicherheit, Autonomie und Selbstverantwortung entwickeln zu können. Die Hilfe von pädagogischen oder psychologischen Fachkräften erscheint in diesen Familien unumgänglich. Bei der Betrachtung der Problemverläufe zeigte sich außerdem, dass abhängig davon, ob über die Jahre des Diskutierens hinweg die Interaktionsstrukturen zwischen Eltern und Kind veränderbar oder rigide sind, Verbesserungsprozesse möglich sind oder nicht. Insbesondere bei einer geringen Adaptabilität der Familienmitglieder an neue Beziehungsstrukturen und Rollen-definitionen erscheint der Einbezug pädagogischer oder psychologischer Hilfen notwendig, um eine Veränderung der Interaktionsmuster zu bewirken (siehe hierzu weiter Kapitel 11.4).

## 11.3. Bezug zu aktuellen erziehungswissenschaftlichen Beobachtungen

Aus erziehungswissenschaftlicher Perspektive kann das Phänomen der exzessiven Computernutzung auch mit dem Wandel des erzieherischen Verhältnisses zwischen Eltern und Kind im Allgemeinen sowie in Bezug auf digital-interaktive Medien im Besonderen zusammengeführt werden. Entsprechende Überlegungen sollen abschließend umrissen werden.

Dem Bereich der Medienerziehung, der durch die rasanten medialen Veränderungen einerseits und durch die generationsspezifischen Zugänge andererseits geprägt ist, kommt in den Interviews ein besonderer Stellenwert zu. Zu Beginn ist das Bewusstsein für den Bereich der Medienerziehung in den meisten der befragten Familien nur gering ausgeprägt oder nicht vorhanden. Einige Eltern formulieren ihre Unsicherheit sowie größtenteils ihre Unkenntnis hinsichtlich der Medienerziehung und der Medien-nutzung ihrer Kinder. Computerspielen wird dabei noch einmal mit besonderer Skepsis und zum Teil mit einer tiefer gehenden Ablehnung begegnet (siehe hierzu auch Wagner, Gebel & Lampert 2013: 247). In den Fallbeispielen zeigt sich, dass die Medienerziehung erst angesichts der auftauchenden Probleme (re-)intensiviert wird. Die Eltern reagieren nicht nur durch das Aufstellen von Regeln oder die spontane Wegnahme der Geräte, sondern auch durch das Betonen der emotionalen Verbundenheit, das Appellieren an das Verantwortungsbewusstsein der Söhne oder das Vorschlagen bzw. Initiieren von alternativen Beschäftigungsmöglichkeiten (vgl. Kapitel 10.5). Von einer Enthierarchisierung kann, wie zu Beginn der Arbeit angenommen, jedoch nicht per se gesprochen werden. Anhand der sechs Verhaltensweisen der Eltern wird vielmehr deutlich, dass die medienbezogene Erziehungspraxis an den allgemeinen Erziehungsstil angelehnt ist und das familienspezifische Hierarchieverhältnis auch im Kontext der Mediennutzung reproduziert wird. Medienerziehung kann immer nur als Teil der Erziehung insgesamt betrachtet werden. Sie birgt jedoch durch die zunehmende Präsenz der Medien in den Lebenswelten Jugendlicher einen Unsicherheitsfaktor aufseiten der Elterngeneration.

In Anbetracht des Wandels des erzieherischen Verhältnisses sind des Weiteren zwei Beobachtungen im Kontext einer exzessiven Computernutzung von Relevanz. Zunächst betrifft dies die angloamerikanische Diskussion über *„intensive parenting"* oder *„hyper-parenting"* (zum Beispiel Furedi 2002; Honore 2007), in der angesichts zahlreicher (vermeintlicher) Bedrohungen die Tendenz elterlichen Verhaltens thematisiert wird, alle Angelegenheiten der Kinder kleinschrittig zu überwachen, um sie umfassend zu beschützen. Das Überengagement der Eltern kann außerdem mit der Beobachtung in Zusammenhang gebracht werden, dass diese sich für das Wohlbefinden ihrer Kinder in erhöhtem Maß verantwortlich sehen (vgl. Oelkers & Lange 2012). Das starke Verant-wortungsgefühl und das übermäßige Engagement werden auch in einigen Familien in der vorliegenden Studie sichtbar. In diesem Zusammenhang zeigt sich die Problematik, dass ein übermäßiges Engagement die Entwicklung von Selbstverantwortung und Autonomie hemmen kann. Dies wiederum erschwert eine selbstbestimmte Problem-lösung des Jugendlichen.

Eingangs wurde außerdem die Überlegung angestellt, ob die zunehmende Emotionali-sierung der Eltern-Kind-Beziehung ein exzessives Nutzungsverhalten begünstigt, weil unter diesen Umständen Grenzen nicht mehr ausreichend gesetzt würden (vgl. Kapitel 4.4.3). In den Fallbeispielen zeigte sich, dass es nicht die Emotionalisierung der Eltern-Kind-Beziehung ist, die das Setzen von Grenzen erschwert, sondern der Wandel des „Erziehungsverhältnisses" zwischen Eltern und Kindern in ein „Beziehungsverhältnis" (vgl. ebd.). Dahinter, so wird in den Interviews deutlich, verbergen sich ein hohes Maß an Mitsprecherechten sowie eine grundlegende Akzeptanz der Eltern gegenüber den Wünschen und Bedürfnissen ihrer Kinder. In den beschriebenen Aushandlungs-prozessen wird erkennbar, dass dieses Beziehungsverhältnis das Autonomiebestreben einiger Jugendlicher derart stärkt, dass sie ihre Onlinespiele unabhängig von den Urteilen der Eltern schlicht selbstbestimmt nutzen. Die Eltern hätten, so die Heranwach-senden, keine Chance, ihre Kinder diesbezüglich zu reglementieren. Die kurzfristigen Dispute werden durch die langfristigen Entwicklungen jedoch aufgewogen. Die Stärkung der Selbstständigkeit, der Mitsprache- und Autonomierechte ist letztlich der Schlüssel, um sich selbstbestimmt von der geliebten Aktivität am Computer zu lösen.

## 11.4. Anwendbarkeit der Ergebnisse und Forschungsausblick

Zum Abschluss der Arbeit wird die Anwendbarkeit der Ergebnisse diskutiert, um weiterführende Forschungsdesiderata zu skizzieren.

An diesem Punkt soll noch einmal betont werden, dass die detaillierte Betrachtung der familialen Situation aus der Perspektive von Müttern und Jugendlichen einem gröberen und dafür weiter reichenden Blick vorgezogen wurde. Eine theoretische Sättigung für den Gegenstandsbereich der exzessiven, problematischen und pathologischen Onlinespiele-Nutzung und seine Zusammenhänge mit adoleszenztypischen Entwicklungsprozessen konnte dadurch nicht erreicht werden. (Die Limitationen der vorliegenden Arbeit und Methoden zur Gütesicherung wurden in Kapitel 7 ausführlich beschrieben.) Angesichts des qualitativ noch wenig erforschten Forschungsfeldes war es nicht Ziel dieser Arbeit, theoretisch gesättigte Antworten auf die Forschungsfrage zu finden, sondern unvoreingenommen die Problemlagen der Familien in den Fokus zu rücken und Erkenntnisse für die pädagogische sowie therapeutische Praxis zu erzielen. Das vorliegende Sample zeugt trotz der geringen Fallzahl von einer überraschenden Heterogenität, sodass eine Vielzahl an kontrastreichen Zusammenhängen ermittelt werden konnte. Die gefundenen Erklärungsansätze bieten Anknüpfungspunkte für die professionelle Praxis, die alltagsnah verankert sind. Denn das Konstrukt des Individuationsprozesses beinhaltet die Möglichkeit, familiale Ursachen für die genannten Probleme zu erkennen und entsprechende Veränderungen im Familiensystem herbeizuführen. Dieser Ansatz verspricht eine langfristige Verbesserung der Problematik sowie der Qualität der Familienbeziehungen. Für die Beratungspraxis ergibt sich aus den beschriebenen Interaktionsmustern außerdem, dass an dem Verlauf einer problematischen Computernutzung nicht nur die Jugendlichen, sondern ebenso die Eltern beteiligt sind und Lösungsansätze entsprechend konzipiert werden müssen. Die exzessive Onlinespiele-Nutzung erscheint nicht als Problem des Jugendlichen allein, sondern als Problem der ganzen Familie.

Gerade die Erzählungen der Heranwachsenden, bei denen eine Loslösung vom Computerspiel bereits stattgefunden hat, unterstreichen zudem, dass es nicht ausreicht, das Phänomen der exzessiven Computernutzung aus klinischer Perspektive zu betrachten. In Beratungskontexten gilt es zu unterscheiden, ob es sich um ein tiefer liegendes Problem oder um ein transitorisches Phänomen als Ausdruck adoleszenztypischer Entwicklungsprozesse handelt. Hierfür müssen den ExpertInnen dringend wissenschaftlich fundierte diagnostische Kriterien an die Hand gegeben werden.

Darüber hinaus empfehlen sich vertiefende Forschungen, denen ein größeres Sample zugrunde liegt, um die Verhaltensweisen der Eltern und Kinder im Umgang mit der exzessiven Computerspielenutzung zu vervollständigen. Dabei wäre es aufschlussreich, Onlinespielerinnen oder die Rolle der Väter in den Fokus zu rücken. Als besonders interessant erscheinen darüber hinaus Forschungen über die ausufernde Nutzung von *Social Media*, die neben Chat-Funktionen in Onlinespielen soziale Netzwerke, Blogs, aber auch Instant Messaging sowie Video- und Foto-Sharing betreffen. In Anbetracht der Sozialität des Menschen kommen hinsichtlich der Bewertung einer exzessiven Nutzung in diesem Zusammenhang noch einmal andere Kriterien und Perspektiven in Betracht.

Zum Beispiel betrifft dies die Frage, wann der andauernde Austausch mit anderen sowie die permanente Selbstdarstellung und entsprechend die ständige Bewertung durch andere für die Persönlichkeitsentwicklung nicht mehr als günstig zu bewerten sind. Aktuell ist nahezu von einer Omnipräsenz des Internets zu sprechen, weil sämtliche Lebensbereiche in diesem abgebildet und von ihm bedient werden. Eine zeitintensive Nutzung des Internets ist daher in unserer Gesellschaft kaum mehr zu umgehen. Vor diesem Hintergrund sollte die Diskussion über eine funktionale und dysfunktionale, exzessive Internetnutzung geführt werden. Bei der Konzeption weiterer Forschungen sind dabei die unaufhörlichen Veränderungen der internetbasierten Angebote stets im Blick zu behalten. Dies betrifft aktuell insbesondere die wachsende Bedeutung von YouTube-KünstlerInnen (vgl. Kapitel 2)

# Danksagung

Mein erster Dank geht an die befragten Familien für ihre Bereitschaft, offen und ausführlich über ihre Erfahrungen, Wünsche und Gedanken zu sprechen.

Mein besonderer Dank gilt meinen Betreuern Prof. Dr. Rudolf Kammerl und Prof. Dr. Claus Krieger.

Ich möchte mich auch bei Christiane Schwinge bedanken, die mich durch ihre genaue und kreative Betrachtung meiner Arbeit auf besondere Weise unterstützt hat. Für ihr wertvolles Lektorat danke ich Ulrike Gatzke. Außerdem danke ich Anna Hoffmann und Jessica Pöppel für ihre Unterstützung bei Transkriptions- und Lektoratsarbeiten.

Ich danke Michaela Hauenschild, Sandra Hein, Lucia Müller, Andrea Rodiek und Anja Schwedler sowie Alf-Tomas Epstein, Claudia Lazarevic, Barbara Nienkemper, Meike Niess, Stephanie Schmill und Kirsten Witte für den stets anregenden und aufmunternden Austausch.

Bei der Universität Hamburg bedanke ich mich für die inhaltliche und finanzielle Förderung.

Zum Schluss danke ich meiner Familie. Ich danke meinem Mann, Moritz Rosenkranz, für die anregenden Diskussionen sowie die pragmatische Unterstützung beim Layout und im Alltag. Ich danke meiner Schwester, Julia Hirschhäuser, dafür, dass sie mich immer in meinem Vorhaben bestärkt hat. Und ich danke meinen Eltern, ohne die diese Arbeit nicht möglich gewesen wäre.

# Literatur

Allen, J. P. & Hauser, S. T. (1996). Autonomy and relatedness in adolescent-family interactions as predictors of young adults' states of mind regarding attachment. *Development and Psychopathology, 8*(4), 793–809.

Allerbeck, K. R. & Hoag, W. J. (1985). *Jugend ohne Zukunft? Einstellungen, Umwelt, Lebensperspektiven* (Originalausg.). München: Piper.

American Psychiatric Association (2013). *Diagnostic and statistical manual of mental disorders. DSM-5* (5. Aufl.). Washington, D.C: American Psychiatric Association.

Baacke, D. (2000). *Die 13- bis 18-jährigen. Einführung in Probleme des Jugendalters.* Weinheim; Basel: Beltz Verlag.

Batthyány, D. & Pritz, A. (2009) (Hrsg.), *Rausch ohne Drogen. Substanzungebundene Süchte* (S. 257–280). Vienna: Springer Verlag.

Baumgart, F. (2004). *Studienbücher Erziehungswissenschaft. Bd. 3: Theorien der Sozialisation. Erläuterungen - Texte - Arbeitsaufgaben* (3. Aufl.). Bad Heilbrunn/Obb: Klinkhardt.

Baumrind, D. (1971). Current patterns of parental authority. *Developmental Psychology, 4*(1, Pt.2), 1–103.

Baumrind, D. (1991). Effective parenting during the early adolescent transition. In P. A. Cowan & E. M. Hetherington (Eds.) *Family transitions. Advances in family research series.* Hillsdale, NJ, England: Lawrence Erlbaum Associates, Inc.

Beck, U. (1986). *Edition Suhrkamp. Bd. 3326: Risikogesellschaft. Auf dem Weg in eine andere Moderne.* Frankfurt am Main: Suhrkamp.

Bell, D. C. & Bell, L. G. (1983). Parental validation and support in the development of adolescent daughters. In H. D. Grotevant & C. R. Cooper (Hrsg.), *Adolescent Development in the family. New Directions for child development* (S. 27–42). San Francisco: Jossey-Bass.

Beyer, A. & Lohaus, A. (2007): Konzepte zur Stressentstehung und -bewältigung im Kindes- und Jugendalter. In I. Seiffge-Krenke & A. Lohaus (Hrsg.), *Stress und Stressbewältigung im Kindes- und Jugendalter* (S. 11–30). Göttingen, Bern, Wien, Toronto, Seattle, Oxford, Prag: Hogrefe.

Block, J. J. (2008). Issues for DSM-V:. Internet Addiction. *American Journal of Psychiatry* (165), 306–307.

Blos, P. ((1962) 1973). *Adoleszenz. Eine psychoanalytische Interpretation.* Stuttgart: Klett.

Boers, K. & Reinecke, J. (2007). *Delinquenz im Jugendalter. Erkenntnisse einer Münsteraner Längsschnittstudie.* Münster ;, New York: Waxmann.

Bogner, A. & Menz, W. (2009). Experteninterviews in der qualitativen Sozialforschung. Zur Einführung in eine sich intensivierende Methodendebatte. In A. Bogner (Hrsg.), *Das Experteninterview. Theorie, Methode, Anwendung* (2. Aufl., S. 7–34). Wiesbaden: VS Verlag für Sozialwissenschaften.

Böhm, A. (1994). Grounded Theory - Wie aus Texten Modelle und Theorien gemacht werden. In A. Boehm, A. Mengel & T. Muhr (Hrsg.), *Texte verstehen. Konzepte, Methoden, Werkzeuge* (S. 121–140). Konstanz: Universitätsverlag Konstanz.

Böhnisch, L. (2010). *Abweichendes Verhalten. Eine pädagogisch-soziologische Einführung* (4. überarbeitete und erweiterte Auflage). Weinheim [unter anderem]: Juventa-Verl.

Bonfadelli, H. & Friemel, T. N. (2011). *UTB. Bd. 3451: Medienwirkungsforschung* (4. Aufl.). Konstanz ; München: UVK Verl.-Ges.

Bourdieu, P. (1997). Die männliche Herrschaft. In I. Dölling & B. Krais (Hrsg.), *Edition Suhrkamp: Ein alltägliches Spiel. Geschlechtkonstruktion in der sozialen Praxis hrsg. von Irene Dölling und Beate Krais* (1. Aufl., S. 153–217). Frankfurt am Main: Suhrkamp.

Bowlby, J. (1969). *Attachment and loss, Vol. 1: Attachment.* New York: Basic Books.

Brake, A. (2010). Familie und Peers: zwei zentrale Sozialisationskontexte zwischen Rivalität und Komplementarität. In M. Harring (Hrsg.), *Freundschaften, Cliquen und Jugendkulturen. Peers als Bildungs- und Sozialisationsinstanzen* (1. Aufl., S. 385–405). Wiesbaden: VS Verlag für Sozialwissenschaften.

Brasch, T. & Siwek, C. Online Games-Report 2010. http://www.bvdw.org/ presseserver/online_games_report_2010/bvdw_online_games_report_2010_exs_final.pdf.zulet zt geprüft am 1. April 2015.

Breuer, F. (2010). Reflexive Grounded Theory. Eine Einführung für die Forschungspraxis. *Reflexive Grounded Theory.*

Bronfenbrenner, U. & Crouter, A. (1983). The evolution of environmental models in developmental research. In P.-H. Mussen (Hrsg.), *Handbook of Child Psychology. Volume I: History, Theory and Methods* (4. Auflage, S. 357–414). New York: John Wiley & Sons.

Bronfenbrenner, U., Lüscher, K. & Cranach, A. v. (1981). *Die Ökologie der menschlichen Entwicklung. Natürliche und geplante Experimente.* Stuttgart: Klett-Cotta.

Brunborg, G. S., Hanss, D., Mentzoni, R. A. & Pallesen, S. (2015). Core and Peripheral Criteria of Video Game Addiction in the Game Addiction Scale for Adolescents. *Cyberpsychology, Behavior, and Social Networking.* http://online.liebertpub. com/doi/pdf/10.1089/cyber.2014.0509; zuletzt geprüft am 1. April 2015

Buhl, H. M. (2007). Significance of Individuation in Adult Child Parent Relationships. *Journal of Family Issues, 29*(2), 262–281.

Bühler, C. (1922). *Das Seelenleben des Jugendlichen. Versuch einer Analyse und Theorie der psychischen Pubertät.* Jena: Fischer.

Buse, U., Schröter, F. & Stock, J. (13.1.14). Spielen macht klug. Warum Computerspiele besser sind als ihr Ruf. *DER SPIEGEL,* No. 3 vom 13.1.14, S. 60–67.

Caillois, R. (1982). *Die Spiele und die Menschen. Maske u. Rausch* (Ungekürzte Ausg.). Frankfurt/M, Berlin, Wien: Ullstein.

Cao, F. & Sue, L. (2007). Internet addiction among Chinese adolescents:. prevalence and psychological features. *Child care, health and development, 33*(3), 275–281.

Caplan, S. E. (2007). Relations Among Loneliness, Social Anxiety, and Problematic Internet Use. *CyberPsychology & Behavior, 10*(2), 234–242.

Caplovitz, G. P. & Kastner, S. (2009). Carrot sticks or joysticks: video games improve vision. *Nature Neuroscience, 12*(5), 527–528.

Chak, K. & Leung, L. (2004). Shyness and Locus of Control as Predictors of Internet Addiction and Internet Use. *CyberPsychology & Behavior, 7*(5), 559–570.

Cheng, C. & Li, A. Y.-l. (2014). Internet Addiction Prevalence and Quality of (Real) Life: A Meta-Analysis of 31 Nations Across Seven World Regions. *Cyberpsychology, Behavior, and Social Networking, 17*(12), 755–760.

Cierpka, M. (2008). *Handbuch der Familiendiagnostik* (3., aktualisierte und ergänzte Auflage). Heidelberg: Springer Verlag.

Cierpka, M. & Frevert, G. (1994). *Die Familienbögen. Ein Inventar zur Einschätzung von Familienfunktionen.* Göttingen, Bern, Toronto, Seattle: Hogrefe Verlag.

Cirillo, S., Berrini, R., Cambiaso, G. & Mazzo, R. (1998). *Die Familie des Drogensüchtigen. Eine mehrgenerationale Perspektive.* Stuttgart: Klett-Cotta.

Clarke, A. E. & Keller, R. (2011). „Für mich ist die Darstellung der Komplexität der entscheidende Punkt." Zur Begründung der Situationsanalyse. Adele E. Clarke im Gespräch mit Reiner Keller. In G. Mey & K. Mruck (Hrsg.), *Grounded Theory Reader* (S. 109–131). Köln: Zentrum für Historische Sozialforschung.

Cooper, C. R., Grotevant, H. D. & Condon, S. M. (1983). Individuality and connectedness in the family as a context for adolescent identity formation and role taking. In H. D. Grotevant & C. R. Cooper (Hrsg.), *Adolescent Development in the family. New Directions for child development* (S. 43–59). San Francisco: Jossey-Bass.

Davis, R. A., Flett, G. L. & Besser, A. (2002). Validation of a New Scale for Measuring Problematic Internet Use: Implications for Pre-employment Screening. *CyberPsychology & Behavior, 5*(4), 331–345.

Döbert, R. & Nunner-Winkler, G. (1975). *Adoleszenzkrise und Identitätsbildung. Psych. u. soziale Aspekte d. Jugendalters in modernen Gesellschaften* (1. Aufl.). Frankfurt am Main: Suhrkamp.

Döbert, R. & Nunner-Winkler, G. (1979 (1975)). *Adoleszenzkrise und Identitätsbildung. Psychische und soziale Aspekte des Jugendalters in modernen Gesellschaften* (2. Aufl.). Frankfurt [am Main] ;New York: Suhrkamp.

Domahidi, E., Festl, R. & Quandt, T. (2014). To dwell among gamers: Investigating the relationship between social online game use and gaming-related friendships. *Computers in Human Behavior, 35*, 107–115.

Dreher, M. & Dreher, E. (1985). Entwicklungsaufgaben im Jugendalter. Bedeutsamkeit und Bewältigungskonzepte. In D. Liepmann & A. Stiksrud (Hrsg.), *Entwicklungsaufgaben und Bewältigungsprobleme in der Adoleszenz. Sozial- und entwicklungspsychologische Perspektiven* Göttingen: Hogrefe.

Du Bois-Reymond, M. (1994). Die moderne Familie als Verhandlungshaushalt. Eltern-Kind-Beziehungen in West- und Ostdeutschland und in den Niederlanden. In M. Du Bois-Reymond, P. Büchner, H.-H. Krüger, J. Ecarius & B. Fuhs (Hrsg.), *Kinderleben. Modernisierung von Kindheit im interkulturellen Vergleich* (S. 137–220). Opladen: Leske + Budrich.

Dudenredaktion (2001). *Duden Fremdwörterbuch.* Mannheim: Dudenverlag.

Dudenredaktion (2007). *Duden. Das Herkunftswörterbuch, Etymologie der deutschen Sprache.* Mannheim: Dudenverlag.

Durkee, T., Kaess, M., Carli, V., Parzer, P., Wasserman, C., Floderus, B., et al. (2012). Prevalence of pathological internet use among adolescents in Europe: demographic and social factors. *Addiction (Abingdon, England).*

Ecarius, J. (2007). Familienerziehung. In J. Ecarius (Hrsg.), *Handbuch Familie* (S. 137–156). Wiesbaden: VS Verlag für Sozialwissenschaften.

Erikson, E. H. (1998 (1970)). *Jugend und Krise. Die Psychodynamik im sozialen Wandel* (4. Aufl.). Stuttgart: Klett-Cotta.

Erikson, E. (2000 (1966)). *Identität und Lebenszyklus. 3 Aufsätze.* Frankfurt am Main: Suhrkamp.

Eschenbeck, H., Kohlmann, C.-W. & Meier, S. (2010). Mediennutzung als Bewältigungsstrategie von Kindern und Jugendlichen. *Zeitschrift für Gesundheitspsychologie, 18*(4), 183–189.

Fend, H. (2005). *Entwicklungspsychologie des Jugendalters. Ein Lehrbuch für pädagogische und psychologische Berufe* (Nachdruck der 3. durchgesehenen Auflage 2003). Wiesbaden: VS Verlag für Sozialwissenschaften.

Flaake, K. (1990). Geschlechtsverhältnisse, geschlechtsspezifische Identität und Adoleszenz. *Zeitschrift für Sozialisationsforschung und Erziehungssoziologie, 10,* 2–13.

Flaake, K. (2005). Junge Männer, Adoleszenz und Familienbeziehungen. In V. King & K. Flaake (Hrsg.), *Männliche Adoleszenz. Sozialisation und Bildungsprozesse zwischen Kindheit und Erwachsensein* (S. 99–101). Frankfurt/Main: Campus Verlag.

Flammer, A. & Alsaker, F. (2011). *Entwicklungspsychologie der Adoleszenz. Die Erschließung innerer und äußerer Welten im Jugendalter.* Bern: Verlag Hans Huber.

Flick, U. (2007). Design und Prozess qualitativer Forschung. In U. Flick, E. von Kardorff & I. Steinke (Hrsg.), *rowohlts enzyklopädie. Bd. 55628: Qualitative Forschung. Ein Handbuch* (5. Aufl., S. 252–264). Reinbek bei Hamburg: Rowohlt Taschenbuch Verlag.

Flick, U. (2011). Das Episodische Interview. In G. Oelerich & H.-U. Otto (Hrsg.), *Empirische Forschung und Soziale Arbeit. Ein Studienbuch* (S. 273–280): Vs Verlag Fur Sozialwissenschaften.

Flick, U., Kardorff, E. von & Steinke, I. (2007). Was ist qualitative Forschung? Einleitung und Überblick. In U. Flick, E. von Kardorff & I. Steinke (Hrsg.), *rowohlts enzyklopädie. Bd. 55628: Qualitative Forschung. Ein Handbuch* (5. Aufl., S. 13–29). Reinbek bei Hamburg: Rowohlt Taschenbuch Verlag.

Fritz, J. & Witting, T. (2009). Suche, Sog, Sucht:. Was Online-Gaming problematisch machen kann. In D. Batthyány & A. Pritz (Hrsg.), *Rausch ohne Drogen. Substanzungebundene Süchte* (S. 309–323). Vienna: Springer Verlag.

Fromme, J. (2001). Kinder, Freizeit und Computer. https://www.familienhandbuch.de/kindheitsforschung/schulkindalter/kinder-freizeit-und-computer , zuletzt geprüft am 1. April 2015

Fuhrer, U. (2005). Was macht gute Erziehung aus und wie können Eltern gute Erzieher werden? *Zeitschrift für Soziologie der Erziehung und Sozialisation, 25*(3), 231–247.

Furedi, F. (2002). *Paranoid parenting: Why ignoring the experts may be best for your child.* Chicago: Chicago Review Press.

Ganguin, S. (2010). *Computerspiele und Lebenslanges Lernen. Eine Synthese Von Gegensätzen.* VS Verl. für Sozialwiss.

Gebel, C. & Lauber, A. (2013). Medienerziehung aus Elternsicht. Ergebnisse der repräsentativen Elternbefragung. In U. Wagner (Hrsg.), *Schriftenreihe Medienforschung der LfM. Bd. 72: Zwischen Anspruch und Alltagsbewältigung: Medienerziehung in der Familie* (S. 65–140). Berlin: Vistas-Verl.

Geisler, M. (2008). *Clans, Gilden und Gamefamilies. Soziale Prozesse in Computerspielgemeinschaften.* Weinheim;München: Juventa Verlag.

Gentile, D. A., Choo, H., Liau, A., Sim, T., Li, D., Fung, D., et al. (2011). Pathological Video Game Use Among Youths:. A Two-Year Longitudinal Study. *PEDIATRICS, 127*(2), 319–329.

Gerhard, A.-K. (Hrsg.) (2005). *Autonomie und Nähe. Individuationsentwicklung Jugendlicher im Spiegel familiärer Interaktion.* Weinheim und München: Juventa Verlag.

Geserick, C. (2005). Neue Medien im familialen Kontext. Eine Recherche zu Studienergebnissen im Zusammenhang mit Nutzung, Chancen und Herausforderungen im Familienalltag. *WORKING PAPERS Nr. 47.* http://leavenetwork.univie.ac.at/ fileadmin/OEIF/Working_Paper/wp_47_neuemedien_und_familie.pdf, zuletzt geprüft am 1. April 2015.

Giesinger, J. (2006). Paternalismus und Erziehung. Zur Rechtfertigung pädagogischer Eingriffe. *Zeitschrift für Pädagogik, 52*(2), 265–284.

Gjerde, P. F. & Block, J. (1991). Preadolescent antecedents of depressive symptomatology at age 18: A prospective study. *Journal of Youth and Adolescence, 20*(2), 217–232.

Glaser, B. G. & Strauss, A. L. (2010). *Grounded Theory. Strategien qualitativer Forschung* (3. Aufl.). Bern: Huber.

Gloger-Tippelt, G. (2007). Eltern-Kind- und Geschwisterbeziehung. In J. Ecarius (Hrsg.), *Handbuch Familie* (S. 157–178). Wiesbaden: VS Verlag für Sozialwissenschaften.

Goffman, E. (1973). *Serie Piper. Bd. 62: Interaktion. Spass am Spiel, Rollendistanz.* München: R. Piper.

Goffman, E. & Haug, F. (1974 (1967)). *Stigma. Über Techniken d. Bewältigung beschädigter Identität.* Frankfurt am Main: Suhrkamp.

Göppel, R. (2005). *Pädagogik der Lebensalter. Bd. 4: Das Jugendalter. Entwicklungsaufgaben, Entwicklungskrisen, Bewältigungsformen.* Stuttgart: Kohlhammer.

Green, C. S. & Bavelier, D. (2003). Action video game modifies visual seletive attention. *NATURE* (423), 534-537.

Grotevant, H. D. & Cooper, C. R. (1985). Patterns of Interaction in Family Relationships and the Development of Identity Exploration in Adolescence. *Child Development, 56*(2).

Grotevant, H. D. & Cooper, C. R. (1986). Individuation in family relationships. *Human Development, 29*, 82–100.

Grüsser-Sinopoli, S. M. & Böning, J. (2008). Pro & Kontra: Verhaltenssüchte bilden eine eigene diagnostische Kategorie (Pro). *Psychiatrische Praxis*(35), S. 160–161.

Ha, J. H., Kim, S. Y., Bae, S. C., Bae, S., Kim, H., Sim, M., et al. (2007). Depression and Internet addiction in adolescents. *Psychopathology, 40*(6), 424–430.

Habermas, J. (2008). Individuierung durch Vergesellschaftung. In U. Beck & E. Beck-Gernsheim (Hrsg.), *Edition Suhrkamp: Riskante Freiheiten. Individualisierung in modernen Gesellschaften* (7. Auflage, S. 437–476). Frankfurt am Main: Suhrkamp.

Hahn, A. & Jerusalem, M. (2001). Internetsucht:. Jugendliche Gefangen im Netz. In J. Raithel (Hrsg.), *Risikoverhaltensweisen Jugendlicher. Formen, Erklärungen und Prävention* (S. 279–293). Opladen: Leske + Budrich.

Hall, G. (1904). *Adolescence: Its Psychology and Its Relations to Physiology, Anthropology, Sociology, Sex, Crime, Religion and Education*. New York, Appleton: Appleton-Century-Crofts.

Hallmann, H.-J. (2008). Problematische Sozialisation. In M. Klein (Hrsg.), *Kinder und Suchtgefahren. Risiken, Prävention, Hilfen*. (S. 300–307). Stuttgart, New York: Schattauer GmbH Verlag für Medizin und Naturwissenschaften.

Hardt, Jochen: Psychische Langzeitfolgen manifester Kindheitsbelastungen. Die Rolle von Eltern-Kind-Beziehungen. Lengerich: Pabst.

Harring, M., Böhm-Kasper, O., Rohlfs, C. & Palentin, C. (2010). Peers als Bildungs- und Sozialisationsinstanzen – eine Einführung in die Thematik. In M. Harring (Hrsg.), *Freundschaften, Cliquen und Jugendkulturen. Peers als Bildungs- und Sozialisationsinstanzen* (1. Aufl., S. 9–19). Wiesbaden: VS Verlag für Sozialwissenschaften.

Hartmann, T. & Klimmt, C. (2006). Gender and Computer Games. Exploring Females' Dislikes. *Journal of Computer-Mediated Communication, 11*(4), 910–931.

Hartup, W. W. (2005). Peer Interaction: What causes what? *Journal of Abnormal Child Psychology, 33*, 387–394.

Hauser, S. T., Powers, S. I., Noam, G. G., Jacobsen, A. M., Weiss, B. & Follansbee, D. J. (1984). Familial Contexts of Adolescent Ego Development. *Child Development, 55*(1), 195–213.

Havighurst, R. J. (1974). *Developmental Tasks and Education*. New York: David McKay Company.

Helsper, W., Busse, S., Hummrich, M. & Kramer, R.-T. (2009). Jugend zwischen Familie und Schule. Eine Studie zu pädagogischen Generationsbeziehungen. *Jugend zwischen Familie und Schule.*

Hirschhäuser, L. (2010). *Von Verhüllung bis Verwirklichung. Identitätsprozesse bei exzessiver Online-Rollenspielnutzung.* Diplomarbeit. Hamburg.

Hirschhäuser, L. (2012a). Exzessive bis pathologische Mediennutzung in Familien aus Sicht von Experten. In R. Kammerl, L. Hirschhäuser, M. Rosenkranz, C. Schwinge, S. Hein, L. Wartberg, et al. (Hrsg.), *EXIF – Exzessive Internetnutzung in Familien. Zusammenhänge zwischen der exzessiven Computer- und Internetnutzung Jugendlicher und dem (medien-)erzieherischen Handeln in den Familien* (S. 72–94). Berlin: Bundesministerium für Familie, Senioren Frauen und Jugend.

Hirschhäuser, L. (2012). Onlinerollenspiele als Raum für Identitätsentwicklung. *TV Diskurs, 16*(1), 66–69.

Hofer, M. (2006). Wie Jugendliche und Eltern ihre Beziehung verändern. In A. Ittel & H. Merkens (Hrsg.), *Interdisziplinäre Jugendforschung. Jugendliche zwischen Familie, Freunden und Feinden* (S. 9–27). Opladen: VS Verlag für Sozialwissenschaften.

Hofer, M. & Hick, B. (2003). Veränderungen von Verbundenheit, Autonomie und Kontrolle und Interaktionen zwischen Eltern und Jugendlichen in ost- und westdeutschen Familien. In J. G. Masche & S. Walper (Hrsg.), *Eltern-Kind-Beziehungen im Jugend- und frühen Erwachsenenalter. Entwicklungsverläufe, Einflussfaktoren und Konsequenzen der Individuation* (Zeitschrift für Familienforschung, S. 19–34). Opladen: Leske und Budrich.

Hofer, M. & Pikowsky, B. (2002). Familie mit Jugendlichen. In M. Hofer, E. Wild & P. Noack (Hrsg.), *Lehrbuch Familienbeziehungen. Eltern und Kinder in der Entwicklung* (2., vollständig überarbeitete und erweiterte Auflage, S. 241–264). Göttingen, Bern, Toronto, Seattle: Hogrefe Verlag.

Höhne, T. (2012). Ökonomisierung von Bildung. In U. Bauer (Hrsg.), *Bildung und Gesellschaft: Handbuch Bildungs- und Erziehungssoziologie* (S. 797–812). Wiesbaden: Springer VS.

Holmbeck, G. N. (1996). A Model of Family Relational Transformations During the Transition of Adolescence: Parent-Adolescent Conflict and Adaptation. In J. A. Graber, J. Brooks-Gunn & A. C. Petersen (Hrsg.), *Transitions through adolescence. Interpersonal domains and context* (S. 167–200). Mahwah, N.J: Lawrence Erlbaum.

Holmbeck, G. N. & O'Donnell, K. (1991). Discrepancies Between Perceptions of Decision Making and Behavioral Autonomy. *New Directions for Child Development, 51,* 51–69.

Honore, C. (2007). *Under pressure: Rescuing our children from the culture of hyper-parenting*. New York: Harper Collins.

Hoppe-Graff, S. & Kim, H.-O. (2002). Die Bedeutung der Medien für die Entwicklung von Kindern und Jugendlichen. In R. Oerter & L. Montada (Hrsg.), *Entwicklungspsychologie* (S. 907–922). Weinheim: Beltz Verlag.

Horkheimer, M.; Adorno T. W. (1947): Dialektik der Aufklärung: philosophische Fragmente. Amsterdam: Querido.

Hornstein, W. (1988). Strukturwandel der Jugendphase in der Bundesrepublik Deutschland Kritik eines Konzepts und weiterführende Perspektiven. In W. Ferchhoff (Hrsg.), *Jugend im internationalen Vergleich. Sozialhistorische und sozialkulturelle Perspektiven* (S. 70–92). Weinheim, München: Juventa-Verl.

Huizinga, J. (1994). *Homo ludens. Vom Ursprung der Kultur im Spiel.* Reinbek bei Hamburg: Rowohlt Taschenbuch Verlag.

Hurrelmann, K. (2000). *Gesundheitssoziologie. Eine Einführung in sozialwissenschaftliche Theorien von Krankheitsprävention und Gesundheitsförderung* (5. Aufl.). Weinheim [unter anderem]: Juventa Verlag.

Hurrelmann, K. (2002). *Beltz Studium: Einführung in die Sozialisationstheorie* (8., vollständig überarbeitete Auflage). Weinheim: Beltz Verlag.

Hurrelmann, K. (2007). *Lebensphase Jugend. Eine Einführung in die sozialwissenschaftliche Jugendforschung.* Weinheim, München: Juventa Verlag.

Hurrelmann, K. & Andresen, S. (2010). *Kinder in Deutschland 2010. 2. World Vision Kinderstudie.* Frankfurt am Main.

Hüther, G. (2008). *Die Macht der virtuellen Bilder. Medienkonsum und Hirnentwicklung.* DVD. Zürich.

Israelashvili, M., Kim, T. & Bukobza, G. (2012). Adolescents' over-use of the cyber world – Internet addiction or identity exploration? *Journal of Adolescence, 35*(2), 417–424.

Ittel, A., Kuhl, P. & Hess, M. (2006). Traditionelle Geschlechterrollen und Problemverhalten im Leben Jugendlicher in Berlin. In A. Ittel & H. Merkens (Hrsg.), *Interdisziplinäre Jugendforschung. Jugendliche zwischen Familie, Freunden und Feinden* (S. 105–134). Opladen: VS Verlag für Sozialwissenschaften.

Jung, C. G. ((1928) 1972). *Die Beziehungen zwischen dem Ich und dem Unbewussten* (9. Aufl.). Olten, Freiburg im Breisgau: Walter.

Jurczyk, K., Lange, A. & Thiessen, B. (2010). *Doing Family - Familienalltag heute. Warum Familienleben nicht mehr selbstverständlich ist* (1. Aufl.). Weinheim: Juventa.

Kammerl, R. (2005). *Internetbasierte Kommunikation und Identitätskonstruktion. Selbstdarstellungen und Regelorientierungen 14- bis 16-jähriger Jugendlicher.* Habilitationsschrift Passau, 2004. Hamburg: Kovač.

Kammerl, R. (1998). *Verantwortung und Pädagogik. Eine kritische Analyse der Produktion von Verantwortung zwischen Rationalität, Affektivität und Sprachpragmatik.* Berlin: Dissertation.de.

Kammerl, R., Hirschhäuser, L., Rosenkranz, M., Schwinge, C., Hein, S., Wartberg, L., Petersen, K. U. (Hrsg.) (2012). *EXIF – Exzessive Internetnutzung in Familien. Zusammenhänge zwischen der exzessiven Computer- und Internetnutzung Jugendlicher und dem (medien-)erzieherischen Handeln in den Familien.* Berlin: Bundesministerium für Familie, Senioren Frauen und Jugend.

Katholische Hochschule Köln (2012). *ESCapade - Hilfe bei Gefährdung durch problematische Computernutzung Familienorientiertes Präventionsprogramm.* http://www.escapade-projekt.de/fileadmin/user_upload/Ergebnisse_des_ESCapade_Projektes-2.pdf., zuletzt geprüft am 1. April 2015

Keupp, H. (2008 (1994)). Ambivalenzen postmoderner Identität. In U. Beck & E. Beck-Gernsheim (Hrsg.) *Riskante Freiheiten. Individualisierung in modernen Gesellschaften* (7. Auflage, S. 336–352). Frankfurt am Main: Suhrkamp.

Keupp, H. (Hrsg.) (2006 (1999)). *Identitätskonstruktionen. Das Patchwork der Identitäten in der Spätmoderne.* Reinbek bei Hamburg: Rowohlt Taschenbuch Verlag.

Kielholz, P. (1973). Addictive behaviour in man. In L. Goldberg (Hrsg.), *Bayer-Symposium: Psychic dependence. Definition, assessment in animals and man, theoretical and clinical implications* (S. 8–12). Berlin: Springer Verlag.

Kiepe, K. & Biehahn Claudia. Vernetzung ist das große Thema. 4.Berliner Mediensucht-Konferenz gut besucht / GVS-Befragung zur Mediensucht vorgestellt. http://www.sucht.org/fileadmin/user_upload/Service/Publikationen/Berichte/4._B erliner_Mediensucht-Konferenz.pdf, zuletzt geprüft am 1. April 2015

King, V. (2002). *Die Entstehung des Neuen in der Adoleszenz. Individuation, Generativität und Geschlecht in modernisierten Gesellschaften.* Opladen: Leske + Budrich.

Klein, M. (Hrsg.) (2008). *Kinder und Suchtgefahren. Risiken, Prävention, Hilfen.* Stuttgart, New York: Schattauer GmbH Verlag für Medizin und Naturwissenschaften.

Klöckner, C. A., Beisenkamp, A., Hallmann, S. & (2004). Familie aus der Perspektive von Kindern zwischen 9 und 14 Jahren. *Zeitschrift für Familienforschung, 16*(2), 130–143.

Ko, C. H., Yen, J. Y., Yen, C. F., Chen, C. S. & Chen, C. C. (2012). The association between Internet addiction and psychiatric disorder: a review of the literature. *European psychiatry the journal of the Association of European Psychiatrists, 27*(1), 1–8.

Ko, C.-H., Yen, J.-Y., Chen, C.-S., Yeh, Y.-C. & Yen, C.-F. (2009). Predictive values of psychiatric symptoms for internet addiction in adolescents: a 2-year prospective study. *Archives of pediatrics & adolescent medicine, 163*(10), 937–943.

Kohlberg, L. (2001). Moralische Entwicklung und demokratische Erziehung. In F. Baumgart (Hrsg.), *Entwicklungs- und Lerntheorien. Erläuterungen - Texte - Arbeitsaufgaben* (2. Aufl., S. 254–274). Bad Heilbrunn/Obb: Klinkhardt.

Koller, H.-C. (2006). *Grundbegriffe, Theorien und Methoden der Erziehungswissenschaft. Eine Einführung.* Stuttgart: Kohlhammer.

König, D. von (1977). Lesesucht und Lesewut. In H. G. Göpfert (Hrsg.), *Schriften des Wolfenbütteler Arbeitskreises für Geschichte des Buchwesens. Bd. 1: Buch und Leser. Vorträge d. 1. Jahrestreffens d. Wolfenbütteler Arbeitskreises für Geschichte d. Buchwesens, 13. u. 14. Mai 1976* (1. Aufl.). Hamburg: Hauswedel.

Kormas, G., Critselis, E., Janikian, M., Kafetzis, D. & Tsitsika, A. (2011). Risk factors and psychosocial characteristics of potential problematic and problematic internet use among adolescents: A cross-sectional study. *BMC Public Health, 11*(1), 595.

Krappmann, L. (2000). *Veröffentlichungen des Max-Planck-Instituts für Bildungsforschung: Soziologische Dimensionen der Identität. Strukturelle Bedingungen für die Teilnahme an Interaktionsprozessen* (9. Aufl.). Stuttgart: Klett-Cotta.

Kratzer, S. & Hegerl, U. (2008). Ist „Internetsucht" eine eigenständige Erkrankung? *Psychiatrische Praxis, 35*(2), 80–83.

Kraut, R., Patterson, M., Lundmark, V., Kiesler, S., Mukopadhyay, T. & Scherlis, W. (1998). Internet Paradox. A Social Technology That Reduces Social Involvement and Psychological Well-Being? *American Psychologist* (Septmeber), 1017–1031.

Kreppner, K. (2001). *Eltern-Kind-Beziehung: Forschungsbefunde.* München. http://www.familienhandbuch.de/cms/Familienforschung-Eltern-Kind-Beziehung.pdf, zuletzt geprüft am 1. April 2015

Kreppner, K. & Ullrich, M. (2002). Ablöseprozesse in Trennungs- und Nlcht-Trennungsfamilien. Eine Betrachtung von Kommunikationsverhalten in Familien mit Kindern im frühen bis mittleren Jugendalter. In S. Walper & B. Schwarz (Hrsg.), *Was wird aus den Kindern? Chancen und Risiken für die Entwicklung von Kindern aus Trennungs- und Stieffamilien* (S. 91–118). Weinheim: Juventa Verlag.

Kreppner, K. & Ullrich, M. (2003). Untersuchung zur Qualität der Beziehungen und Kommunikationsformen in der Familie beim Übergang von der Kindheit zur Jugend. In J. G. Masche & S. Walper (Hrsg.), *Eltern-Kind-Beziehungen im Jugend- und frühen Erwachsenenalter. Entwicklungsverläufe, Einflussfaktoren und Konsequenzen der Individuation* (Zeitschrift für Familienforschung, S. 35–55). Opladen: Leske und Budrich.

Krieger, C. (2003). *Wir/Ich und die anderen'. Gruppen im Sportunterricht.* Dissertation. Koblenz; http://kops.uni-konstanz.de/bitstream/handle/123456789/ 5385/Krieger- Diss.pdf?sequence=1&isAllowed=y: Meyer und Meyer, zuletzt geprüft am 1.April 2015.

Kron, F. W., Jürgens, E. & Standop, J. (2013). *Grundwissen Pädagogik* (8., aktualisierte Auflage). München: Reinhardt.

Krotz, F. (2008a). Computerspiele als neuer Kommunikationstypus. In T. Quandt, J. Wimmer & J. Wolling (Hrsg.), *Die Computerspieler. Studien zur Nutzung von Computergames* (S. 25–40). Wiesbaden: VS Verlag für Sozialwissenschaften.

Krotz, F. (2008b). Kultureller und gesellschaftlicher Wandel im Kontext des Wandels von Medien und Kommunikation. In T. Thomas (Hrsg.), *Medienkultur und soziales Handeln* (S. 43–62). Wiesbaden: VS Verlag für Sozialwissenschaften.

Krüger, H.-H., Deinert, A. & Zschach, M. (2012). *Jugendliche und ihre Peers. Freundschaftsbeziehungen und Bildungsbiografien in einer Längsschnittperspektive.* Leverkusen: Budrich.

Kulcke, G. (2009). *Identitätsbildungen älterer Migrantinnen. Die Fotografie als Ausdrucksmittel und Erkenntnisquelle* (1. Aufl.). Wiesbaden: VS, Verl. für Sozialwiss.

Kunczik, M. & Zipfel, A. (2010). *Computerspielsucht. Befunde der Forschung. Bericht für das Bundesministerium für Familie, Senioren, Frauen und Jugend.* http://www.bmfsfj.de/RedaktionBMFSFJ/Broschuerenstelle/Pdf-Anlagen/Computerspielsucht-Befunde-der-Forschung-Langfassung,property=pdf,bereich=bmfsfj,sprache=de,rwb=true.pdf., zuletzt geprüft am 1. April 2015

Kunkel-Razum, K. (2003). *Hueber-Wörterbuch Deutsch als Fremdsprache. Das einsprachige Wörterbuch für Kurse der Grund- und Mittelstufe; [über 40000 Stichwörter, Beispiele und Wendungen mit 300 Zeichnungen]* (1. Aufl.). Ismaning: Hueber.

Lamnek, S. (2005). *Qualitative Sozialforschung. Lehrbuch* (4., vollständig überarbeitete Auflage). Weinheim [unter anderem]: Beltz Verlag.

Lampert, C., Schwinge, C., Kammerl, R. & Hirschhäuser, L. (2012). *LfM-Dokumentation. Bd. 47: Computerspiele(n) in der Familie. Computerspielesozialisation von Heranwachsenden unter Berücksichtigung genderspezifischer Aspekte.* Berlin: Vistas.

Laufer, M. & Laufer, M. E. (1994). *Adoleszenz und Entwicklungskrise* (2. Aufl.). Stuttgart: Klett-Cotta.

Lederer-Hutsteiner, T. & Hinterreiter, R. (2012). *Internetsucht und Internetnutzung unter steirischen Schülerinnen und Schüler. Eine repräsentative Untersuchung ab der 9. Schulstufe.*

Lee, M.-S., Ko, Y.-H., Song, H.-S., Kwon, K.-H., Nam, M. & Jung, I.-K. (2007). Characteristics of internet use in relation to game genre in Korean adolescents. *CyberPsychology & Behavior*(10(2)), 278–285.

Legewie, H. & Paetzold-Teske, E. (1996). *Transkriptionsempfehlungen und Formatierungsangaben.*http://web.qualitative-forschung.de/publikationen/postpartale-depressionen/ Transkription.pdf, zuletzt geprüft am 1. April 2015.

Legewie, H. & Schervier-Legewie, B. (2004). Forschung ist harte Arbeit, es ist immer ein Stück Leiden damit verbunden. Deshalb muss es auf der anderen Seite Spaß machen". Anselm Strauss im Interview mit Heiner Legewie und Barbara Schervier-Legewie. 5(3), Art. 22. *Qualitative Forschung nach der Grounded Theory - Anselm Strauss als Supervisor [9 Absätze]. Forum Qualitative Sozialforschung / Forum: Qualitative Social Research, 5*(3), Art. 22.

Lehmann, P., Reiter, A., Schumann, C. & Wolling, J. (2008). Die First-Person-Shooter. Wie Lebensstil und Nutzungsmotive die Spielweise beeinflussen. In T. Quandt, J. Wimmer & J. Wolling (Hrsg.), *Die Comuterspieler. Studien zur Nutzung von Computergames* (S. 241–261). Wiesbaden: VS Verlag für Sozialwissenschaften.

Lei, L. & Wu, Y. (2007). Adolescents' Paternal Attachment and Internet Use. *CyberPsychology & Behavior, 10*(5), 633–639.

Lemmens, J. S., Valkenburg, P. M. & Peter, J. (2009). Development and Validation of a Game Addiction Scale for Adolescents. *Media Psychology, 12*(1), 77–95.

Leven, I. & Schneekloth, U. (2010). Die Schule. Frühe Vergabe von Lebenschancen. In *Kinder in Deutschland 2010. 2. World Vision Kinderstudie* (S. 161–186). Frankfurt am Main: TNS Infratest, World Vision.

Lewin, K., Lippitt, R. & White, R. K. (1939). Patterns of Aggressive Behavior in Experimentally Created "Social Climates". *The Journal of Social Psychology, 10*(2), 269–299.

Li, Y., Zhang, X., Lu, F., Zhang, Q. & Wang, Y. (2014). Internet Addiction Among Elementary and Middle School Students in China: A Nationally Representative Sample Study. *Cyberpsychology, Behavior, and Social Networking, 17*(2), 111–116.

Liebenwein, S. (2008). *Erziehung und soziale Milieus. Elterliche Erziehungsstile in milieuspezifischer Differenzierung.* Wiesbaden: VS Verlag für Sozialwissenschaften.

Liegele, L. & Lüscher, K. (2008). Generative Sozialisation. In K. Hurrelmann, M. Grundmann & S. Walper (Hrsg.), *Handbuch Sozialisationsforschung* (7., vollständig überarbeitete Auflage, S. 141–156). Weinheim, Basel: Beltz Verlag.

Lin, C.-H., Lin, S.-L. & Wu, C.-P. (2009). The effects of parental monitoring and leisure boredom on adolescents' Internet addiction. *Adolescence, 44*(176), 993–1004.

Lindner, D. (2012). *Das gesollte Wollen. Identitätskonstruktion zwischen Anspruchs- und Leistungsindividualismus.* Wiesbaden: VS Verlag für Sozialwissenschaften.

Liu, C.-Y. & Kuo, F.-Y. (2007). A study of Internet addiction through the lens of the interpersonal theory. *Cyberpsychology & behavior the impact of the Internet, multimedia and virtual reality on behavior and society, 10*(6), 799–804.

Maccoby, E. & Martin, J. Socialization in the context of the family: Parent-child interaction. In E. Hetherington & P. Mussen (Hrsg.), *Handbook of child psychology: Vol. 4. Socialization, persona/ity, and social development* (S. 1–101). New York. Wiley.

Mahler, M. S., Pine, F. & Bergman, A. ((1975)1985). *Die psychische Geburt des Menschen. Symbiose u. Individuation* (Ungekürzte Ausg., 26. - 30. Tsd.). Frankfurt am Main: Fischer-Taschenbuch-Verlag.

Marcia, J. E. (1980). Identity in adolescence. In J. Adelson (Hrsg.), *A Wiley-Interscience publication: Handbook of adolescent psychology* (S. 310–395). New York: Wiley.

Marx, A. (2001). *Devianz und Selbstentwicklung im Jugendalter.* Münster: Waxmann.

Masche, J. G. (2003). *Entwicklung der Eltern-Kind-Beziehung im Jugendalter und Zusammenhänge mit Problemverhalten von Jugendlichen: Ein kritischer Beitrag zur Individuationstheorie.* Habilitationsschrift (Kumulative Arbeit). Darmstadt.

Mead, G. (1988 (1934)). *Geist, Identität und Gesellschaft. Aus der Sicht des Sozialbehaviorismus.* Frankfurt am Main Germany: Suhrkamp.

Medienpädagogischer Forschungsverbund Südwest (2014). *JIM-Studie 2014. Jugend, Information, (Multi-) Media.* Stuttgart. http://www.mpfs.de/fileadmin/JIM-pdf13/JIMStudie2014.pdf, zuletzt geprüft am 1. April 2015.

Medienpädagogischer Forschungsverbund Südwest (2013). *JIM-Studie 2013. Jugend, Information, (Multi-) Media.* Stuttgart. http://www.mpfs.de/fileadmin/JIM-pdf13/JIMStudie2013.pdf, zuletzt geprüft am 1. April 2015.

Medienpädagogischer Forschungsverbund Südwest (2008). *JIM-Studie 2008. Jugend, Information, (Multi-) Media.* Basisuntersuchung zum Medienumgang 12- 19-Jähriger. Stuttgart. Zugriff am 18. Dezember 2014. http://www.mpfs.de/fileadmin/ JIM-pdf08/JIM-Studie_2008.pdf.

Meerkerk, G.-J., van Den Eijnden, R. J. J. M., Vermulst, A. A. & Garretsen, H. F. (2009). The Compulsive Internet Use Scale (CIUS). Some Psychometric Properties. *CyberPsychology & Behavior, 12*(1), 1–6.

Meuser, M. (2005). Strukturübungen. Peergroups, Risikohandeln und die Aneignung des männlichen Geschlechtshabitus. In V. King & K. Flaake (Hrsg.), *Männliche Adoleszenz. Sozialisation und Bildungsprozesse zwischen Kindheit und Erwachsensein* (S. 309–323). Frankfurt/Main: Campus Verlag.

Mey, G. (1999). *Adoleszenz, Identität, Erzählung. Theoretische, methodologische und empirische Erkundungen.* Berlin: Köster.

Mey, G. (2005). Das (Wieder-) Erfinden von Interviewverfahren. Kommentar zu "Das existenzielle Interview". *Journal für Psychologie*(12), 273–282.

Mey, G. & Mruck, K. (2009). Methodologie und Methodik der Grounded Theory. In Wilhelm Kempf & Marcus Kiefer (Hrsg.), *Forschungsmethoden der Psychologie. Zwischen naturwissenschaftlichem Experiment und sozialwissenschaftlicher Hermeneutik* (S. 100–152). Berlin: Regener.

Meyer, T. (2002). Moderne Elternschaft - neue Erwartungen, neue Ansprüche. http://www.bpb.de/apuz/26894/moderne-elternschaft-neue-erwartungen-neue-ansprueche?p=all. zuletzt geprüft am 1. April 2015

Mühlmeyer-Mentzel, A. & Schürmann, I. (2011). Softwareintegrierte Lehre der Grounded-Theory-Methodologie. *Forum: Qualitative Sozialforschung, 3*(12, Art. 17).

Müller, K. W., Ammerschläger, M., Freisleder, F. J., Beutel, M. E. & Wölfling, K. (2012). Suchtartige Internetnutzung als komorbide Störung im jugendpsychiatrischen Setting. *Zeitschrift für Kinder- und Jugendpsychiatrie und Psychotherapie, 40*(5), 331–339.

Müller, K. W. & Wölfling, K. (2011). Computerspiel- und Internetsucht:. Diagnostik, Phänomenologie, Pathogenese und Therapie. *Suchttherapie. Prävention, Behandlung, Wissenschaftliche Grundlagen, 12*(2), 57–63.

Nelson, L. J., Padilla-Walker, L. M., Christensen, K. J., Evans, C. A. & Carroll, J. S. (2010). Parenting in Emerging Adulthood:. An Examination of Parenting Clusters and Correlates. *Journal of Youth and Adolescence, 40*(6), 730–743.

Oerter, R. & Dreher, E. (2002). Kapitel 7 Jugendalter. In R. Oerter & L. Montada (Hrsg.), *Entwicklungspsychologie* (S. 258–318). Weinheim: Beltz Verlag.

Offer, D. (1984). Das Selbstbild normaler Jugendlicher. In E. Olbrich & E. Todt (Hrsg.), *Probleme des Jugendalters. Neuere Sichtweisen* (S. 111–126). Berlin ;, New York: Springer-Verlag.

Oswald, H. (2008). Sozialisation in Netzwerken Gleichaltriger. In K. Hurrelmann, M. Grundmann & S. Walper (Hrsg.), *Handbuch Sozialisationsforschung* (7., vollständig überarbeitete Auflage, S. 321–332). Weinheim, Basel: Beltz Verlag.

Park, S. K., Kim, J. Y. & Cho, C. B. (2008). Prevalence of internet addiction and correlations with family factors among South Korean adolescents.(Report). *Ado*lescence, 43(172), 895(15).

Papini, D. R., Datan, N. & MeOuskey-Fawcett, K A. (1988). An observational study of affective and assertive family interactions during adolescence. *Jourma] of Youth and Adolesence,* (17), 477-492.

Petzold, M. (1996). *Kinder und Jugendliche beim Bildschirmspiel. Ergebnisse einer Befragung zu Interaktion und Kommunikation von 8 - 16jährigen an Computer, Videokonsole oder Gameboy.* http://www.petzold.homepage.t-online.de/pub/c-spiel2.html, zuletzt geprüft am 1. April 2015.

Petersen, K. U. & Thomasius, R. (2010). *Beratungs- und Behandlungsangebote zum pathologischen Internetgebrauch in Deutschland.* Lengerich: Pabst Science Publishers.

Peuckert, R. (2007). Zur aktuellen Lage der Familie. In J. Ecarius (Hrsg.), *Handbuch Familie* (S. 51–56). Wiesbaden: VS Verlag für Sozialwissenschaften.

Peuckert, R. (2012). *Familienformen im sozialen Wandel* (8. Aufl. 2012). Wiesbaden: VS Verlag für Sozialwissenschaften.

Pfeifer, W. (1997). *Etymologisches Wörterbuch des Deutschen* (2. Aufl.). Berlin: Akademie-Verlag.

Polier, G. v. G. (2009). *Korrelate von Familienklima und Erziehungsstil in Familien von psychotisch ersterkrankten Adoleszenten.* Dissertation. Hamburg.

Przyborski, A. & Wohlrab-Sahr, M. (2010a). Auswertung. Grounded-Theory-Methodologie. In A. Przyborski & M. Wohlrab-Sahr (Hrsg.), *Qualitative Sozialforschung. Ein Arbeitsbuch* (3. Aufl., S. 183–217). München: Oldenbourg.

Przyborski, A. & Wohlrab-Sahr, M. (2010b). Sampling. In A. Przyborski & M. Wohlrab-Sahr (Hrsg.), *Qualitative Sozialforschung. Ein Arbeitsbuch* (3. Aufl., S. 173–182). München: Oldenbourg.

Quandt, T., Breuer, J. & Festl, R. (2010). Spielen und Leben in virtuellen Welten. In W. Kaminski & M. Lorber (Hrsg.), *Clash of Realities 2010. Computerspiele: Medien und mehr* (S. 147–172). München: kopaed.

Raithel, J. (2001). Risikoverhaltensweisen Jugendlicher. ein Überblick. In J. Raithel (Hrsg.), *Risikoverhaltensweisen Jugendlicher. Formen, Erklärungen und Prävention* (S. 11–30). Opladen: Leske + Budrich.

Raithel, J. (2011). *Jugendliches Risikoverhalten. Eine Einführung.* Wiesbaden: VS Verlag für Sozialwissenschaften.

Raithel, J. & Mansel, J. (2003). *Kriminalität und Gewalt im Jugendalter. Hell- und Dunkelfeldbefunde im Vergleich.* Weinheim: Juventa.

Raney, A. A., Smith, J. K. & Baker, K. (2006). Adolescents and the Appeal of Video Games. In P. Vorderer & J. Bryant (Hrsg.), *LEA's communication series: Playing Video games. Motives, responses, and consequences* (S. 165–179). Mahwah, New Jersey, London: Lawrence Erlbaum Associates, Publishers.

Rehbein, F., Kleimann, M. & Mößle, T. (2009). *KFN-Forschungsbericht. Bd. 108: Computerspielabhängigkeit im Kindes- und Jugendalter. Empirische Befunde zu Ursachen, Diagnostik und Komorbiditäten unter besonderer Berücksichtigung spielimmanenter Abhängigkeitsmerkmale.* Hannover.

Reinders, H. (2004). Wege zum Erwachsenenstatus. Jugend als Bildungszeit oder Freizeit? http://www.familienhandbuch.de/cms/, zuletzt geprüft am 1. April 2015.

Reinders, H. (2005). *Qualitative Interviews mit Jugendlichen führen. Ein Leitfaden.* München: Oldenbourg.

Reinders, H. (2006). *Jugendtypen zwischen Bildung und Freizeit. Theoretische Präzisierung und empirische Prüfung einer differenziellen Theorie der Adoleszenz.* Münster ; München [unter anderem]: Waxmann.

Richartz, A. (2008). Wie man bekommt, was man verdient. Faustregeln zum Führen qualitativer Interviews. In W.-D. Miethling, M. Schierz & D. Blotzheim (Hrsg.), *Qualitative Forschungsmethoden in der Sportpädagogik* (S. 15–43). Schorndorf: Hofmann.

Rosenkranz, M. (2012). Darstellung der Ergebnisse. Quantitative repräsentative Studie. In R. Kammerl, L. Hirschhäuser, M. Rosenkranz, C. Schwinge, S. Hein, L. Wartberg, et al. (Hrsg.), *EXIF – Exzessive Internetnutzung in Familien. Zusammenhänge zwischen der exzessiven Computer- und Internetnutzung Jugendlicher und dem (medien-)erzieherischen Handeln in den Familien* (S. 93–126). Berlin: Bundesministerium für Familie, Senioren Frauen und Jugend.

Rosenthal, R., Geuss, S., Dell-Kuster, S., Schafer, J., Hahnloser, D. & Demartines, N. (2011). Video Gaming in Children Improves Performance on a Virtual Reality Trainer but Does Not yet Make a Laparoscopic Surgeon. *Surgical Innovation, 18*(2), 160–170.

Rosenzweig, S. (1938). A general outline of frustration. *Character and Personality, 7,* 151–160.

Rumpf, H.-J., Meyer, C., Bischof, G., Bischof, A. & John, U. (2013). *Prävalenz der Internetabhängigkeit – Diagnostik und Risikoprofile (PINTA-DIARI)*. Kompaktbericht an das Bundesministerium für Gesundheit. Lübeck. http://drogenbeauftragte.de/fileadmin/dateien-dba/DrogenundSucht/Computerspiele_Internetsucht/Downloads/PINTA-DIARI-2013-Kompaktbericht.pdf, zuletzt geprüft am 1. April 2015.

Rumpf, H.-J., Batra, A. & Mann, K. (2014). Pathologischer Internetgebrauch: Sucht oder psychosomatische Erkrankung? (Editorial). *SUCHT - Zeitschrift für Wissenschaft und Praxis, 60*(5), 257–259.

Ryan, M. R. & Lynch, J. H. (1989). Emotional Autonomy versus Detachment: Revisiting the Vicissitudes of Adolescence and Young Adulthood. *Child Development, 60*(2), 340–356.

Salisch, M. von, Kristen, A. & Oppl, C. (2007). *Computerspiele mit und ohne Gewalt. Auswahl und Wirkung bei Kindern*. Kohlhammer.

Scherr, A., Griese, H. M. & Mansel, J. (2003). Einleitung: Jugendforschung - und das Theoriedefizit? In J. Mansel, H. M. Griese & A. Scherr (Hrsg.), *Theoriedefizite der Jugendforschung. Standortbestimmung und Perspektiven* (S. 7–10). Weinheim: Juventa.

Schneewind, K. A. (2000). Kinder und elterliche Erziehung. In A. Lange & W. Lauterbach (Hrsg.), *Der Mensch als soziales und personales Wesen. Bd. 18: Kinder in Familie und Gesellschaft zu Beginn des 21sten Jahrhunderts* (S. 187–208). Stuttgart: Lucius & Lucius.

Schneewind, K. A. (2010). *Sozial-, Persönlichkeits-, Arbeits- und Organisationspsychologie: Familienpsychologie* (3. Aufl.). Stuttgart: Kohlhammer.

Schorb, B., Keilhauer, J., Würfel, M. & Kießling, M. (2008a). Medienkonvergenz Monitoring Report 2008. Jugendliche in konvergierenden Medienwelten. http://www.uni-leipzig.de/mepaed/sites/default/files/MeMo08.pdf, zuletzt geprüft am 1. April 2015.

Schorb, B., Kießling, M., Würfel, M. & Keilhauer, J. (2008b). *Die Online-Spieler: Gemeinsam statt einsam. MeMo_OSR08. Medienkonvergenz Monitoring. Online- Spieler-Report 2008*. www.uni-leipzig.de/mepaed/sites/default/files/MeMo_OSR 08.pdf., zuletzt geprüft am 1. April 2015.

Schorn, A. (2000). Das "themenzentrierte Interview". Ein Verfahren zur Entschlüsselung manifester und latenter Aspekte subjektiver Wirklichkeit. *Forum: Qualitative Sozialforschung, 1*(2, Art. 23).

Schuster, B. H. (2005b). Der Beginn des Individuationsprozesses: Wechselseitige Einflüsse zwischen Müttern und Kindern in Aushandlungsgesprächen. In B. H. Schuster, H.-P. Kuhn & H. Uhlendorff (Hrsg.), *Der Mensch als soziales und personales Wesen. Bd. 21: Entwicklung in sozialen Beziehungen. Heranwachsende in ihrer Auseinandersetzung mit Familie, Freunden und Gesellschaft* (S. 43–64). Stuttgart: Lucius & Lucius.

Schuster, B. H. (2005a). Theoretische Ansätze zur Transformation der Eltern-Kind-Beziehung und zur Autonomieentwicklung bei Heranwachsenden. In B. H. Schuster, H.-P. Kuhn & H. Uhlendorff (Hrsg.), *Der Mensch als soziales und personales Wesen. Bd. 21: Entwicklung in sozialen Beziehungen. Heranwachsende in ihrer Auseinandersetzung mit Familie, Freunden und Gesellschaft* (S. 13–41). Stuttgart: Lucius & Lucius.

Schuster, B. H., Kuhn, H.-P. & Uhlendorff, H. (Hrsg.) (2005). *Der Mensch als soziales und personales Wesen. Bd. 21: Entwicklung in sozialen Beziehungen. Heranwachsende in ihrer Auseinandersetzung mit Familie, Freunden und Gesellschaft.* Stuttgart: Lucius & Lucius.

Schuster, B. H., Oswald, H. & Krappmann, L. (1992). *Children's social integration and negotiation patterns in mother-child and child-peer dyads. Paper presented at the Vth European Conference on Developmental Psychology, Sevilla.*

Schwinge, C. (2012). Darstellung der Ergebnisse. Gruppendiskussionen. In R. Kammerl, L. Hirschhäuser, M. Rosenkranz, C. Schwinge, S. Hein, L. Wartberg, et al. (Hrsg.), *EXIF – Exzessive Internetnutzung in Familien. Zusammenhänge zwischen der exzessiven Computer- und Internetnutzung Jugendlicher und dem (medien-)erzieherischen Handeln in den Familien* (S. 43–69). Berlin: Bundesministerium für Familie, Senioren Frauen und Jugend.

Seiffge-Krenke, I. (1984). *Problembewältigung im Jugendalter.* Universität Giessen (Habilitation).

Seiffge-Krenke, I. (1997). Wie verändern sich die familiären Beziehungen im Jugendalter? Diskrepanzen in der Einschätzung von Jugendlichen und ihren Eltern. *Zeitschrift für Entwicklungspsychologie und Pädagogische Psychologie, 29,* 133–150.

Seiffge-Krenke, I. & Irmer, J. von (2007). Zur Situationsabhängigkeit von Bewältigung. In I. Seiffge-Krenke & A. Lohaus (Hrsg.), *Stress und Stressbewältigung im Kindes- und Jugendalter* (S. 69–80). Göttingen, Bern, Wien, Toronto, Seattle, Oxford, Prag: Hogrefe.

Shen, C.-X., Liu, R.-D. & Wang, D. (2013). Why are children attracted to the Internet? The role of need satisfaction perceived online and perceived in daily real life. *Computers in Human Behavior, 29*, 185–192.

Simon, F. B., Clement, U. & Stierlin, H. (2004). *Die Sprache der Familientherapie. Ein Vokabular ; kritischer Überblick und Integration systemtherapeutischer Begriffe, Konzepte und Methoden* (6. Aufl.). Stuttgart: Klett-Cotta.

Six, U., Gimmler, R. & Vogel, I. (2002). *Medienerziehung in der Familie. Hintergrundinformationen und Anregungen für medienpädagogische Elternarbeit.* Kiel: ULR.

Siomos, K., Floros, G., Fisoun, V., Evaggelia, D., Farkonas, N., Sergentani, E., Lamprou M & Geroukalis D. (2012). Evolution of Internet addiction in Greek adolescent students over a two-year period: the impact of parental bonding. *European Child & Adolescent Psychiatry*, 1–9.

Smetana, J. & Asquith, P. (1994). Adolescents' and Parents' Conceptions of Parental Authority and Personal Autonomy. *Child Development, 65*(4), 1147–1162.

Smetana, J. G. (1989). Adolescents' and Parents' Reasoning about Actual Family Conflict. *Child Development, 60*(5), 1052–1067.

Smetana, J., Crean, H. F. & Campione-Barr, N. (2005). Adolescents' and Parents' Changing Conceptions of Parental Authority. *New Directions for Child Development, 108*, 31–46.

Smith, R. (1986). Television addiction. In J. Bryan & D. Anderson (Hrsg.), *Perspectives on media effects* (S. 109–128). Hillsdale; New Jersey: Lawrence Erlbaum.

Smollar, J. & Youniss, J. (1989). Transformations in Adolescents' Perceptions of Parents. *International Journal of Behavioral Development, 12*(1), 71–84.

Spitzer, M. (2012). *Digitale Demenz. Wie wir uns und unsere Kinder um den Verstand bringen.* München: Droemer Knaur.

Spranger, E. (1924). *Psychologie des Jugendalters.* Leipzig: Quelle & Meyer.

Stampfl, N. S. (2012). *Telepolis: Die verspielte Gesellschaft. Gamification oder Leben im Zeitalter des Computerspiels* (1. Aufl.). Hannover: Heise.

Steffen, S., Peukert, P., Petersen, K. U. & Batra, A. (2012). Messverfahren zur Erfassung der Internetsucht. *SUCHT - Zeitschrift für Wissenschaft und Praxis / Journal of Addiction Research and Practice, 58*(6), 401–413.

Steinberg, L. (1988). Reciprocal Relation between Parent-Child Distance and Pubertal Maturation. *Developmental Psychology, 24*(1), 122–128.

Steinberg, L. (2001). We know some things. Parental - Adolescent relationships in retrospect and prospect. *Journal of Research on Adolescence, 11*(1), 1–19.

Steinberg, L. & Silverberg, S. B. (1986). The Vicissitudes of Autonomy in Early Adolescence. *Child Development, 57*(4), 841–851.

Steinke, I. (1999). *Kriterien qualitativer Forschung. Ansätze zur Bewertung qualitativempirischer Sozialforschung.* Weinheim: Juventa Verlag.

Stern, D. N. (2006 (1995)). *Die Mutterschaftskonstellation. Eine vergleichende Darstellung verschiedener Formen der Mutter-Kind-Psychotherapie* (2.Auflage). Stuttgart: Klett-Cotta.

Stier, B. & Weissenrieder, N. (2006). *Jugendmedizin. Gesundheit und Gesellschaft.* mit 78 Tabellen. Heidelberg: Springer Verlag.

Stierlin, H. (1982). *Delegation und Familie. Beiträge zum Heidelberger familiendynamischen Konzept* (1. Aufl.). Frankfurt am Main: Suhrkamp-Taschenbuch-Verl.

Stierlin, H. (1989). *Individuation und Familie. Studien zur Theorie und therapeutischen Praxis* (1. Aufl.). Frankfurt am Main: Suhrkamp.

Strauss, A. L. & Corbin, J. M. (1996). *Grounded theory. Grundlagen qualitativer Sozialforschung.* Weinheim: Beltz, PsychologieVerlagsUnion.

Strübing, J. (2008). *Grounded Theory. Zur sozialtheoretischen und epistemologischen Fundierung des Verfahrens der empirisch begründeten Theoriebildung* (2. Aufl.). Wiesbaden: VS, Verlag für Sozialwissenschaft.

te Wildt, B. T. (2004). Psychische Wirkungen der neuen digitalen Medien. *Fortschritte Neurologie Psychiatrie*(72), 574–585.

te Wildt, B. T. (2009). Internetabhängigkeit – Symptomatik, Diagnostik und Therapie. In D. Batthyány & A. Pritz (Hrsg.), *Rausch ohne Drogen. Substanzungebundene Süchte* (S. 257–280). Vienna: Springer Verlag.

Thomas, W. I. (1965): *Soziologische Texte. Bd. 26: Person und Sozialverhalten* hrsg. von E. H. Volkart. Neuwied am Rhein, Berlin: Luchterhand.

Tone, H.-J., Zhao, H.-R. & Yan, W.-S. (2014). The attraction of online games: An important factor for Internet Addiction. *Computers in Human Behavior, 30*, 321–327.

Trautmann, M. (Hrsg.) (2004). *Entwicklungsaufgaben im Bildungsgang* (1. Aufl.). Wiesbaden: VS, Verl. für Sozialwiss.

Trepte, S. & Reinecke, L. (2010). Medienpsychologie. Gender und Games – Medienpsychologische Gender-Forschung am Beispiel Video- und Computerspiele. In G. Steins (Hrsg.), *Handbuch Psychologie und Geschlechterforschung* (S. 229–248). Wiesbaden: VS Verlag für Sozialwissenschaften.

296                                                                                          Literatur

Truschkat, I., Kaiser-Belz, M. & Volkmann, V. (2011). Theoretisches Sampling in Qualifi-
kationsarbeiten: Die Grounded-Theory-Methodologie zwischen Programmatik und
Forschungspraxis. In G. Mey & K. Mruck (Hrsg.), *Grounded Theory Reader* (S. 353–
379). Köln: Zentrum für Historische Sozialforschung.

Tsitsika, A., Janikian, M., Tzavela, E., Schoenmakers, T. Ó. K., Halapi, E., Tzavara, C., et al.
(2012). Internet use and internet addictive behaviur among European adolescents: A
cross-sectional study. http://www.eunetadb.eu/files/
docs/Qualitative_Report_D6.pdf.

Tsitsika, A., Janikian, M., Tzavela, E., Schoenmakers, T. Ó. K., Halapi, E., Tzavara, C., et al.
(2012). Internet use and internet addictive behaviur among European adolescents: A
cross-sectional    study.    http://www.eunetadb.eu/files/docs/Qualitative_    Re-
port_D6.pdf, zuletzt geprüft am 1. April 2015.

Turner, J. (1982). Towards a cognitive redefinition of the social group. In H. Tajfel
(Hrsg.), *Social identity and intergroup relations* (S. 15–40). Cambridge, New York,
Paris: Cambridge University Press; Editions de la Maison des sciences de l'homme.

Unger, A. (2010). Virtuelle Räume und die Hybridisierung der Alltagswelt. In Grell, P.,
Marotzki, W. & Schelhowe, H. (Hrsg.): *Neue digitale Kultur- und Bildungsräume* (S.
99-117). Wiesbaden: VS Verlag für Sozialwissenschaften.

van Den Eijnden, R. J. J. M., Spijkerman, R., Vermulst, A. A., Rooij, T. J. & Engels, R. C. M. E.
(2010). Compulsive Internet Use Among Adolescents:. Bidirectional Parent–Child
Relationships. *Journal of Abnormal Child Psychology, 38*(1), 77–89.

van Eimeren, B. & Frees, B. (2013). Ergebnisse der ARD/ZDF-Onlinestudie 2013.
Rasanter Anstieg des Internetkonsums - Onliner fast drei Stunden täglich im Netz.
*Media Perspektiven*(1), 358-372.

van Eimeren, B. & Frees, B. (2014). Ergebnisse der ARD/ZDF-Onlinestudie 2014. 79
Prozent der Deutschen online – Zuwachs bei mobiler Internetnutzung und Bewegt-
bild. *Media Perspektiven(7-8),* 378-396.

Wagner, U., Gebel, C. & Lampert, C. (2013). Medienerziehung zwischen Anspruch und
Alltagsbewältigung. Zusammenführung und Fazit. In Wagner, U., Gebel, C. & Lampert,
C. (Hrsg.), *Zwischen Anspruch und Alltagsbewältigung: Medienerziehung in der Fa-
milie. LfM-Schriftenreihe Medienforschung. Bd. 72,* Berlin: Vistas.

Walper, S. (2003). Individuation im Jugendalter. In J. Mansel, H. M. Griese & A. Scherr
(Hrsg.), *Theoriedefizite der Jugendforschung. Standortbestimmung und Perspektiven* (S. 119–143). Weinheim: Juventa.

Literatur 297

Walper, S. (2004). Wandel von Familien als Sozialisationsinstanz. In D. Geulen & H. Veith (Hrsg.), *Der Mensch als soziales und personales Wesen. Bd. 20: Sozialisationstheorie interdisziplinär* (S. 217–252). Stuttgart: Lucius & Lucius.

Wartberg, L., Kammerl, R., Rosenkranz, M., Hirschhäuser, L., et al. (2014). The Interdependence of Family Functioning and Problematic Internet Use in a Representative Quota Sample of Adolescents. *Cyberpsychology, Behavior, and Social Networking, 17*(1), 14–18.

Whang, L. S.-M., Lee, S. & Chang, G. (2003). Internet Over-Users' Psychological Profiles:. A Behavior Sampling Analysis on Internet Addiction. *CyberPsychology & Behavior, 6*(2), 143–150.

Wölfling, K., Beutel, M. E. & Müller, K. W. (2009). Wissenschaftliches Arbeitspapier zur Tagung „Identität und virtuelle Beziehungen". Ein Quellentext. http://www.tagung-computerspiele.de/arbeitspapier.html, zuletzt geprüft am 1. April 2015.

Xiuqin, H., Huimin, Z., Mengchen, L., Jinan, W., Ying, Z. & Ran, T. (2010). Mental Health, Personality, and Parental Rearing Styles of Adolescents with Internet Addiction Disorder. *Cyberpsychology, Behavior, and Social Networking, 13*(4), 401–406.

Yen, J.-Y., Yen, C.-F., Chen, C.-C., Chen, S.-H. & Ko, C.-H. (2007). Family Factors of Internet Addiction and Substance Use Experience in Taiwanese Adolescents. *CyberPsychology & Behavior, 10*(3), 323–329.

Young, K. S. (1998). *Caught in the net. How to recognize the signs of Internet addiction – and a winning strategy for recovery.* New York: Wiley.

Youniss, J. E. (1980). *Parents and peers in social development.* Chicago.

Youniss, J. E. & Smollar, J. (1985). *Adolescent relations with mothers, fathers, and friends.* Chicago.

Youniss, J. (1994). *Suhrkamp-Taschenbuch Wissenschaft. Bd. 1157: Soziale Konstruktion und psychische Entwicklung* (1. Aufl.). Frankfurt am Main: Suhrkamp.

Zimmermann, P. (1994). *Bindung im Jugendalter. Entwicklung und Umgang mit aktuellen Anforderungen.* Unveröffentlichte Dissertation. Regensburg.

Zimmermann, P. (2009). Bindungsentwicklung von der frühen Kindheit bis zum Jugendalter und ihre Bedeutung für den Umgang mit Freundschaftsbeziehung. In G. Spangler & P. Zimmermann (Hrsg.), *Die Bindungstheorie. Grundlagen, Forschung und Anwendung* (5. Aufl., S. 201–231). Stuttgart: Klett-Cotta.

Zimmermann, P., Becker-Stoll, F., Grossmann, K., Grossmann, K. E., Scheuerer-Englisch, H. & Wartner, U. (2000). Längsschnittliche Bindungsentwicklung von der frühen Kindheit bis zum Jugendalter. *Psychologie in Erziehung und Unterricht, 47,* 99–117.

Zorn, I. (2010). *Konstruktionstätigkeit mit Digitalen Medien.* Dissertation. Bremen.

# Internetquellen

## Informationsportale

Bundesinstitut für Bau-, Stadt- und Raumforschung (2015): http://www.bbsr.bund.de; zuletzt geprüft am 1. April 2015

Delphi – Gesellschaft für Forschung, Beratung und Projektentwicklung mbH (2015): https://www.elternberatung-sucht.de/; zuletzt geprüft am 1. April 2015

Hilfe zur Selbsthilfe für Onlinesüchtige und deren Angehörige (2015): http://www.onlinesucht.de; zuletzt geprüft am 1. April 2015

Fachverband Medienabhängigkeit (2015): http://www.fv-medienabhaengigkeit.de/91.html; zuletzt geprüft am 1. April 2015

## Onlinespiele

*Arena Net (2015)*: http://www.guildwars.com/de
zuletzt geprüft am 1. April 2015

*Electronic Arts (2015a)*: http://www.battlefield.com/de_DE/
zuletzt geprüft am 1. April 2015

*Electronic Arts (2015b)*: http://starwars.ea.com/battlefront
zuletzt geprüft am 1. April 2015

*Global Gameport (2015)*: http://www.masseffect-game.de
zuletzt geprüft am 1. April 2015

*Jagex Games Studio (2015)*: http://www.runescape.com/,
zuletzt geprüft am 1. April 2015

*Riot Games (2015)*: http://euw.leagueoflegends.com/
zuletzt geprüft am 1. April 2015

*Relic Entertainment (2015)*: http://www.dawnofwar.com/age-gate
zuletzt geprüft am 1. April 2015

*upjers GmbH (2015a)*: http://www.wurzelimperium.de/
zuletzt geprüft am 1. April 2015

*upjers GmbH (2015b)*: http://www.myfreefarm.de/
zuletzt geprüft am 1. April 2015

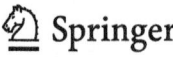
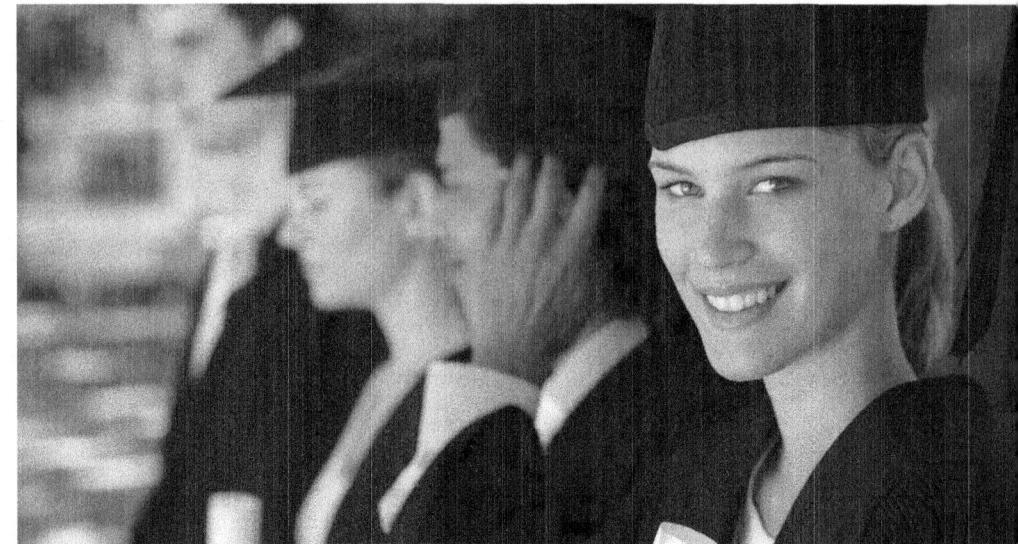

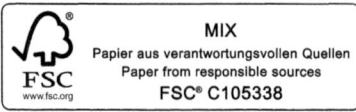

Printed by Books on Demand, Germany